害羞与社交焦虑症

CBT 治疗与社交技能训练

Helping Your Shy and Socially Anxious Client

A Social Fitness Training Protocol

Using CBT

【美】林恩·亨德森（Lynne Henderson） 著

姜佟琳 译

U0258685

人民邮电出版社

北　京

图书在版编目（ＣＩＰ）数据

害羞与社交焦虑症：CBT治疗与社交技能训练 / （美）亨德森（Henderson, L.）著；姜佟琳译. -- 北京：人民邮电出版社，2015.11
（治愈系心理学）
ISBN 978-7-115-40396-4

Ⅰ. ①害… Ⅱ. ①亨… ②姜… Ⅲ. ①社交恐怖症－精神疗法 Ⅳ. ①R749.990.5

中国版本图书馆CIP数据核字(2015)第223032号

内 容 提 要

何谓害羞和社交焦虑？林恩·亨德森认为，不能简单地从病理学或身体病态的角度来界定和应对害羞和社交焦虑症。相反，她将害羞和社交焦虑症看作个体心理和情绪的一种亚健康状态，并且相信，可以通过努力改变这种状态。

《害羞与社交焦虑症：CBT治疗与社交技能训练》介绍的内容和方法是亨德森和津巴多教授在斯坦福害羞诊所所做的多年研究和实践的结晶。书中阐述的"害羞恶性三循环"理论能够让读者清楚地了解自己的负性观念和不适应的行为方式是如何形成的，并基于此提出了社会适应模型，通过十二步认知行为疗法帮助读者应对害羞和社交焦虑症。在亨德森看来，社会适应就像锻炼身体一样，是人类最基本的一种自我提升追求，并且只有每天都坚持投入和努力才能达到理想的状态。所以，根本不存在天生的社交达人。

这是一本操作性很强的临床治疗手册，详细介绍了个体和团体治疗的不同步骤和技巧。本书不仅适用于心理咨询师和心理学专业人士，也能帮助普通读者应对害羞和社交焦虑。

◆　著　【美】林恩·亨德森（Lynne Henderson）
　　译　姜佟琳
责任编辑　姜　珊
执行编辑　黄海娜
责任印制　焦志炜

◆人民邮电出版社出版发行　　　　　北京市丰台区成寿寺路11号
邮编 100164　电子邮件 315@ptpress.com.cn
网址 http://www.ptpress.com.cn
北京七彩京通数码快印有限公司印刷

◆开本：700×1000　1/16
印张：19　　　　　　　　　　　　2015年11月第1版
字数：220千字　　　　　　　　　　2025年3月北京第37次印刷
著作权合同登记号　图字：01-2014-7266号

定　价：59.00元
读者服务热线：(010)81055656　印装质量热线：(010)81055316
反盗版热线：(010)81055315

关于本书的赞誉和推荐

在应对害羞和社交焦虑症的工作中，通过社会适应模型，林恩·亨德森为咨询师勾画出一张具体的治疗导图，使其能够有效地应对治疗中常常被忽视但又十分关键的节点和问题。在《害羞与社交焦虑症》这本书中，亨德森强调了自责的重要性。正是自责和对自己的负性归因才让人们身陷焦虑与退缩的恶性循环中，难以摆脱恐惧、羞耻、愤怒情绪的困扰。本书的另一亮点就是亨德森系统介绍的十二步治疗方法，我相信，这些方法会帮助人们走出情绪困扰，超越害羞，重塑自信，找到人生的意义与价值。

迈克尔·汤普金斯（Michael A. Tompkins）

《害羞与回避》（*Anxiety and Avoidance*）作者

《害羞与社交焦虑症》一书集结了亨德森对害羞和社交焦虑症治疗的深入思考和见解，这些见解既来源于亨德森对害羞研究最新进展的关注，也来源于她在临床实践中累积的经验。我想，这本书的面世不仅是读者的福气，也是对整个社会的杰出贡献。

杰奎琳·伯森思（Jacqueline B. Persons）

美国加州大学伯克利分校心理学系教授、旧金山湾区认知疗法中心主任

害羞和社交焦虑会给人带来极大的痛苦和难以抵御的孤独感。在《害羞与社交焦虑症》一书中，治疗害羞的先驱林恩·亨德森的社会适应模型能够帮助

人们更好地了解害羞的人所面对的问题和痛苦的经历。以丰富的临床经验以及实证研究支持的认知行为干预疗法为基础，相信这本深入浅出、通俗易懂的《害羞与社交焦虑症》会给咨询师提供清楚的指导和建议。

保罗·吉尔伯特（Paul Gilbert）

《同理心与正念》（*The Compassionate Mind and Mindful Compassion*）作者

人是社会性动物，正因如此，害羞和社交焦虑才会让我们烦扰不堪。幸运的是，心理学提供了有效应对害羞和社交焦虑的方法。在《害羞与社交焦虑症》一书中，以多年研究和实践经验为基础，林恩·亨德森介绍了一个非常简单但又行之有效的分步骤治疗方案。我想，对于任何想帮助来访者战胜焦虑、超越害羞的专业心理咨询人士来讲，这本书都是必备读物。

斯蒂芬·霍夫曼（Stefan G. Hofmann），波士顿大学教授

《现代认知行为疗法导论》（*An Introduction to Modern CBT*）作者

亨德森教授这本书的内容对治疗害羞十分有效，尤其是她介绍的社会适应模型。作为一名咨询师，我发现在临床治疗中，用身体健康来比喻社会适应很容易让来访者接受。这有助于来访者意识到战胜害羞和焦虑、培养社交技能需要时间和耐心。在本书中，还有很多十分有效的问卷。这些问卷能够帮助作为咨询师的我了解来访者的心理进展情况。亨德森教授介绍了很多应对害羞和社交焦虑的有效技巧，这些技巧包括认知疗法以及排解害羞、焦虑和怨恨情绪的方法，此外还有角色扮演法。在 12 周治疗结束之后，还设有额外的社交技能训练环节。这些都有助于来访者进行更多的自我暴露，更好地应对冲突，合理地表达自己的愤怒，掌握应对批评的有效方法。

亨德森教授将接纳与承诺疗法和认知行为疗法巧妙地结合了起来。总而言之，这是一本很实用的好书。

保罗·马尔金（Paul Malkin），心理咨询师

亨德森的这本书是治疗害羞和社交焦虑的必读书。其中，社会适应模型为

读者提供了一个感同身受的、激励性的、常态化的视角，这可以帮助来访者理解并有效应对造成他们害羞和焦虑的负性观念。在介绍模型、提供指导等方面，亨德森展现出了深厚的专业技能。有效的评估问卷和日常的锻炼能够帮助来访者监控自己取得的进步。我建议每个人都读一读这本书。

琼·戴维森（Joan Davidson），心理咨询师

作为一名临床心理咨询师，我常常寻找提升自己治疗技巧的方法。尽管有很多关于治疗害羞和焦虑的书，但是我很少遇到一本能够将理论和现实融合得这么好的书。亨德森教授的这本书对我的日常工作帮助非常大。

在这本书中，亨德森教授不仅讲述了社会适应模型，也介绍了应对害羞和焦虑的具体方法。在她介绍的方法中，不仅包括评估测量、明确的治疗步骤，还有具体的治疗内容。亨德森将整体治疗分为两部分：12 周的治疗和 12 周的社交技能训练。第一部分内容包括重塑自我概念、归因方式，以及相关的暴露治疗环节；第二部分关注的则是社交技能训练的具体方法。

亨德森教授的社会适应模型不仅能够帮助来访者有效克服害羞和焦虑，而且还能够提升他们的社交技能。

帕特里夏·苏里塔奥纳（Patricia E. Zurita Ona），临床心理咨询师

在网络技术高度发达的当下，人们不可避免地会在面对面的交流中遇到各种问题。林恩·亨德森教授的这本书是应对害羞和社交焦虑的绝佳读物。她用身体健康比喻社会适应能够让人们更清楚地明白社会适应的意思。此外，亨德森的"恶性三循环"理论可以帮助读者清楚地了解自己的负性观念和不适应的行为方式是如何形成的，而详尽的方法介绍则告诉读者克服这一恶性循环的最佳选择是什么。谢谢你，亨德森教授！

莎伦（Sharon），心理咨询师

作为一名多年治疗害羞和焦虑症的咨询师，我认为自己已经掌握了基本的治疗技术。然而，林恩·亨德森的书告诉我还要学习很多东西。本书不仅具体

介绍了恐惧情景的层次结构，识别错误归因方式的方法，还引导来访者进行新的有益思考。此外，书中有大量有效的量表和问卷，能够帮助咨询师掌握来访者的情况，明确治疗目标，从而收到事半功倍的效果。

梅林达·怀特（Melinda White），心理咨询师

林恩治疗害羞和焦虑的方法对我来说十分有效。她在书中重新界定了害羞。她告诉人们害羞并不是天生的不良气质，也不是需要治疗的疾病。社会适应模型的比喻让我明白自己需要借助日常锻炼来掌握积极的适应技能。阅读她的书是一个愉快的过程，这本书让我更有勇气去享受当下的生活。谢谢你，林恩。

布鲁克（Brooke），亚马逊读者

推荐序

与他人建立各种各样的人际关系是我们的本能需求，没有人是孤岛，每个人都要和他人产生联结。也正因为如此，人际关系成为社会生活中的一个重要话题。在人际交往过程中，害羞和焦虑是再正常不过的情绪。然而，随着时代的发展，人与人之间的距离却变得越发疏远。互联网的崛起让人际交往变得容易，也变得空前困难。这也就使得害羞和社交焦虑变成横亘在人们面前的一道鸿沟，彼岸就是对自我的超越，然而内心的害羞和焦虑让人们裹足不前。

幸好，有林恩·亨德森和菲利普·津巴多教授，他们对害羞和社交焦虑的研究以及在治疗上所做的努力让困顿在害羞中的人们看到了希望。他们通过几十年的学术研究和临床实践积累构建出的社会适应模型正是应对害羞和社交焦虑的有效模型之一。此模型就是横贯全书的主线，林恩·亨德森和菲利普·津巴多教授据此总结出了一系列行之有效的应对策略和方法，并以极大的诚意将他们的经验和发现记录下来，分享给读者。

认知行为疗法是本书的核心，也是本书的一大特点。简单来讲，这一疗法以改变错误认知观念为基础，进而改变不适应的行为。心理学研究表明，每个人都会或多或少受到害羞和社交焦虑的困扰，那么为什么有的人会因害羞而误事，而有的人却可以妥当处理害羞，不让它影响自己的生活呢？答案就在于认知观念。通常来讲，害羞和社交焦虑症患者常常聚焦在自己的缺点上，而对自己的优点视而不见。他们自怨自艾，生活在自我制造的阴影之中。而认知行为疗法能够纠正害羞者头脑中根深蒂固的认知偏差，转移他们的注意力，培养更积极、更真实、更具有适应性的信念。认知行为疗法是一项操作性极强且十分有效的心理治疗方法。林恩·亨德森和菲利普·津巴多教授在给来访者介绍这项有效的应对策略的同时，也为读者打开了一扇思想之窗，让沉溺在自我困扰中的人发现，害羞和社交焦虑原来是人类正常的情绪反应。

本书的另一大特点就是实践性强，对每一步的治疗既有详尽的介绍和论述，又设有社交技能训练章节，带领读者一步一步地穿越害羞和社交焦虑的荆棘，重塑自信，超越自我。通过阅读本书，咨询师可以提升自己的治疗技能，更好地帮助来访者应对害羞与社交焦虑；而普通读者，也可以从中瞥见害羞与社交焦虑问题背后的本质，让害羞和社交焦虑不再影响自己的生活。

害羞与社交焦虑并不是一个新话题，之前，菲利普·津巴多教授就撰写过《害羞心理学》（*Shyness：What it is，What to Do about it*），对害羞和社交焦虑做出了系统的论述，《害羞与社交焦虑症》是对《害羞心理学》的升华，其中介绍的方法更细致，也更具操作性。

积极心理学的研究表明，人际关系和社会支持是影响人们幸福感的重要因素。了解我们内心的害羞和社交焦虑，掌握应对害羞和社交焦虑的方法，对我们每个人的成长都是必不可少的。我相信，这本书提供的理论和方法，对我们每个人收获幸福和成长都会有所帮助。

侯玉波

2015 年 9 月于北京大学

致 谢

这本书能够完成并最终与大家见面，我最要感谢的是我的儿子马克·德特林（Mark Deterline）。马克是这本书的策划编辑，是他的细心编辑和组织让我能够妥善处理书中的繁杂细节，使得本书的整体写作一直沿着正确的方向进行，而没有偏离主旨。在行文写作上，马克的那些自行车竞赛、越野和滑雪等运动经历为书中用到的运动比喻提供了很多有益的参考。我还要感谢心理学家凯特·加宾斯基（Kate Gapinski），在本书即将完成之际，加宾斯基教授通读了初稿，并给我提出了具体详尽的建议。正是得益于他的这些建议，本书才变得更易读，更适合临床应用。此外，在第一部分的组织上，艾莉森·阿诺德（Alison Arnold）为我提供了很大的帮助，她也在运动训练的比喻上提出了很中肯的建议。莎莉·里斯（Sally Reese）根据她在格斗健身训练课程（Martial Fitness Training，MFT）上的经验，在本书的第三部分中给我提供了很多有意义的建议和反馈。我还要感谢我的丈夫奥斯汀·亨德森（Austin Henderson）。感谢奥斯汀一直以来给我的情感支持，他出色的网络应用技术让我们即使各处一方也依然能常常相见，不论距离多远，我都能感受到他的支持与陪伴。我要感谢的还有梅丽莎·柯克（Melissa Kirk）、米歇尔·沃特世（Michele Waters）、希瑟·加诺斯（Heather Garnos）、维克雷·吉尔（Vicraj Gill）、贝文·多纳休（Bevin Donahue），是他们引领我穿过写作和出版过程中的艰难险阻，并最终使得本书成功面世。要感谢的还有我的文字编辑涅尔达·斯瑞德（Nelda Street），是他的付出让这本书文通句顺且更具可读性。最后，我要感谢的是害羞诊所的同事们，没有你们的辛勤工作，我们就不可能对害羞有如此深入的理解，社会适应模型也不会确立起来。谢谢你们。

前　言

　　历史上从来没有哪一刻像当下这样，对人们的社交技能有着如此高的要求。人们要想在当下社会立足，就需要娴熟的社交技能，这样才能和他人建立联系并成为朋友，为自己编织牢固的社会支持网络。研究表明，社会支持对一个人的身心健康起着至关重要的作用，甚至还有研究表明强有力的社会支持能够使个体长寿。社会支持是社交的黏合剂，能够让人们的身心免受疾病烦扰。然而，同样是在当下这个时代，随着社交孤立和社会冷漠的频繁出现、虚拟网络世界不断挤压现实生活和现实交往的生存空间，以及地理空间上的迁移越来越频繁，我们发现，要像以前那样建立牢固的社会关系、编织自己的社交网络已变得十分困难。

　　最近的人口学调查结果显示，独居、不婚、少育、不育及频繁迁移是我们这个社会不容忽视的显著趋势，与此趋势齐头并进的则是大众的共同活动越来越少。例如，人们宁愿自己孤身一人打保龄球也不愿参加团队或与伙伴们组队。年轻人宁愿宅在家里看《老友记》也不愿出门多交朋友或与老友加深友谊。"沙发土豆"（couch potatoes）（指整天躺在沙发上看电视的人）的人数倍增，他们消极地将自己的生活全部投入到不真实的"真实"当中，电视成为了他们人际关系的替代品。青少年整日沉溺在虚拟的网络游戏世界中不能自拔，在竞争、暴力至上的游戏世界中，他们的合作意识和友善之心不断被冷漠和残忍所吞噬。现实交往被电子邮件和网络聊天室所取代，人们用电影满足幻想，用电视填补空闲。

许多研究报告指出，近年来，人们体验到的害羞情绪呈逐年增长的趋势，这是由现代社会的社交孤立行为造成的。要了解这一趋势产生的原因，我想我们需要弄清楚两个问题：人们是怎样掌握用于人际交往的语言的？又是怎么掌握如此多的对日常交往至关重要的非言语行为的？

　　对这两个问题作简要回答就是，人们并没有掌握那些用于人际交往的隐性技能。因此，在与他人交往时，我们会感到手足无措、尴尬难耐。就像学习母语一样，要会说，则先要听，然后大声练习并得到正确的反馈，掌握"社交语言"同样也是如此。要想与他人交往，我们必须先仔细观察他人是怎样做的。他人会给我们示范正确和错误的社交方法，我们先仔细观察，并铭记在心。之后，再将从他人身上学到的社交方法付诸实践，并虚心接收反馈，有则改之无则加勉，如此反复地不断练习，才能提升自己的社交技能。

　　社交技能没有得到充分发展的个体，就像刚踏上异乡土地的旅人。他们不懂当地的语言，无法融入当地的生活。因此，即使像提出一个简单的要求这么容易的事情，他们做起来也会显得十分笨拙、幼稚。这对不善社交的人同样如此，除了基因和社会环境这些影响害羞的一般因素外，人们的害羞感往往还来自社交尴尬和社交技能的不娴熟。不知道在社交情境中如何行事和表现，是许多人感到害羞和忧虑的原因。而在面对让他们感到不适的情景时，不善社交的人通常简单地选择回避。在这些人中，有些人知道该怎样做，但是长期的独处和回避让他们不知道该如何运用自己的社交技巧，因此他们最终也选择了回避。还有一种更为复杂的情况是，现代社会挤压了人们的时间，人们感到越来越忙，能够支配的时间越来越少，所以，就有一部分人选择了牺牲他们所谓的"不重要"的时间，如和家人在一起的欢乐时光，与邻居、友人共度的休闲时刻以及参加公共活动的时间。对于这些人来讲，这种牺牲就意味着之前的社交技能无用武之地了，而能够锻炼、练习和打磨自己社交技能的情景也被他们无情地抛弃了。

　　幸好，有林恩·亨德森的社会适应模型（social fitness model）来帮助人们纠正这些错误，有效应对害羞、社交恐惧和社交退缩的问题。在过去的几十年中，在美国加利福尼亚州帕洛阿尔托市（Palo Alto）的害羞诊所（The Shyness Clinic，www.shyness.com），我们一直利用这个模型和一些综合评估工具及治疗方法来应对青少年和成人的害羞问题。多年的不懈努力让我们取得了许多开创性的成果。而且，通过将团体治疗和个体治疗结合起来，能获得持久、稳定的治疗效果。另外，我们也在同样坐落于帕洛阿尔托市的害羞研究院（The Shyness Institute）进行关于治疗害羞的教育和研究。不论是害羞诊所的临床实践，还是害羞研究院的学术研究，我们在害羞治疗及研究方面取得的成果和做出的贡献都得到了全世界的认可。

我们很难改变社会，但是作为心理学家，我们可以尽自己最大的努力让人们注意并警惕现代社会对人类造成的负面影响。我认为，在帮助人们减少甚至最终战胜害羞和社交焦虑上，本书介绍的方法还是能够起到一定作用的。

菲利普·津巴多博士
美国斯坦福大学心理学教授

目　录

第二部分　十二步治疗方案

第三部分　13 周社交技能训练

引　言

　　本书介绍的治疗方法是帕洛阿尔托害羞诊所在 1982~1994 年期间取得的研究成果。一直以来，我们不断对这些研究成果进行完善、更新。帕洛阿尔托害羞诊所的前身是美国斯坦福害羞诊所，由菲利普·津巴多教授及其学生在 1977 年建立。1982 年，害羞诊所对公众开放，津巴多教授也由此成为主攻治疗害羞方面的心理咨询师和研究学者。本书的主要内容和指导方法是以我的社会适应模型为理论基础的，我认为，将身体健康模型的概念应用于对害羞和社交焦虑症的治疗有很大的创新意义。社会适应模型也得到了许多实证研究和公认的害羞理论的支持。在害羞诊所实践社会适应模型长达 25 年之后，我更加确信社会适应模型的理论价值和实践意义。我相信，社会适应模型是治疗害羞和社交焦虑症（同时也针对潜在人群）的有效模型。因此，我便承担了向社会介绍社会适应模型及支持这一模型相关研究成果的责任。

治疗方法总览

　　本书介绍的治疗害羞和社交焦虑症的方法包括社交技能训练、咨询室中的模拟情景暴露疗法和现场暴露疗法、现实生活中的行为作业法、认知重塑法，以及以改善人际关系为目的的交流技巧训练和自信心训练。在暴露疗法中，我们使用了录像技术，这样，来访者就能够获得及时的反馈。我在临床实践中发现，摄录来访者的表现对提升他们的自信有很大的帮助。给来访者观看他们角色扮演的录像能够让他们了解到自己的真实表现。我在另一本书《焦点团体心理治疗》（*Focal Group Psychotherapy*）中详细介绍了这些疗法。但是，其中的一些疗法，如想象脱敏，我们在临床治疗中已不再使用。目前，我们主要采用模拟情景暴露疗法对来访者进行脱敏治疗。

关于害羞和社交焦虑症的心理治疗方法在不断演进，这主要出自两方面的考虑：一方面是人类的需求所致，人们需要不断地去结识他人，积极主动地与他人交往，以便自己能够充分地与世界接触；另一方面，人是有惰性的，在社交活动中，人们常常懒于改变自我认知、自我概念和行为表现，但发展的需求又迫使人们处理这些惰性，因此需要不断寻求变化，克服惰性。本书介绍的治疗方法也是站在前人的肩膀上，不断革新和改变的成果。美国纽约州立大学奥尔巴尼分校的学者理查德•海姆贝格（Richard Heimberg）和黛布拉•赫伯（Debra Hope）为治疗社交恐惧症所做的工作，对本书介绍的治疗害羞和社交焦虑症的方法有很大的帮助。在本书介绍的模拟情景暴露疗法中，我们让来访者每隔 1 分钟就进行 1 次自我报告，给来访者更多的机会练习合理的反应。在这个自我报告中，就包括了海姆贝格和赫伯编制的"焦虑水平主观不适单位评定量表"（Subjective Units of Distress Scale，SUDS）。在汲取前人智慧的基础上，我们还不断进行了创新。在认知重塑疗法中，针对社交情境，我们加入了直接的、有针对性的责任归因重塑法和自我认知重塑法。

本书着重强调责任归因和自我认知在治疗害羞的过程中扮演的角色。因为以往的实践经验使我认识到，在治疗害羞和社交焦虑症的过程中，要获得来访者的认同及保证治疗效果的持续性是十分困难的。在实践中，我发现团体治疗中的大多数成员都倾向于否定他们取得的积极变化。与此相同，他们还有一种自我贬抑倾向。他们倾向于将自己取得的进步归于外在的、暂时的和特定的原因，而将自己的失败视为由内在的、稳定的、一般性的因素造成的。此外，患有害羞和社交焦虑症的个体比较容易感到羞耻。羞耻是一种十分消极的情绪体验，会让来访者觉得痛苦不堪，这也就使得他们更加不愿意承认和讨论自己的不足和无力感。因此，本书介绍的治疗方法将焦点放在处理来访者不适应的归因风格上，以社会适应模型和有力的证据为基础，通过暴露疗法和认知重塑疗法，最终改变来访者消极的自我概念。

认知重塑疗法背后的理论和方法基础来自很多心理学家多年来的付出和努力。阿朗·贝克（Aaron Beck）及其同事们关于抑郁的治疗，大卫·伯恩斯（David Burns）、理查德·海姆贝格及其同事们关于社交恐惧的研究，乔纳森·区克（Jonathan Cheek）对害羞的研究都丰富和完善了认知重塑疗法的理论基础和实践技巧。此外，菲利普·津巴多教授关于治疗害羞的一些早期工作也是本书在认知重塑疗法方面的重要参考。需要注意的是，本书介绍的认知重塑疗法是专门针对害羞和社交焦虑症的，这主要体现在书中内容对来访者消极自我概念的强调和重视。我们相信，如果来访者对社交中的消极自我概念不做出改变的话，其行为也不会发生改变。而那些在治疗过程中表现出的看似改变，实质上也是表面的、肤浅的，来访者依旧容易陷入自责和羞耻的泥淖中，以致比治疗前表现得更退缩。本书介绍的疗法特别适用于那些有害羞和社交退缩症状的来访者，传统的治疗方法很难改变他们的消极自我概念，因为他们的消极归因风格长久且稳定，他们也更容易自责和感到羞耻。

从 1990 年秋到 1996 年春，作为斯坦福大学的预选博士生，我参加了由考埃尔（Cowell）学生健康中心举办的一季度一次的心理咨询服务项目（Counseling and Psychological Services，CAPS），对害羞和社交恐惧的来访者进行为期 8 周的团体治疗。在这里积累下来的成功治疗经验使我意识到，简洁、高度聚焦的疗法才是真正有效的疗法。因此，本书介绍的疗法就十分注重其简洁、高度聚焦的特性。这些治疗技巧既可以应用于定期的个体治疗中，也可以在团体治疗中实施。团体治疗的优点是来访者可以互相帮助进行角色扮演，不需要咨询师再去找组外人员。一般来讲，有 6~8 个来访者同时开始、同时结束的团体治疗最为理想。但是，有时很难一下子招募到这么多来访者，所以，4 个来访者也是可以的。咨询师也可以进行长期的团体治疗，但在此过程中要不断有来访者进出团体。进行这样的长期治疗，咨询师需要对新加入者进行培训，让他们在正式加入团体之前对认知、归因和自我概念重塑有一定的了解；也可以让组内成员向新加入者解释治疗中的概念和相关技巧，这不仅能够让新加入者更好地融入团体，同时也能加深组员之间的认识和感情。本书介绍的疗法包括暴露疗法、认知重塑法和归因风格训练法以及自我概念重塑法。在实际的治疗中，咨询师可以针对来访者的特点,灵活选择本书介绍的治疗方法及掌控整个治疗的周期。本书介绍的治疗方法既适用于针对大学生的校内治疗,也适用于针对社会人员的社区治疗。比如,我们在害羞诊所的实践中发现,96% 的来访者都有社交焦虑症状,70% 的来访者患有社交退缩人格障碍,对他们进行恰当有效的治疗十分必要。我们还希望书中的这些聚焦式疗法,能够适用于成本控制严格的管理式医疗服务,我们还由衷地希望这些疗法能对治疗长期慢性疾病起到积极的作用。

本书既采用普遍使用的认知重塑疗法,也采用归因风格重塑疗法和自我概念重塑疗法。在实践中,我发现不论是团体治疗还是个体治疗,在暴露疗法后,咨询师都需要再次向来访者强调他们的错误归因风格和消极的自我概念。只有这样,才能巩固治疗效果,让整体治疗更加有效。我认为,再次强调之所以重要是因为,在经历暴露疗法后,来访者的自责和害羞变得更明显,更易于被自己捕捉到,如果不对来访者的错误信念进行再次强调,那么他们就倾向于否定自己的表现,加深自己的错误信念。如果这样,我们之前所做的努力也就付之东流了。

治疗害羞和社交焦虑症的临床证据

由于方法问题的困扰,对于治疗社交焦虑症有效性的研究一直难以推进。尽管社交技能训练和暴露疗法相结合的治疗效果得到了一些临床验证,但是社交技能训练的有效性还没被证实。暴露疗法虽然有积极的疗效,但不稳定,在暴露疗法治疗结束后,来访者容易旧病复发是不争的事实。到底是单独采用暴露疗法更好,还是暴露疗法与认知重塑法双管齐下更好,目前还没有定论。早前有研究指出,当治疗周期设定为 12 周时,药物治疗的效果很明显。但是,一旦增加治疗周期,药物治疗的效果就比认知行为疗法的效果逊色得多。我们认为,治疗害羞和社交焦虑症最有效的疗法就是将不同的技巧结合起来。具体来讲,我们侧重于将暴露疗法与认知重塑法、归因重塑法以及社交技能训练结合起来使用。关于社交技能训练的效果的实证研究很少。我在临床实践中发现,人们并不是不会与他人交流，与社交技能不足相比，情绪压抑和不恰当的应对机制才是造成人们表现不佳的重要原因。然而，我依然重视社交技能训练，因为与他人的交往为来访者提供了一种情景，这种情景能够促进来访者进行更多的自我表露，进而改善来访者与他人的人际关系。

全书内容概览

第一部分概述了害羞和社交焦虑症的普遍性及其可能的病理成因。与此相应，我们也对相关的治疗基础，即社会适应模型作了初步介绍。在这一部分中，我们对本书介绍的整体治疗过程进行了总体概述，包括每一步的治疗目标、个体治疗和团体治疗中的总体原则，以及在实践中需要注意的一些问题。

第二部分首先对十二步疗法作了总体描述，接下来，介绍了咨询师在正式治疗之前应该做的准备工作。在治疗过程中，咨询师会经常遇到来访者产生抵触情绪的情况。一方面，咨询师应积极地推进来访者进行情感表露，以此促进来访者迅速融入当下的情景中；而另一方面，咨询师的这种努力又是导致来访者产生抵触情绪的原因。因此，在这一部分中，我们着重介绍了应对来访者抵触情绪的方法。

第二部分的第一步介绍了与来访者进行初始访谈和对来访者进行评估的过程。第二步则向读者展示了如何对来访者的恐惧情景进行分级和建立恐惧层次结构的具体方法。只有帮助来访者建立起恐惧层次结构，他们才能在日后的角色扮演中逐渐接触恐惧情景，进而达到治疗的目标。第三步介绍了在来访者身上经常出现的害羞恶性循环，还介绍了这一周要进行的认知重塑和第一次的模拟情景暴露疗法（角色扮演）。第四步则介绍了人们普遍存在的自我提升偏向，以及害羞者与之相反的自我贬抑偏向。当然，归因风格重塑和羞耻也是这一步探讨的主要内容。在个体治疗中，这一周要进行第二次暴露疗法；而在团体治疗中，通常情况下，从一开始一直到第11周，每周的咨询都要进行两次暴露疗法。第五步介绍了自我概念重塑疗法，并且继续讨论了第四步介绍过的羞耻情绪。这种情绪正是引发来访者不合理的自我概念、造成他们抑郁和社交焦虑的原因。

在第五步中，我们讨论了来访者内在的自我觉知，以及这种觉知与负性情绪、自责归因之间的交互作用，正是这种交互作用让来访者在社交中产生了羞耻和自责的负性情绪。第六步介绍了害羞的三个恶性循环，以及在来访者身上常见的一些对他人的消极观念与错误归因。在这些错误观念中不乏怨恨情绪的存在，第六步对此进行了讨论，并且介绍了第四次模拟情景暴露疗法。第七步介绍了改变消极观念和归因风格的更多方法，并对第五次模拟情景暴露疗法作了介绍。第八步回顾了三个恶性循环，介绍了判定、识别自动化负性观念的更多方法，此外，这一步还对管理愤怒的方法以及第六次模拟情景暴露疗法作了描述。第九步介绍了第七次和第八次模拟情景暴露疗法，并对治疗效果的评估作了初步介绍。第十步介绍了第九次和第十次模拟情景暴露疗法，并对即将到来的结束治疗作了简要介绍。第十一步描述了第十一步与第十二步的模拟情景暴露过程，并对结束治疗作了进一步的讨论。第十二步回顾了整体的治疗目标，对来访者的观念和焦虑水平的改变作了后测评估。在制订完治疗结束后的训练目标后，结束整个治疗。对于个体治疗，这一周能够帮助来访者对不可避免的挫折给出合理的应对方案，以免来访者再次产生自责、羞耻的情绪。这一步也会帮助来访者应对受挫情绪，强化他们在治疗过程中掌握的积极行为，避免出现退行行为。在这一步中，也会对可能出现的其他问题进行讨论。

第三部分将集中讨论社交技能训练，从第 13 周开始，来访者就要参加社交技能训练，该训练持续到第 25 周。社交技能训练是长达 13 周的连续练习过程。在实践中，社交技能训练通常以小组的形式进行。对于个体治疗，社交技能训练主要依赖于来访者与咨询师或其他工作人员的互动。如果是在团体治疗中进行社交技能训练，咨询师最好一开始便将团体治疗的疗程设为 26 周，除了每周都要进行社交技能训练外，从第 12 周起，咨询师每周都要对来访者进行两次暴露治疗。第 26 周为治疗的结束周，在最后一周的治疗中，咨询师要有针对性地对每个来访者单独进行咨询，这一点具体会在第二部分的第十二步中讲述。

第一部分　害羞及其疗法的重新界定

本章主要对本书的目标作了简要介绍，重新界定了害羞和社交焦虑症，并对社会适应及其训练作总体的描述。

读者不妨将本书看作一本操作性很强的临床治疗手册。本书的主要内容是介绍治疗害羞和社交焦虑症的认知行为疗法。书中介绍的治疗方法源自菲利普·津巴多教授于1975年在斯坦福害羞诊所中进行的开创性治疗工作。有幸的是，我在1982年从津巴多教授手中接过了管理害羞诊所的接力棒，开始了对害羞和社交焦虑症的研究。在过去的25年中，我对害羞和社交焦虑症及相关治疗方法进行了系统、全面的研究。

本书重点介绍的治疗害羞和社交焦虑症的临床和研究经验，都是以社会适应模型为基础的。心理学家认为，社会适应具有积极的进化意义，社会适应是人们应对生存问题的积极反应，是人类行为、认知和情绪的积极适应性功能。简单来讲，社会适应有两个重要作用：一方面满足人们情感联结的需求；另一方面帮助人们应对环境和生活中的挑战。如同只有坚持锻炼才能保持健康的体态一样，社会适应也需要不断地进行练习，而且也可以在很多不同的情景中进行练习。正如我们需要不断地进行体育运动和锻炼以保持身体健康一样，我们也需要不断地与他人交流、结交朋友、培养新的友情、保持亲密的人际关系，以及参加群体活动来保持积极的社会适应状态。

本书介绍的疗法的核心目标是积极的社会适应状态。就像身体健康一样，积极的社会适应状态也是我们每个人的毕生追求。要想获得理想的社会适应状态，我们需要进行有组织、结构化的训练。在某些情况下，甚至还需要一些专业人士的帮助。

作为介绍部分，第一部分将主要介绍害羞和社交焦虑症的诊断标准，每个阶段的治疗目标，总结和回顾前人关于害羞和社交焦虑症的治疗方法。在回顾中，我们还将比较团体治疗和个人治疗的利弊，讨论药物辅助治疗的问题，并对各疗法的不足与局限进行讨论。

害羞和社交焦虑症

极端的害羞和社交焦虑症主要表现为过分关注外界的消极评价，以及在社交情境中表现出退缩、回避行为。这种社交中的不安和不参与会严重影响个体的适应性行为，进而妨碍他们对自己人生目标的追求。害羞与天生内向不同，害羞的人常常会受趋向－回避型冲突的困扰，他们想和别人接触、交流，但又担心别人会对自己作出负面的批评与评价。而内向的人则是安静、保守的，他们不会过度放大外界的批评，外界的评价也不会影响他们与别人的正常交流。内向的人可以表现得足够开朗与善于交际，但是他们还是倾向于待在自己的小团体中，喜欢一对一的交流。

害羞和社交焦虑症的普遍性及其病理成因

在一般群体中，有多达 40%~60% 的人遭受害羞和社交焦虑症的困扰。社区调查的结果表明，一生受社交焦虑症困扰的人数占调查总人数的 4%~13%。而在一项以大学生为对象的研究中，取常态样本，结果表明社交焦虑不存在性别差异。而另一项扩大了取样范围的研究则发现，女性比男性更容易出现社交恐惧症状。关于社交焦虑的性别差异问题，目前还没有定论。在撰写本书期间，害羞诊所报告出的社交焦虑症患者在性别上为男性占 64%，女性占 36%。

有很多因素会造成个体产生害羞和社交焦虑症状，例如，被老师公开责骂，被他人取笑，没有完成指定任务等。创伤性情绪体验或被虐待、被忽视的经验也会造成个体产生社交焦虑症状，例如，那些在不幸的家庭中长大或父母有吸毒史的孩子，都会表现出社交焦虑症状。观察他人的行为有时也会造成个体产生害羞和社交焦虑症状，例如，看到自己的兄弟姐妹或同学被他人欺负会让个体产生社交退缩行为。此外，有研究认为基因、气质和环境的相互作用也会造成个体的害羞和社交焦虑症状。

一些研究认为特定的教养方式会导致孩子产生害羞和社交焦虑症状。比如，过于专制或过度保护的教养方式会让孩子感到缺少家庭温暖，而父母总是责怪或纠正孩子的行为则会进一步加重孩子的社交焦虑症状。关于教养方式，我们需要思考的问题是，父母应该在何时、用什么方式来鼓励有退缩行为的孩子参与社会交往，以获得充分的社会化经验。有研究发现，对儿童来说，和家庭外的成员进行交往互动，如和远方亲戚或朋友的交流，能够显著减少他们成人后的害羞与社交焦虑症状。此外，我在实践中还发现，一些害羞的来访者报告他们的父母也很害羞和内向，且在家庭以外的社交活动中也表现得十分退缩。

害羞和社交焦虑症的并发症

惊恐障碍、恐怖症、情绪障碍及药物滥用等问题经常是社交焦虑症的并发症。有一项研究发现，同时有药物依赖症状的社交焦虑症患者的比例最高可达 13%。在害羞诊所中，我发现，同时患有轴 I 障碍（Axis I disorder）的社交焦虑症患者的比例高达 50%。人格障碍在社交焦虑症患者身上更为常见，比例高达 56%~77%。此外，在害羞诊所的病例中，有高达 96% 的人都患有一般意义上的社交焦虑症。根据选定的诊断工具的调查结果，我们发现有 40%~56% 的社交焦虑症患者同时患有一种轴 I 障碍，而同时患有精神障碍和社交焦虑症的来访者所占的比例更大。根据 "Millon 临床多轴问卷"（Millon Clinical Multiaxial Inventory，MCMI）的调查结果，同时患有至少一种轴 II 障碍（Axis II disorder）的社交焦虑症患者的比例高达 94%。同时，在这些患者身上，社会回避行为（67%）、精神分裂症（35%）以及依赖型人格障碍（23%）等心理疾病也十分常见。

回避型人格障碍患者常常遭受自责、羞耻等负性情绪的困扰，进而导致他们不愿与他人交流。除非确信自己能被他人接受，否则，他们是不会主动与他人进行交流的。精神分裂患者常常对亲密和新鲜感充满恐惧和厌恶情绪，他们很难坚持与他人长期交往下去。因此，与他们发展深厚的友谊是十分困难的。而那些患有依赖型人格障碍的患者则倾向于顺从他人，他们的社交表现和行为喜好很容易受他人的影响。

咨询师需要具备辨识惊恐行为的能力。在治疗害羞和社交焦虑症患者的过程中，咨询师要能够区分来访者经常表现出来的惊恐行为，到底是社交焦虑症的表现，还是惊恐障碍的症状。其实，社交焦虑症的一大特点就是担心自己被他人关注和审视。他人的审视会让社交焦虑症患者感到极度不适，因此，为了摆脱这种不适，他们常常会表现出相应的退缩行为。而惊恐障碍只在社会情境中出现，惊恐障碍患者恐惧的是他人的评判，他们只担心惊恐症状本身，而身体是否不适并不在他们的担忧范围内。

此外，咨询师还要将社交焦虑症和广场恐怖症区分开来。在这里，咨询师要记住，广场恐怖症患者想逃离广场的根本原因是，他们在生理上极度不适，充斥全身的紧张不安让他们难以自持，只能迅速逃离。广场恐怖症患者内心的恐惧和不安与他人的评价和审视没有任何关系。

害羞的重新界定：社会适应模型

以往的研究和临床实践经验使我明白，不能简单地从病理学或病态身体的角度来界定和应对害羞和社交焦虑症。相反，我更愿意将害羞和社交焦虑症看作个体心理和情绪的一种亚健康状态。并且我相信，可以通过努力改变这种状态。下面图 1-1 介绍的"害羞恶性三循环"理论清楚地展示出人们是怎样沾染上害羞和焦虑情绪的。

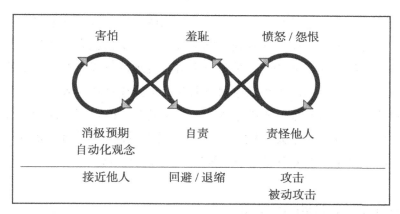

图 1-1　害羞的恶性循环

在第一个循环中，当来访者准备进入某个社交情境与他人交往时，他们的内心会被一种恐惧感所充斥。他们担心自己表现得不好，害怕自己的行为会给他人留下不好的印象。而正是这种担心（加上一些其他的负性情境因素）使他们对交流的结果产生了负性的预期，这些负性预期随着来访者的担心而不断被强化，进而又使得他们的担心更加严重。简单来讲，逃离当下的社交情境能够让他们的不安即刻得到缓解，但是，羞耻感及对自己行为的反思和内疚让他们很难有勇气迈出逃离的第一步；而羞耻、担忧的情绪和感受又让他们踏入第二个恶性循环。在第二个循环中，羞耻感与自责循环往复，当他们感到羞耻时，会觉得他人变得苛责轻蔑、充满恶意，因此会对他人产生愤怒、怨恨的情绪。带着这样的情绪，他们步入了第三个恶性循环；在第三个循环中，他们将攻击、指责的靶子由内转向外，自责和羞耻感减少，反而开始抱怨他人自私自利、不为别人着想。这样，消极的情绪和认知观念在逐渐升级的三个循环中不断被强化，严重影响着社交焦虑症患者与他人之间的人际关系。

要改变这种不适应的状态，需要社交焦虑症患者从三个方面做出改变：第一，努力从行为、思维方式和态度三方面做出改变；第二，不断付出努力；第三，选择一种适合自己的社交情境。就像只有努力锻炼身体，才能让走形的身材重新恢复到健康、标准的体态一样，只有努力做出改变，社交焦虑症患者才能达到理想的社会适应状态。在社会适应训练中，咨询师要让来访者明确，他们不仅完全有能力支配自己的行为和选择适合自己的交往方式；更重要的是，在社交情景中，合理适当且能够达到理想社交效果的社交技能有无数种。其实，对来访者来说，社交焦虑症的治疗过程也是自我发现的过程。在临床实践中，我发现，那些通过社会适应训练来应对害羞和社交焦虑症状的来访者十分享受整个治疗过程，同时也是他们不断发现自己、了解自己的过程。这听上去有些像教人健康长寿的养生训练法，最初，来访者可能会排斥，但是随着治疗的推进，来访者会沉浸其中，充分享受这个过程带来的乐趣与益处。

社会适应训练的四个方面

本书介绍的社会适应训练包括四个方面，涵盖了社会适应理念的方方面面。不论是治疗"急性"还是"慢性"害羞与社交焦虑症，这四个方面都勾勒出了整体治疗所要达到的目标。它们包括：改变行为，减少生理唤起，改变不良的思维方式，以及识别并调整负性的情绪体验。

改变行为

社会适应和身体健康一样，只有努力付出才能最终获得。在实践中，咨询师会发现，有些来访者会表现出退缩或压抑行为，如拒绝与他人交流、在团体活动中默不作声等。极少数的来访者会走向另一种极端，即表现得过于活跃，例如，用滔滔不绝来掩饰他们内在的焦虑，放弃自己的观点和信念以投人所好，采取他人喜欢的行为方式等。

在改变行为这个方面，咨询师的目标是妥善处理那些或回避退缩或过于活跃的极端行为，在二者之间找到一个合理的平衡位置。有时，咨询师需要来访者亲身实践一些行为，以判断哪种行为更适合来访者。就像体育锻炼和身体健康一样，保持良好的社会适应状态也有许多有效的方法进行尝试和实践。

减少生理唤起

一般来讲，妥善处理生理唤起是每一名运动员职业生涯的重要一部分。对运动员来说，他们需要调整自己的生理唤起，让自己在比赛时达到最佳状态。因此，既然生理唤起是可以管理和调节的，它就不应该成为干扰个体社交活动的一个因素。对治疗来说，咨询师要对来访者的生理不适做好心理准备，例如，患有害羞和社交焦虑症的来访者可能会抱怨社交情境使他们感到恐惧，在这些情景中，他们可能会出现出汗、颤抖、心率过快等不适症状。

在这一方面，咨询师的治疗目标是改变来访者的认知观念。咨询师要让来访者意识到他们的实际身体状况要比他们想象的好得多，自身的不适应表现并没有他们想象的那么明显。另外还要让来访者明白，尽管感到焦虑，他们也应该相信他们能够按照自己的意愿表现得很出色，而在此过程中，那些不适应的生理状态最终也会消失。咨询师要让来访者明白，他们有足够的能力管理和控制自己的生理唤起。一般来说，减少生理唤起的目标应该具体、细致，如SUDS 的得分（具体内容参见第二部分的第一步）。

改变不良的思维方式

教练的工作就是提升和完善运动员的竞技技能。而对运动员来说，改变一项已经熟练的技能会耗费很大的精力和体能。因此，尽管旧有的技能是无效的，但许多运动员宁愿抱残守缺，也不愿进行改变。所以，让运动员放弃旧有的无效运动技能对教练来说是一个巨大的挑战。在心理咨询中同样如此。对咨询师来说，改变来访者无效的思维方式是咨询师的一项重要工作任务。对备受害羞和社交焦虑症困扰的来访者来说，他们的思维方式是极具破坏性的，这种思维方式会让他们感到不适，进而产生畏难情绪。这些思维方式常常表现为扭曲的认知观念（例如，非黑即白思想；因为一点点的缺陷，来访者会将一些接近于完美的表现看成一无是处）、适应不良的归因风格（例如，将自己的成功归因于外在因素，将失败归因于内在因素），以及扭曲的自我概念。

识别并调整负性情绪

在体育训练中，精神状态至关重要，在社会适应训练中也同样如此。比如，尴尬、羞耻、内疚等消极情绪状态会加剧个体的外在回避行为和内在焦虑情绪。

在这一方面，咨询师的治疗目标是帮助来访者弄清楚他们的负性情绪状态是如何对他们的思维方式和行为举止产生消极影响的。此外，更重要的是，咨询师要帮助来访者掌握能够调节消极情绪的应对策略，如再次认知评估、自我表达等相关策略。

害羞和社交焦虑症的治疗方法

害羞和社交焦虑症的治疗方法，是由以上四个方面组成的交互系统方法。一方面的变化会带来其他方面的改变。例如，改变负性观念能够减少来访者的负性情绪，而调节负性情绪（如寻求情感支持、自我肯定和接受、正念练习、参加体育锻炼等）又可以减少来访者的负性观念。

以暴露疗法为核心的社会适应训练，能够帮助来访者应对这四个不同方面的恐惧和焦虑。认知重塑疗法可以用来解决来访者的恐惧情绪，它尤为强调归因和自我概念重塑在解决恐惧情景和加深人际关系中的作用。这些方法将认知行为疗法和教育训练方法整合在一起，形成了一个注重目标、注重行为技能训练及注重建立和检验假设的综合疗法。本书介绍的疗法还整合了人际、短期、动态的治疗取向，即将当下的不适应行为方式与来访者早期的经验联系起来——因为来访者对人际交往互动的错误认识，通常是基于他们与父母或同伴交往的经验。暴露疗法和其他治疗方法能够帮助来访者建立更加适应性的反应方式。

操作问题：个体治疗和团体治疗

大多数心理健康专家和临床医师都认为，团体的认知行为疗法最适合治疗害羞和社交焦虑症。因为团体的设置为来访者提供了可供练习和脱敏的社交情景。在设置合理的团体治疗中，来访者将会正确地对待他们的孤独和疏离问题。

然而，考虑到现实治疗并不一定像害羞诊所那样有足够的来访者进行团体治疗，因此，在写这本书的时候，我对相关的治疗方法进行了调整，以便该疗法能够适用于一对一的个体治疗，将个体治疗的效果最大化。早前也有研究表明，将团体治疗调整为个体治疗对治疗害羞和社交焦虑症也十分有效。

　　对个体治疗来讲，最大的障碍就是暴露疗法的安排和设置问题。考虑到暴露疗法最大的特点就是将来访者暴露在恐惧情景中，因此，咨询师要时常向来访者强调暴露疗法需要他们进入恐惧情景，需要他们不断地投入和努力。此外，个体治疗的来访者常常不敢去完成家庭任务，如开始一个话题、在组会上讲话、邀请他人出去约会等。因此，角色扮演需要在咨询室中进行，或者咨询师陪着来访者进入真实的生活情景中进行练习。在个体治疗中，如果来访者自己或在他人的陪伴下还是不敢完成家庭任务，个体治疗是不会取得理想的效果的。本书对个体治疗中如何实施有效的暴露疗法提供了合理、可操作性的建议。

个体治疗日程安排

　　对于害羞和社交焦虑的来访者来说，之前长期的回避型行为模式以及社会情感支持的匮乏，注定了他们的治疗过程将是十分艰难且充满挑战的。如果是做个体治疗，本书介绍的治疗周期为 12 周，在这种严苛的时间限制下，本书介绍的疗法只能涉及暴露疗法和认知重塑疗法。而在害羞诊所进行的团体治疗中，我们将治疗周期设定为 26 周，前 13 周主要施行暴露疗法和认知重塑疗法，后 13 周则对来访者进行社交技能训练，本书介绍的社交技能主要包括自我表露、处理他人的批评与冲突、与他人发展友谊、发展亲密感和相互信任等，这些技能的培养和训练将在第三部分进行详细的表述。我相信，随着来访者社交技能的提升，他们与他人的人际关系会得到明显的改善。当然，在个体治疗中，来访者也可以与咨询师进行社交技能训练的练习。

　　尽管暴露疗法与认知行为疗法相结合是治疗害羞与社交焦虑症最有效的方法之一，但是咨询师必须注意，在 12 周的严格时间限制下，治疗效果是很容易反弹的。因此，在治疗过程中加入巩固环节就显得十分必要。事实上，在实际操作中为了实现每一步的目标，我们常常把每一次的治疗都细分为两个环节，第一个环节进行治疗，第二个环节巩固疗效。具体的操作就是每一个环节用 1 周的时间，这样就把原本 12 周的治疗延展至 24 周。延长治疗周期是我在实际操作中积累下来的经验。回顾近年来关于治疗方法的文献，我们发现，相关的学术研究也认为治疗害羞和社交焦虑症的疗程要在一年以上才能达到十分理想的效果。因此，在这里，我建议咨询师将 12 周的个体治疗延长至 24 周。不过在本书的行文中，我还是按照十二步来组织全书的结构。在每一步的具体操作中，希望咨询师能安排 2 周的时间。

从伦理的角度看，来访者的知情同意对治疗十分重要。因此，在正式治疗开始之前，咨询师有必要向来访者简要介绍一下整体治疗过程、治疗要达到的目标等内容。在我的临床实践中，在开始之前我都会告知来访者，在整个治疗过程中，首先，他们要掌握识别负性情绪和不良行为模式的方法；其次，要接受社交技能训练，并且需要他们不断地进行练习。有时，治疗还要增设巩固环节。我会告诉来访者，治疗并非一劳永逸，在治疗结束后，他们还需要不断地进行练习，让练习有效的社交技能成为他们一生的习惯。咨询师要让来访者明确，只有全面综合的训练才有可能帮助他们达到理想的社会适应状态。

个体治疗的不足与局限

有时，回避、退缩行为和扭曲的自我概念可能会终生困扰着害羞和社交焦虑症患者。尽管我们的疗法很有效，但是，咨询师有必要让来访者知道，如果不持之以恒地坚持练习和巩固治疗效果，那么，整个治疗过程带来的改变仍然只是表面的、缓慢的甚至是暂时的。对此，我们相信，注重长期效果的社会适应模型，在确保长期效果上是十分有效的。此外，我们更喜欢用锻炼身体来比拟整个治疗过程。在身体锻炼中，要想让那些身材严重走形的胖墩儿在短时间内恢复到像运动员那样健美、匀称的体态，简直是天方夜谭。同样，想在短时间内不费吹灰之力就达到理想的社会适应状态也是不可能的。打这个比方并不是想浇灭读者的信心，而是想让读者明白，持之以恒和坚持不懈在保持理想的社会适应状态中是多么重要。首先，在治疗过程中，来访者必须持之以恒地练习才能获得实质性的改变。而在治疗结束后，个体还要坚持不懈地继续练习，才能终生保持理想的社会适应状态。

对长期习惯于回避社交情境的来访者来说，在短期的治疗后，他们仍可能再次受到社交焦虑的困扰。预防来访者旧病复发和避免其出现退行行为最可行的方法，就是要让来访者认识到并肯定自己在治疗过程中做出的改变。要达成这一目标，咨询师要帮助来访者学会正确面对让他们感到焦虑的情景，帮助他们树立信心，让他们学会即便身处在诱发焦虑的情景中，还是能够注意到并肯定自己已取得的进步。咨询师要纠正来访者头脑中非黑即白的二分观念，让他们知道人无完人。在社交中任何人都会犯错，完美并非治疗的目标，而肯定和接纳自己才是治疗要达到的目标。咨询师要让来访者知道，他们在治疗中练习并掌握的技能，是可以在现实生活中实践的。这些技能是帮助他们达到理想社会适应状态的有效工具（就像减肥训练和有氧操能够帮助个体保持身体健康一样）。此外，就像人们有时需要有经验的私人教练来帮助他们制订适合自己的锻炼计划一样，害羞和社交焦虑症患者也需要有经验的咨询师在他们士气低落、倍感压力、无法坚持的时候帮助他们巩固治疗效果、达成治疗目标。

除非在治疗过程中取得了重大改变，否则，在一般情况下，整个治疗过程不会一帆风顺。来访者会一直受到认知行为问题的困扰，甚至微弱的外在因素都会使他们旧病复发。因此，社会适应模型强调来访者必须正视这种现实，必须明白社会适应是一个不断抵达的过程。在不断趋近治疗目标的过程中，来访者自己才是治疗的主角，治疗需要他们不断投入、不断练习，而咨询师只起助推、辅助的作用。在治疗中，如果来访者能够认识到这一点，那么，他们就会以积极的态度看待治疗中的困难，他们的自我效能感也会得到显著的提升和发展。认识到自己才是社会适应训练中的主角，社会适应需要自己不间断的努力，这样才能帮助他们更加敏锐地捕捉自己出现退行行为的线索（如退缩行为、紧张加剧、社交孤立、无法设立行为目标以及产生消极观念等），进而更加积极地寻求咨询师的帮助。此外，即使脱离了这本治疗手册和咨询师的帮助，在治疗过程中表现积极、投入的来访者也还是能够自如地掌控自己的认知和行为，并对自己的行为是否达到目标作出合理的评判的。因此，我想，与其说社会适应训练是一项治疗方案，不如说是一种值得践行的生活方式。

药物辅助治疗

药物疗法也是治疗社交焦虑症的一种常见疗法。在实践中，常用的药物有抗焦虑剂和抗抑郁剂两种。大多数咨询师都倾向于选择抗抑郁剂来辅助治疗，因为抗抑郁剂不会使来访者产生药物依赖。选择性血清素再吸收抑制剂（SSRIs）以及五羟色胺－去甲肾上腺素再摄取抑制剂（SNRIs）是最常用的抗抑郁药物。传统的单胺氧化酶抑制剂（MAOIs）以及特定的苯乙肼（Nardil）是对抗社交焦虑症最有效的药物，但是服用这两种药物对饮食有严格的限制，以及与之相伴随的罹患高血压风险的大大提升将大多数来访者排除在适用范围之外。苯乙肼还有其他一些副作用，如长期服用会造成来访者感知觉迟钝麻木、出现性功能障碍以及体重骤增等现象（服用 SSRIs 也会产生相似的副作用）。相对新一点的药剂（可逆性单胺氧化酶抑制剂，RIMAs），如吗氯贝胺片和溴法罗明的副作用很小，但也不是很有效。根据目前的研究结果，专家认为对抗社交焦虑症最有效的辅助药物是以 SSRIs 和 SNRIs 为主，以镇痉剂、苯二氮类药物、安定药为补充。此外，专家认为把药物疗法和认知行为疗法结合起来会达到最理想的治疗效果。

在对害羞和社交焦虑症患者进行药物辅助治疗时，我认为咨询师有必要和来访者的精神病医生、精神药理学专家以及内科医生进行沟通与交流。例如，在和内科医生共同治疗社交焦虑症患者时，彼此分享自己可能不熟悉的研究成果或提供建议可能会对治疗有很大的帮助。像百忧解（氟苯氧丙胺）、奈法唑酮、郁乐复（舍曲林）、赛乐特（帕罗西汀）、兰释（氟伏沙明片剂）、西普兰、郁复伸（文拉法辛制剂）、布斯帕（丁螺环酮）、利痛抑（普瑞巴林）这些药剂在治疗社交焦虑症中很有效，但是并不是所有的医生都清楚这一点。在临床实践中，我得到了许多精神药理学专家的帮助。我们会定期邀请这些专家参加我们的小组讨论，他们总是毫不吝惜地将他们的知识倾囊相授。在药物疗法方面，我们推荐两本通俗易懂的参考资料，第一本是约翰·普雷斯顿（John Preston）和詹姆斯·约翰逊（James Johnson）的《简易临床精神病理学》（*Clinical Psychopharmacology Made Ridiculously Simple*），第二本是《咨询师临床精神病理学手册》（*Handbook of Clinical Psychopharmacology for Therapists*）。

在临床实践中，咨询师会发现，在治疗开始前有很多来访者已经在服用抗抑郁药物了，并且他们也想继续服用下去。总的来说，治疗前的药物服用对治疗是有负面影响的。因为在治疗过程中，服用过药物的来访者倾向于将他们取得的进步归因于药物治疗的结果，而并非自己的投入与努力。服用抗焦虑药剂的来访者可能更麻烦，因为服用抗焦虑剂后立马就能见到成效，这对脱敏治疗干扰很大，因为在脱敏治疗中，焦虑不安的情绪是必要的，而抗焦虑剂阻断了来访者的这种情绪，治疗也就无法顺利进行了。因此，对在治疗前就服用抗抑郁或抗焦虑药物的来访者来说，让他们明白其能够妥善处理自己的焦虑情绪及让他们融入到治疗情境当中，对咨询师来说是一项非常大的挑战。

鉴于许多研究都指出社交焦虑症的复发率很高，我们认为，如果可以的话，尽量不使用药物疗法。可是，如果来访者在进入治疗之前已经在服用药物，并且医生也建议他们持续服用，那么，只有在来访者熟练掌握了认知行为技能并建立起社交信心之后，咨询师才能逐渐减少来访者的药物摄入。

最后，尽管药物能够帮助来访者应对恐惧情境，改善他们的精神状态，帮助他们更好地实现自己设定的目标。但是，咨询师要记住，大量服用药物会使来访者产生药物依赖。过分使用药物会强化来访者消极接受药物治疗的观念，这样一来，来访者就不会通过自己的积极努力来改善自己的社交不适应状态了。

共性问题

习得性悲观和消极被动状态在害羞和 C 型人格障碍患者中很常见。这些来访者会依赖咨询师做所有的事情，这很容易让咨询师感到疲倦乏力，进而影响治疗效果。所以，咨询师必须学会应对来访者的这种消极、被动状态。如果咨询师接受过很好的专业培训的话，他就能够妥当地处理来访者那些无助的言语与非言语信息。在实际治疗中，一些谐而不谑的幽默、自嘲、对人类处境的玩笑话等，都是应对来访者消极、被动状态的有效方法。通过这些方法，咨询师向来访者传达的信息是"我不认同你讲的无助感"。作为受过专业训练的咨询师，我们知道言行的冒失和不当是正常生活不可缺少的一部分，我们也相信，这些不当和错误也是不断进行社会化学习过程中的一个重要环节。在咨询师的努力下，来访者最终会再次获得对自己生命的掌控感。在实际的临床实践中，我发现随着来访者开始和咨询师抬杠，或开始质疑咨询师作出的评论，并要求重新做一次暴露疗法时，他们才真正从习得性悲观和被动状态中解脱出来，治疗也才真正取得了一些成效。

怨恨和消极攻击在团体治疗中很常见，这是因为来访者很少有机会进行自我肯定。在来访者眼中，社会交往对他人来说是小菜一碟，社会适应对他人来讲也是自然而然的事情。但事实上，研究表明害羞的大学生和正常的大学生的害羞水平是十分接近的。这一结果让害羞的学生感到意外。在这一过程中，自我标签化扮演着十分重要的角色。害羞的个体倾向于自责，给自己贴标签，他们认为自己有问题，排斥与他人交流，拒绝参加社会活动。在社交活动中，初入新的环境，大多数人或多或少都会感到有些紧张、害怕。但是，随着交流的加深，人们很自然地就学会了如何管理自己的生理唤起以及初入陌生情景时的不安全感，发展出积极、适应的思维方式。因此，正常地看待社交焦虑，让来访者认识到自己能够像他人一样正常地与人交往，是治疗过程中咨询师有必要时刻向来访者传达的信息。

这并不意味着咨询师要忽视来访者早年那些被他人欺侮、取笑的痛苦经历。如果来访者有上述问题，那么治疗中要着重关注的问题是：

- 在当下的治疗过程中，咨询师和来访者要达成的目标是什么？
- 咨询师和来访者期望做出怎样的改变？
- 对于那些气质和习惯不同于常人的来访者，咨询师如何才能改变他们消极、负面、否定自己的思维方式？

思考这些问题有助于来访者正视在改善社交适应状态中自己所负的责任，也会进一步巩固咨询关系。

模拟情景暴露疗法的不足

有时，真实地模拟人们生活和工作中的具体社交情景很难，比如，扮演一个霸道、武断的老板就比较困难。因此，在实践中，我常常让来访者先扮演他们的老板，以便我能够对他们的工作处境和遭遇作一个初步的判断。由于不同的人对不同的领导风格反应不同，这个模拟过程也能让我们看到，不同的来访者对扮演者角色的期待存在很大的差异。例如，被某一来访者描述为严苛的老板，在另一个来访者的扮演中则被视为直接、理性的。在这个例子中，咨询师的任务是帮助来访者认识到老板的行事风格就是简单、直接的，而和这种风格的老板打交道的方式也应该是果断、确定的。只有这样，来访者才能够在老板询问工作情况时，表现得大方得体，不会感到焦虑。

在其他的情景中，老板可能本身就很严厉，并且常常对来访者恶语相向。这种情况就不适合咨询师和来访者进行角色扮演。这时，咨询师不妨找第三方人员进行角色扮演。在个体治疗中，进行角色扮演相对比较困难，这也就是为何我们更推荐咨询师进行团体治疗的原因。团体成员可以互相进行角色扮演，尝试不同的行为方式，同时还可以通过行为风暴的方法找到适合自己的行为方式。

在个体治疗中，咨询师不妨寻找助手来帮助来访者进行角色扮演。也许治疗团队中的另一个咨询师可以提供援助。或者，在分别进行个体治疗的来访者中，有两个来访者愿意互相帮助，彼此配合进行角色扮演，这些情况都是值得咨询师考虑的。在临床实践中，我组织了一个志愿者团队，他们会定期来害羞诊所帮忙。有时，考虑到年龄和人格等因素的影响，让咨询师扮演给来访者造成威胁感的专制、霸道的老板很难。此外，若由咨询师扮演来访者现实生活中的爱侣或爱慕对象也会徒增尴尬气氛，影响治疗效果，因此，联系组外成员进行角色扮演就显得很有必要。在临床实践中，我们也发现，如果来访者能够将角色扮演的情景想象得足够具体、有足够多的细节，他们的焦虑就能够被引发。因此，一旦来访者针对这个情景进行了练习和角色扮演，他们下次接触真实情景时，就不会表现得那么焦虑，行为也会表现得越发正常。在这种情况下，暴露疗法的作用首先是练习，其次是脱敏（我认为，通过角色扮演，咨询师可以给来访者做个榜样，让来访者知道自己并不完美，知道尽管困难重重，但还是有必要积极地练习和尝试）。

在治疗中，有许多来访者抱怨自己 SUDS 水平不会升高，抱怨自己不能感受到焦虑。其实，这是退缩行为的表现。对此，咨询师可以建议这些来访者多与对方进行眼神交流，多关注当下。或者，咨询师也可以提升情景的难度，让情景更具挑战性和不确定性。这需要咨询师在治疗关系中取得一个妥善的权衡，一方面，咨询师希望帮助来访者突破他们的极限，让他们收获更多的进步；另一方面，咨询师又要掌握好度，不能让来访者一次感受太多的羞耻和焦虑。太多的羞耻和焦虑会增加来访者的回避行为，让他们不敢去尝试新的情景和行为，如果因为咨询师的急切让来访者产生了更多的羞耻感和负性观念，那么来访者的退缩行为就会更加明显。

在真实的情境中应对社交情景

许多来访者都有社交疏离和孤独的体验。对于回避行为很严重的来访者来说，在现实生活中的练习情景最好从超市开始，因为在这些地方，来访者可以简单地微笑、打招呼。此外，如在社区附近遛狗、在工作场所喝咖啡的情景也很合适，因为这些情景能够让来访者很容易与他人开始简单的交流和对话。当然，也可以让来访者从发电子邮件开始，因为许多来访者在匿名的环境中感觉更舒服。在临床实践中，我们发现，发电子邮件和网络兴趣组非常适合青少年，尤其是那些在学校里出了名的害羞青少年。不过，在对他们进行治疗时，咨询师有必要了解其父母对他们的管教和要求。

在治疗中，咨询师也可以鼓励来访者参与一些本地的社交活动。咨询师可以从当地的报纸和网络上收集信息提供给来访者。具体的活动可以包括诗歌朗诵、小型音乐会、户外运动、志愿者工作等。我的一些来访者告诉我，参加音乐会让他们开始接纳自己，享受与他人的交流过程，增进了他们与朋友之间的友谊和彼此的理解程度。

治疗中的其他挑战

害羞和社交焦虑的来访者有时会享受他们在害羞、焦虑、回避行为中收获到的人们的关心和帮助。对于害羞和社交焦虑症患者，人们会保护他们，关心他们，不会给他们施加压力，这是好事。然而，人们的这种关心和帮助存在负面效应，这会让来访者过于沉溺于他人的关心和帮助，不敢承担对自己生命的责任，这会进一步加深来访者的抑郁和自我怀疑。对每个人来说，如果我们不努力投入，不发掘自我的潜能，只是自暴自弃的话，我们都不会肯定和尊重自己。其实，适当的害羞和羞耻能够激发我们的成长和进步。只有当人们发现自己先天个性不足或不可能完成任务时，才会士气大落，感到失落无助。在治疗中，咨询师必须让来访者感受到信心和坚韧不拔的重要性，有时，这甚至需要咨询师亲自给来访者进行示范。例如，咨询师要告诉来访者家庭任务必须完成，这也就是说不管有多么的焦虑和不适，他们必须尝试练习新的行为。当来访者感到低落、失望的时候，咨询师必须让他们相信自己是可以摆脱困境的。咨询师必须让来访者正面长期积习下来的回避行为对他们造成的负面影响。与其他治疗相比，在治疗害羞和社交焦虑的来访者中，咨询师要多做一些自我暴露，因为有社交恐惧的来访者需要了解现实，需要了解害羞和社交焦虑不是需要治愈的疾病，而是所有人都必须面对的问题。不幸的是，在实际的治疗中，为了回避人际交往和社会互动，人们常常给自己贴上标签。在这里，不得不提社会适应模型的另一个优点，社会适应模型认为害羞和社交焦虑不是一种病症。在我们看来，社会适应就像身体健康一样，是一种每个人都可以通过努力达成的理想状态。咨询师可以告诉来访者社会适应是人类最基本的一种自我提升追求。

第二部分　十二步治疗方案

十二步治疗方案总览

　　第二部分将主要介绍应对社交焦虑的十二步治疗方案。这一方案既适用于个体治疗，也适用于团体治疗。在这一部分将对每一步的内容作简要介绍。此外，对于治疗中经常遇到的问题，即一方面咨询师希望促进来访者表露自己的想法和感受以推动他们尽快融入治疗过程中，但另一方面来访者又会对咨询师的这种努力产生抵触情绪；对此，在这一部分中也作了专门的论述。最后，本部分还对治疗中的评估过程进行了初步讨论。

　　在第一、二步的治疗中，咨询师首先要对来访者进行评估，针对他们的恐惧情景，帮助他们建立起有层次的分级结构，并设立总体目标以及每一步要完成的具体目标；第三步将引入认知重塑疗法，并介绍应用这一疗法应对来访者负性自动化观念的具体方法。第三步治疗要达成的目标是，用积极的自我暗示替代来访者头脑中原有的负性自动化观念。在这一步中，针对来访者的恐惧情景（如与陌生人交谈），咨询师将和来访者进行第一次暴露疗法（角色扮演）；接下来，从第四步到第十一步，本书将介绍一系列改变来访者负性思维方式、错误归因风格和消极观念的方法，并对长期目标设定以及应对治疗过程中的失望情绪的方法进行简要介绍。如果是团体治疗，第三步则是团体治疗的第一步，此次治疗大约持续 2 个小时。在团体治疗中，咨询师可以选一名来访者，从他的恐惧层次结构的中层挑选一个情景，让这名来访者与组内的另一名来访者进行角色扮演。

每一步治疗的具体内容

总的来说，每一步治疗都可以具体细分为：

- 监控来访者当下的心理状态。
- 设置治疗环节。
- 检查来访者的家庭任务。
- 讨论新的概念。
- 认知技能重塑。
- 行为技能训练。
- 对来访者在这次治疗中取得的进步以及仍存在的不足进行总结。
- 接收来访者的反馈。
- 为来访者安排家庭任务。

治疗前的准备

在正式开始治疗之前，咨询师需要：

1. 建立合作关系。
2. 对来访者进行初步评估。
3. 确立来访者的目标。
4. 激发来访者的动机，让来访者对治疗效果产生期待。
5. 帮助来访者建立恐惧层次结构。

建立合作性的咨询关系

来访者关于治疗的感知对咨询关系的建立至关重要。来访者感觉自己的问题是否被认真对待，是决定咨询关系和治疗效果的关键。只有让来访者感到自已被重视、被关心，感到咨询师正在用自身的专业知识真诚地帮助他们解决问题，他们才能敞开心扉，与咨询师建立积极的合作关系。在治疗的早期阶段，建立积极的合作关系对整个治疗过程很重要，因为前期确立的合作氛围给整个治疗过程定下了基调。

在进行社会交往时，害羞和社交焦虑症患者常常担心自己被他人审视、评估，担心他人会对自己作出负面的评价，担心自己会被拒绝，这种消极的情绪会蔓延到治疗当中。并且在治疗中，来访者的这种警觉意识会在与咨询师的互动中变得比平时更加敏锐。简单来讲，咨询师好像在和来访者进行一场力量拉锯战：一方面，来访者需要时间和空间表述自己，试探咨询师是否对他的问题感兴趣，试探咨询师是否具有同理心，以便决定是否要和咨询师建立互信合作的咨询关系；另一方面，咨询师需要维持来访者对治疗的兴趣和投入，保证治疗顺利平稳地推进。总体来讲，在治疗初期，咨询师既要耐心倾听，又要积极促进来访者表述，处理来访者抗拒改变和抵触恐惧情境的情绪。在耐心倾听和积极作为之间取得合理的平衡对咨询师来讲并非易事。因此，在治疗初期，建立积极的合作关系至关重要。

对来访者进行初步评估

在第一步的治疗中，咨询师要对来访者进行初步评估。通过初步评估，咨询师会清楚地了解和把握来访者目前的生活状况及社会支持情况。之后，咨询师要特别注意来访者的优缺点、消极人际交往事件以及早期的创伤经历。来访者的害羞和社交焦虑症常常与他们小学时与老师和同伴的消极相处经历有关。害羞和社交焦虑症患者最常见的发病时间为青少年早期。此外，在治疗中，咨询师还要关注来访者的家庭背景、疾病史、家族基因问题及其自身的生理状况，如来访者是否患有甲状腺，或药物和酒精问题史。

来访者自评量表

在初始评估中，来访者要完成自评量表——"社交日志"（Social Interation Log）（见第一步）。在整个治疗过程中，来访者都可以通过社交日志来掌控自己的消极观念。此外，在每一次治疗期间，来访者也可以填写"咨询环节间的害羞问卷"（Between-Sessions Shyness Questionnaire，以下简称害羞问卷）。这份问卷可以让来访者清楚地了解自己的消极情绪、退缩行为以及治疗过程中的社交焦虑体验。由于问卷测量的是来访者在前一步治疗过程中的体验，所以该问卷对咨询师评估治疗的效果也有很大的帮助。此外，通过浏览来访者的作答结果，咨询师可以清楚地看出来访者的哪些行为、观念和情绪还需要做出改变。在第二步的治疗中，我们会具体介绍该问卷的内容（见第二步）以及解释问卷条目和结果的方法。这份害羞问卷以及社交日志都可以在 http：//newharbinger. com/29163 上下载。

确立来访者的目标

在初始评估中，咨询师和来访者要共同确立整个治疗要达成的目标。一旦双方设立了这一目标，在整个治疗过程中，咨询师就需要不断帮助来访者评估目标的完成情况。在设立目标时，咨询师要确保目标涵盖了困扰来访者的所有问题。此外，目标的设定也要考虑来访者的动机需求。在治疗中，来访者表述的治疗目标通常很宽泛，例如，提高社交技能，获得更好的交流技巧，减少生理唤起，提高幸福体验，客观现实地认知自我，培养适应性的思维方式和归因方式，等等。而对咨询师而言，重要的是将来访者的这些宽泛目标具体化、细化。由于行为退缩、社交孤立的来访者常常会低估自己取得的进步，所以，治疗目标一定要具体、可测量。否则，尽管实现了一些目标，来访者还是会通过提高标准来否定自己已经取得的进步。因此，治疗目标必须能用清晰、具体的行为表现出来。此外，对于来访者来说，治疗目标应该处于最近发展区，目标必须是能够实现的，但又不会轻易可得，治疗目标对来访者来说要有一定的挑战性。虽然追求完美并不现实，但是，在害羞的来访者眼中，他人总是完美的。因此，咨询师一定要帮助来访者设立现实、可行的目标。

目标的设立要有一定的灵活性。目标应该随着治疗的推进而不断进行调整，这样目标就会逐渐完善，变得更加合理，治疗效果也会更加明显。如果来访者很快就掌握了基本技能，接下来，咨询师不妨给来访者设定更具有挑战性的任务。

有时，在治疗中来访者也会发现，尽管他们很内向，但和两三个朋友在一起就会很开心。对此，咨询师就没有必要强迫来访者改变自己的行为，变得很爱交际。有时，一些来访者在治疗中收获到了积极的治疗成果，接下来，咨询师不妨提升整体的治疗目标。

激发来访者的期待

在治疗初始，如果来访者能够明白，他们在治疗和练习过程中掌握的社交技能够迁移到真实的社交情景中，并且这些技能能够有效地帮助他们适应社会，那么，他们就会对治疗产生积极的期待。而这种期待就会调动他们的参与感，让他们更投入、更积极地参与到治疗和练习中。研究表明，一周完成 3~4 次练习能够有效地帮助来访者减少社交回避行为和消极的负性情绪，同时，如果来访者知道这一研究结果，他们对治疗效果的期待就会显著改善治疗效果。要想维持健康的身体状态，每天坚持不同强度的锻炼很重要。同样，要想达到积极的社会适应状态，来访者就必须进入令他们害怕的情景，练习新的行为，应对消极观念。再比如，在网球这种技巧性很强的体育运动中，如果只在课上练习，运动员技能的提升和取得的进步势必是缓慢且有限的，而只有平时也坚持不懈地练习，网球运动员的技巧才会取得实质上的进步。这个道理对于治疗害羞与社交焦虑症患者来说也是一样。

帮助来访者对恐惧情境建立起恐惧层次结构

咨询师需要帮助来访者建立恐惧情景的层次结构，这一结构包括 10 个情景（见第二步）。这些情景需来访者自我报告，引发的恐惧程度要涵盖很广的范围，既要包括稍稍引发来访者的轻度恐惧情绪且来访者自己就能应对的情景，又要包括让来访者感到极度恐惧和焦虑的情景。引发最少焦虑和最多焦虑的情景要作为恐惧层次结构的极值锚定在两端（0~100），其余情景分布在其间。接下来，咨询师要让来访者描述每个情景，按照来访者的描述，对相应的情景进行修正和调整。为了节省时间，也可以让来访者在家完成所有的描述，在下次治疗时再帮助来访者完成这一恐惧层次结构。此外，需要咨询师注意的是，来访者的恐惧层次结构并不是一经确立下来就不变了，而是要随着治疗的推进不断作出调整。在正式的暴露疗法中，咨询师一般要从恐惧层次结构的中层选择情景让来访者进行角色扮演。治疗的时间不允许咨询师从结构的底部开始，让来访者在每个情景都进行角色扮演。

评估治疗进展情况

在评估治疗进展情况时，咨询师可以用害羞问卷。该问卷可以帮助咨询师了解来访者消极情绪和回避行为的减少情况，以及来访者自我表达和社交自信的提升情况。此外，咨询师也可以根据来访者每周家庭任务的完成情况及自我报告的焦虑水平来了解来访者在治疗中取得的进展。来访者记录在社交日志中的负性自动化观念反映了来访者在社交活动中思维方式的转变，这些信息也可以为咨询师评估来访者提供参考。在治疗进行到第八步和第九步，也就是治疗要结束时，咨询师要和来访者一同回顾最初设定的目标，讨论来访者取得的进步。目标回顾能够帮助咨询师和来访者确定哪些行为能够有效地推进目标的完成，同时也能够让咨询师和来访者及时调整不切实际的目标。

第一步　初步评估

在第一步中，将对治疗的初步评估环节作总体的介绍。不论是进行个体治疗还是团体治疗，初步评估都是必不可缺少的环节。

初步评估的目的

在初步评估中，咨询师要和来访者建立友好恰当的咨询关系，对来访者的心理状况进行初步的诊断，获得对来访者的总体印象。在这一步中，咨询师还要向来访者解释社会适应模型，以及这一模型对治疗来访者病症的有效性。此外，还要在评估的过程中和来访者进行交流互动，讨论治疗方案。

建立友好恰当的咨询关系

要和来访者建立友好恰当的咨询关系，咨询师必须发自内心地关心来访者的病症，以同理心对待来访者的处境，感同身受，向来访者传达自己对他们困境的理解。对于咨询师来说，有必要让来访者了解，在咨询师眼中，来访者为应对自己的问题和负面经历所做出的努力和付出是值得肯定的。并让来访者知道，不断进行训练以达到社会适应是正常生活的一部分，不论是其他人，还是咨询师，也都必须坚持训练才能保证自己的良好社会适应状态。告诉来访者，在治疗过程中欢迎他们任何形式、任何内容的反馈，这些反馈不仅能够帮助来访者，同样也能帮助咨询师提高自身的社会适应状态。咨询师要清楚，在治疗中对待来访者的态度越平等，向来访者解释社会适应模型的过程就越容易，得到来访者接受的可能性也就越大。平等的态度也会让来访者明白，他们在治疗过程中是合作者的角色，对治疗方案的设计和执行也同样承担着责任。

随着治疗过程的不断推进，咨询师要不断向来访者指明他们所做的努力。由于来访者总是关注自身的问题和缺陷，对自己的优点和能力视而不见，因此，向来访者指出他们的正确行为，对他们给予肯定就显得十分必要。如果在实际治疗中，来访者存在这种无视自己优点的问题，咨询师指出他们的优点，让他们意识到自己的能力，这能够提升他们的自信心，促进他们把能力迁移到不同的情境中。其实，在临床实践中，我发现当来访者从自我批判、自我否定的窠臼中跳脱出来后，他们的表现是十分出色的。从第一次会面开始，咨询师就要调动来访者积极参与。在治疗中，来访者常常认为自己被动地接受咨询师的治疗，相信咨询师能够治愈他们。而一旦他们明白自己积极投入治疗的动机，以及对治疗结果的积极期待才是整个治疗的驱动力，是决定整个治疗成败的关键后，他们的积极性就会得到极大的激发，整个治疗过程也就变得容易得多。因此在正式治疗开始之前，咨询师就应该向来访者说明，他们的积极投入是影响治疗结果的至关因素。

在治疗过程中，面对咨询师，害羞的来访者常常表现出退缩行为。对此，咨询师要及时向来访者传达自己对他们的期许。在最开始，咨询师就要让来访者作出承诺，确定他们是否要积极投入到治疗当中。也许，咨询师是让这些害羞的来访者作如此正式、严肃承诺的第一人。

初步评估：问卷调查和数据分析

咨询师要告诉来访者，他们需要在正式治疗开始之前提前15分钟到，以完成"亨德森 – 津巴多害羞问卷"（Henderson-Zimbardo Shyness Questionnaire，ShyQ）以及"评估他人量表"（Estimations of Others Scale，EOS）。亨德森 – 津巴多害羞问卷能够帮助咨询师了解来访者的病症，也能够让来访者明白在患有害羞和社交焦虑症的总体人群中，自己所处的位置。一直以来，整个社会对社交焦虑的认识不足，使得一些来访者担心被误解或自己的问题被忽视。在了解到害羞和社交焦虑是一个长期累积下来的慢性问题时，多年来压在来访者心头的重负也会卸下来，他们会感到轻松很多。

研究表明亨德森－津巴多害羞问卷有很好的信效度。该问卷共计 35 道题，只需几分钟就能完成。通过和一般及患有同样病症的常模进行比较，该问卷能够对来访者的害羞和社交焦虑状况作出客观的评定。该问卷采用 5 点量表计分，从 1 代表"完全不符合"到 5 代表"完全符合"。对 6 个样本施测该问卷，得到的平均克隆巴赫 α 系数为 0.92。常模包括正常的大学生样本和害羞人群样本。大学生样本的平均得分为 2.6（标准差 SD=0.6），害羞样本的平均得分为 3.6（SD=0.6）。对社交焦虑症，该问卷的临床诊断标准为 3.5（在治疗结束后，来访者需要再次填写该问卷。通过前后测度结果的对比，咨询师和来访者能够清楚地了解，来访者在治疗中取得的进步及适应不良的思维方式和回避行为的减少情况。在治疗中，咨询师可以告诉来访者该问卷的常模和他们的前后测试得分）。完成该问卷的程序很简单，所以咨询师只要让来访者按照指导语填写，遇到不懂的问题提问就可以了。在计算来访者的得分时，咨询师要注意第 10 题、29 题、30 题和 35 题需要反向计分。问卷的平均得分是来访者的害羞系数，而整体得分的反向计分为社会适应系数。具体的问卷内容参见下页（亨德森－津巴多害羞问卷也可以在 http：//www.newharbiger.com/29613 上下载）。

亨德森 - 津巴多害羞问卷

请阅读以下35个描述，思考这些描述在多大程度上否符合你的特质，并在_____填上相应的数字。

1= 完全不符合
2= 有些符合
3= 一般符合
4= 非常符合
5= 完全符合

1._____ 在与他人的交往中，我总是担心自己看起来很愚蠢。

2._____ 在与他人的交往中，我总感到没有安全感。

3._____ 在与他人的交往中，他人总是比我表现得更轻松、自在。

4._____ 在与他人交往中，如果被拒绝，一定是因为我表现得不好。

5._____ 在与他人的交往中，我很难和他人谈得来。

6._____ 大部分时间里，我总是感到十分孤独。

7._____ 虽然表面上过得去，但是我在心里对他人总是很挑剔。

8._____ 即便是不合理的要求，我也很难拒绝。

9._____ 在共同合作中，因为不懂拒绝，我做的事情总是超出既定任务。

10._____ 我认为向别人提出要求很容易。

11._____ 我不会让别人知道我很失落、难过。

12._____ 我发现约别人出去很难。

13._____ 我发现向他人表达自己的真实想法很难。

14._____ 我经常怀疑他人对我的用意。

15._____ 我常常对别人的要求感到不耐烦。

16._____ 在小组讨论时，我常常想躲在一边默默观察，而不愿参与讨论。

17._____ 由于担心被他人拒绝或被忽视，我总是很难融入到社交情景中。

18._____ 我担心自己会成为别人的负担。

19._____ 当被问到私人问题时，我常常感到紧张、焦虑。

20._____ 我不介意被他人利用。

21._____ 当我感到他人对我很消极时，我会觉得一定是我做了什么错事。

22._____ 我常常思考在特定情景中应该如何表现，并按此行动。

23._____ 如果我看起来和他人不一样，我会感到尴尬。

24._____ 我对自己感到失望。

25._____ 如果事情没有按既定的计划进行，我会自责。

26._____ 在与他人的交往中，我常常感到羞愧难当，十分难为情。

27._____ 我常常能感受到自己的想法，虽然我不知道它们是怎样产生的。

28._____ 我很在意他人是否肯定我。

29._____ 在社会交往中，我常常会积极主动地认识更多的人。

30._____ 如果有人对我苛刻、挑剔，我想他们一定遇到了不愉快的事情。

31._____ 人们越了解我，就越会在背后说我的坏话。

32._____ 我觉得取悦于他人很重要。

33._____ 如果人们知道有人在社交时感到焦虑，他们一定很鄙夷这种人，并由此产生优越感。

34._____ 与他人交谈后，我常常会反思自己的行为和表现。

35._____ 我对自己的社会支持状况感到满意。

评估他人量表考察的是人们对他人的直觉反应。来访者需要对 12 道题在 7 点量表上进行评分，从 1 代表"完全不符合"，4 代表"一般符合"，一直到 7 代表"完全符合"。该量表的 α 系数的范围为 0.89~0.91。大学生样本的平均得分为 2.4（SD=1.4），社交焦虑症患者的平均得分为 4.6（SD=1.2）。该量表的得分与愤恨、羞耻和害羞情绪呈显著正相关，在该量表得分高的被试往往倾向于指责他人。根据"明尼苏达多方面个性一览表"（Minnesota Multiphasic Personality Inventory，MMPI）的结果，对于那些在评估他人量表得分高的来访者来说，他们的心理状况已经影响到了他们的工作。这主要是因为在工作中通常是需要合作的，而合作又需要个体信任他人、有合作意识和合作精神，而这些正是社交焦虑症患者所欠缺的。社交焦虑症患者对他人的消极观念和消极思想让他们无法信任他人，因此，他们就很难和他人建立亲密的人际关系。对于在这个量表上得分高的来访者，咨询师需要特别注意他们的消极攻击倾向，着手解决他们对待他人的苛刻态度。此外，有研究发现，对于高中生被试来说，指责他人的倾向是视角转换的有效预测变量，即指责他人的倾向越高，视角转换、换位思考的能力就越差。但研究并没有发现自责和同理心之间存在交互作用。

对来访者施测评估他人量表，对整个治疗过程有很大的帮助。在了解自己的问卷调查结果后，来访者才知道自己是否对他人存在消极的自动化观念。他们才确信自己夸大了他人吹毛求疵、责难苛刻的程度。此外，如果咨询师怀疑来访者的童年经历对他们的害羞和焦虑症状造成了影响，那么，一定要仔细查看评估他人量表上相关的条目，并肯定来访者，还要告诉他们，他们的反应是可以理解的。下一页介绍的是评估他人量表的 12 个条目，咨询师可以根据自己对来访者的观察，仔细查看来访者对这些条目的反应，帮助来访者确定他们是否存在这些消极的自动化观念（该问卷的电子版可以在 http：//newharbinger. com/29613 上下载）。

评估他人量表

　　阅读以下 12 个描述，思考它们在多大程度上符合你的情况，请在 7 点量表上（1 代表"完全不"，4 代表"一般"，7 代表"非常符合"）进行评判。

1._____ 如果我向别人吐露太多心声，他们就会伤害我，在背后说我坏话。
2._____ 人们总是嘲笑我，拿我寻开心。
3._____ 人们对我的态度很冷漠，不想了解我。
4._____ 如果人们知道我的焦虑不安，他们一定很鄙视我。
5._____ 如果别人居于我之上，他们一定会利用我、欺负我。
6._____ 我不会让别人对我有太多了解，因为他们总是滥用我的信息。
7._____ 如果我不处处小心、谨慎行事，人们就会利用我。
8._____ 人们不关心我的问题。
9._____ 如果和别人交往频繁，我一定会伤害他们，最后他们也会拒绝我。
10._____ 我觉得不舒服的事情和情景，他人总不认同。
11._____ 我的不适会让他人产生一种优越感。
12._____ 人们并不关心我。

设置治疗环节

在首次治疗时，咨询师就要告诉来访者，治疗需要合作，需要咨询师和来访者一起努力，共同找出导致其害羞、焦虑的原因。在治疗过程中，来访者要和咨询师一起设置社会适应训练目标，执行社会适应训练计划。就身体锻炼而言，通常来讲，在开始锻炼之前，教练首先要测量学员的一些生理指标的基线水平。同样，在社会适应训练之前，咨询师也要对来访者进行初步评估，以获取来访者心理状况的基线信息。这些基线信息不仅能够让咨询师对来访者的情况有更清楚的了解和把握，而且根据这些信息，咨询师还能够对整个治疗过程、治疗目标的设置、治疗中的辅导策略有整体的把握和调控。调动来访者的积极性，让来访者积极参与设置治疗环节，有助于来访者了解整体治疗框架、治疗重点和治疗进程，也能进一步让来访者感受到咨询师对其问题的关心和投入，进而在更大程度上调动来访者的主动性和参与感。

继续初步评估

接下来，咨询师要总结来访者在享德森－津巴多害羞问卷和评估他人量表上的得分情况，告诉来访者他们在这两个测验上的表现，以及普通人和害羞者的常模信息，以使来访者对自己的情况有充分的了解。之后，便可以开始对来访者进行评估了。首先，咨询师可以从诱发来访者焦虑的事件和情景开始询问。在这个环节中，不要限制来访者，而是让他们自然地回答和反应。咨询师要向来访者传达自己对他们的尊重和关心，让来访者知道，在咨询师的心中，他们不是病人，而是真正意义上的人，咨询师对他们的处境有充分的理解。在治疗中，咨询师也要让来访者清楚，初步评估这个环节十分重要。初步评估能够帮助咨询师了解来访者的需求，尽量按照来访者的需求制订治疗方案，并按照现实情况不断对治疗方案进行调整，帮助来访者实现治疗目标。如果来访者偏离了治疗主题，咨询师也不要急于打断，而是要耐心倾听，因为来访者可能从来没有机会向别人吐露这些心事，这在治疗刚开始时尤为重要。在初步评估阶段，让来访者感到被接纳、咨询师对他们的经历感兴趣是最重要的。如果来访者在治疗中偏离得太远，咨询师可以作出温和的提示，让来访者重新聚焦到让他们感到不安、焦虑的情景上。对主动寻求咨询帮助的来访者来说，咨询师对他们问题的关心和接纳能够帮助他们沿着既定的轨道，有序地坚持治疗。

治疗中的访谈能够让那些极度退缩的来访者感到放松，因为访谈的问题都很简单，三言两语就可作答，不需要作过多论述，咨询师可以主导整个访谈。在初步评估之后，咨询师开始关注治疗过程中具体的、可测的目标。在来访者开始自我监控后，咨询师开始尝试了解来访者对整个治疗过程的期待。在临床实践中，我们发现，来访者的首要目标常常隐含在他们的抱怨中（如"我太紧张了，不敢在会议上发言"、"我不敢接近那些我喜欢的人"、"在和陌生人交谈时，我经常感到焦虑，因为我不能集中注意力，常常心不在焉"）。而其他目标也可以通过咨询师的诱导问题提出来，例如，咨询师可以问来访者"你觉得我可以在哪方面帮助到你？"或是"你觉得我们要一同达成什么样的目标？"

来访者的目标常常是模糊的、抽象的（如"我希望在与他人交往时，自己不要那么紧张焦虑，可以轻松自在些"）。在进行访谈时，咨询师可以首先在心中将预定的目标操作化。之后，在与来访者的交流中，咨询师可以帮助来访者将这些目标大声说出来。治疗目标一定要具体、可测，并且双方都要同意、认可这些目标。对于社交焦虑症患者，具体、可测、便于操作的目标尤为重要，因为来访者倾向于忽视甚至否定治疗成果。具体、可测的目标的例子如下：

- 在高度焦虑的情景中，来访者的 SUDS 平均得分能够下降 20~30 分。
- 在问题情景中，来访者的消极观念减少，能够更有效地应对自身的消极观念。
- 来访者能够享受与他人交往的过程，积极情绪明显增加。
- 表现出新的积极行为，如在会议上发言或参与一些社交活动。

在治疗之初，来访者的治疗目标通常都是理想化的。在将目标具体化、现实化，变得可以实现之前，来访者也可以对咨询师有充分的了解。初步评估不仅对诊断有益，还可以加深来访者对咨询师的信任。因此，建立具体、现实、可操作的目标对来访者来说是促进社会适应的一个重要环节，而并非咨询师质疑他们的能力、认为他们不能实现长期目标的表现。

下面是一些治疗访谈的问题及答案样例：

- **目前的心理状况和症状**

  是什么原因促使你寻求治疗？

来访者做出寻求治疗的决定常常是受到一些具体事情的诱发，例如，失业，社交孤立，刚和他人开始交往就遇到了麻烦，收到老板或同事的负面反馈，家人对来访者的长期孤立感到心灰意冷，等等。

  哪些特定情景让你感觉最不舒服？哪些社交情景让你觉得应对自如、舒适轻松？

  你能告诉我你最近过得怎么样吗？

  你知道为什么自己会存在这些问题吗？

来访者对症状的解释能够帮助咨询师建立有效的治疗框架。

- **病史**

  你能想起第一次使你感到害羞和焦虑的社交情景吗？（如果可以，咨询师就接着问下一个问题）是什么时候？当时发生了什么事情？

  从那时起，你感受过比第一次更多／更少的焦虑吗？

  在上学前你感受过害羞和焦虑吗？小学、初高中的时候呢？

之后，询问来访者的家庭史。这有助于帮助咨询师确定来访者是否存在孤立、情感疏远以及情绪不稳定家庭史，进而能够让咨询师判断来访者的焦虑症状是否和自身创伤经验有关，判断来访者是否需要进行更多的亲密行为练习。

  你能给我讲一讲你的成长经历吗？

  你的家人有过害羞和社交焦虑症状吗？

  根据你的观察，你的父母和兄弟姐妹与他人的交流状况是怎样的？

  你的家人有过精神病病史吗？

● **患病就医史**

你现在是否还在接受其他专业心理人员的治疗？

你过去看过心理医生、接受过专业心理咨询吗？如果有，是什么时候？

它帮助你解决了哪些心理问题？你接受的是哪种心理治疗？治疗结束后，你的问题解决了吗？在治疗过程中，遇到过什么困难吗？

你现在正在接受药物治疗吗？你曾经患过重大疾病吗？

由于害羞和社会焦虑症状与个体身体健康状况关系密切，如甲状腺功能失调就会影响个体的焦虑水平。所以，如果来访者在过去一年内没有进行过体检，建议他先去体检，以便更好地了解他的身体健康状况。

你现在在服用药物吗？如果正在服用，这些药物都是治疗哪些病症的？用药的剂量如何？你服用过抗焦虑的药物吗？如果服用过，是哪些药物？它们的疗效如何？

如果来访者正在服用抗抑郁药物，咨询师要和来访者讨论药物治疗和心理治疗的关系，确保来访者能够将自己在治疗中取得的进步归功于自己的努力，而不是药物作用的结果。如果在治疗过程中，来访者继续服用药物，那么治疗中的认知重塑环节和新行为训练要一直持续到来访者停药为止。否则，来访者出现退行行为、旧病复发的几率就会大大增加。

正如前文所述，服用抗抑郁药物对来访者的病症解决并没有任何助益，反而会起到相反的作用，尤其是当来访者不服用抗抑郁药物就不愿进入恐惧情景进行练习时，反作用更大。总体来讲，抗抑郁药物会让来访者变得更加消极、被动，进而接收到他人的反馈也是负性的。在治疗过程中必须让来访者明白，除非他们逐步摆脱对抗抑郁药物的依赖，并且逐渐积极投入到恐惧情景的练习中，否则治疗进程势必是缓慢的，在治疗中取得的进步也是有限的。治疗的目的就是让来访者学会管理自己的社交焦虑，就像体育训练的目的是让运动员能够在比赛前管理好自己的生理唤起一样。

通常来讲，害羞和社交焦虑的来访者总是对他人抱有不切实际的理想化观念，例如，认为他人很完美，与人交往对他们来讲轻松自如。而研究表明，那些没有患害羞和社交焦虑症的人，在一些挑战性的社交情景中，也常常会感受到同样的生理症状，而这些症状的严重程度并不亚于害羞患者。咨询师要做的就是处理和应对社交焦虑症患者的不切实际的观念。

相似病症的区分和诊断

在治疗中，咨询师要区分与社交焦虑症相似的心理病症。首先，要排除惊恐症、广场恐怖症以及没有惊恐症状的广场恐怖症。

- 是那些突如其来的恐惧和担心使你回避社交场景吗？负性的情绪感受是造成你在社交场景中感到不舒服的原因吗？除了社交情景外，你在其他情景中会出现类似的惊恐发作吗？
- 没有他人在场、没有他人评价和审视的情况下，你还会表现出退缩行为、感受到极强的焦虑吗？当你自己在家或独自一人在外的时候，你会感到害怕或惊恐发作吗？乘坐电梯、在桥上步行，或者乘坐公交车、汽车、火车、飞机的时候呢？在与人交往时，如果有人陪伴你，你会感觉舒服些吗？

如果来访者对以上问题的回答是肯定的。那么，咨询师就可以判断来访者的病症为惊恐症或广场恐怖症，而不是社交焦虑症。

其次，排除一般性的焦虑症和特定恐怖症。咨询师可以询问来访者下列问题：

- 在日常生活中你也经常感到焦虑吗？即便不在社交情景中，或者不与他人交往时，你也时常感到焦虑吗？
- 你的害羞和焦虑症状只出现在几个特殊的情景中吗？例如，害怕抽血、害怕看医生，或者害怕拔牙等。

如果来访者对上述任意一个问题的回答是肯定的，那么来访者应该被诊断为一般性的焦虑症或特殊情景恐怖症。很多社交焦虑症患者都满足一般性焦虑症的标准，焦虑是两种病症患者的通病，因此，应对这两种心理病症中负性观念的方法也是相通的。

判断来访者是否患有回避型人格障碍，咨询师要问来访者：

- （1）由于担心被他人批评、否定或拒绝，你是否尽量避免与他人的交流互动？（2）在确定被他人喜欢、认可前，你是否不会放心地与他人交流？（3）在与他人亲密交流时，你是否会因为担心被他人嘲笑而表现出退缩行为？（4）在与他人的交流过程中，你是否将所有的注意力都集中在担心自己被他人批评或拒绝上？（5）你是否由于担心自己并不完美而在交往中表现出退缩行为？（6）你是否认为自己的社交能力不佳，或者缺少个人魅力、低人一等？（7）出于对可能产生尴尬的担心，你是否不愿踏出第一步，去结交朋友，与他人发展友谊？

- （1）对于与他人建立亲密关系，包括亲密的家庭关系，你是否既不期待也不享受？（2）你是否经常选择独处？（3）你是否对与异性交往甚至结婚都不感兴趣？（4）是否大多数的活动都无法激起你的兴趣？（5）除父母、兄弟姐妹外，你是否缺少亲密伙伴的情感支持？（6）你是否不在意他人的表扬或关心？（7）你是否情感冷漠、内心孤立或不作任何情绪上的表达？

如果来访者对第一个系列（从第 1 个问题到第 7 个问题）问题中的 4 个及以上问题的回答是肯定的，并且出现中等程度的人格障碍长达 6 个月及以上，那么，咨询师就可以将该来访者诊断为回避型人格障碍。回忆一下我们前面讲述的内容，在引言中，我们介绍了害羞、社交焦虑症和回避型人格障碍在症状上有很多的交叉。事实上，《精神疾病诊断与统计手册》（第四版）（*The Diagnostic and Statistical Manual of Mental Disorders IV*，*DSM-IV*）也认为社交焦虑症和回避型人格障碍在病状上有很多的交叉，甚至在一些相同、相似的情景中，两个概念是可以互换的。如果你的来访者对第二个系列问题的回答都是肯定的，那么他可能患有精神分裂症，对此，咨询师需要仔细进行评估。

判断来访者是否患有依赖型人格障碍，咨询师需要询问来访者如下问题：

● （1）你是否需要大量征求他人的建议才能做决定？（2）你是否不敢对他人的观点提出异议，因为你担心这会失去他人的支持和肯定？（3）你是否不敢独自开始新的项目，因为你对自己的能力和判断缺乏信心？（4）你是否会竭力讨好他人，以寻求他人的帮助和支持，即便你不喜欢这样做？（5）独处的时候你是否会感到难过、无助，因为你担心自己无法照顾自己？（6）当一段友谊或恋爱关系结束时，你是否会即刻寻求另一段关系，以获得他人的关心和帮助？（7）当需要照顾自己时，你是否会感到担心害怕？（8）你是否让他人为你的重大生活事件做决定？

在上述 8 个问题中，如果来访者对 5 个及以上问题的回答是肯定的，那么，咨询师可以判定来访者患有依赖型人格障碍。

如果来访者的人格障碍或其他行为问题十分明显，咨询师要履行告知义务，让来访者知道他们存在这些问题，并且指出这些已有的问题很可能会对治疗产生负面影响。例如，如果来访者患有依赖型人格障碍，咨询师可以这样对来访者说：

> 我知道让你说出自己的想法很难，但是为了能够让此次治疗效果最大化，你需要告诉我你的真实想法，尤其是随着我们彼此了解的深入，我希望你能够向我袒露心声。在治疗过程中，我会选择一些特定的训练方法帮助你表达自己的想法，如果你能感受到自己的表达欲望，并且对表达方式持之以恒地练习，那么，在与他人的交往过程中，你的社交焦虑症状就会大大减轻。在交谈中我发现，对他人需求的重视、对自己需求的忽视，以及对他人否定和异议的无法容忍是造成你人际交往不顺畅的主要原因。如果在交往早期，你能努力摒弃这些错误观念，练习正确的行为方式，你会发现与他人进行长期的人际交往很容易。所以，放下心里的包袱和我一起练习吧，你会发现这些练习能够对你的社交活动产生积极的影响。

对有消极攻击行为的来访者，咨询师可以这样对来访者说：

> 我知道你的生活充满了挫败和沮丧，这甚至使你对他人充满了怨恨和

敌意，我也知道这些负性情绪极大地影响了你的生活。我理解，在现实社会中，你不能直接地表达自己的负性情绪，但是，通过一些技巧训练，能够让你积蓄已久的负性情绪以一种直接的、他人可以接受的方式表达出来。在治疗过程中，我想请你尤为注意一点。通常来讲，我难免会惹你生气，如果出现这种情况，请如实告诉我，不要回避或退缩。因为如果你不如实地表达自己的真实想法，只是片面地选择回避的话，我们的努力就会大打折扣，甚至会付之东流。所以，在治疗中，我常常会问你想怎么解决这个问题？如果你觉得和我见面私聊不合适的话，你可以给我打电话或写信。只有充分了解你，我才能帮助你合理地应对那些消极、负性的情绪。

如果咨询师和来访者没能对治疗中的上述议题达成一致意见，整个治疗过程将很难推进，治疗效果也可能不理想。在治疗过程中，咨询师必须和来访者建立友好、平等的咨询关系，这样才能帮助来访者在治疗过程中轻松自如地应对和表达他们经常在社交中感受到的焦虑和质疑。

最后，判断来访者是否患有社交焦虑症，咨询师还要注意来访者的痛苦和心理损伤的情况。DSM-IV 认为"除非焦虑和回避行为给来访者带来了严重的临床意义上的损伤和痛苦，否则，在社会情景中与陌生人打交道时，来访者感受到的焦虑、怯场以及害羞（一般意义上的）都不应该被诊断为社交焦虑症"。《精神疾病诊断与统计手册》第五版（DSM-5）的标准也相似。并且 DSM-5 强调只有症状持续 6 个月以上时，咨询师才能做出明确的诊断。此外，DSM-5 采用的表述是"对威胁的反应超出正常水平"，而不是 DSM-IV 中的"过分、不合理的反应"。此外，DSM-5 将就医情景中的害怕情绪和回避行为也囊括在社交焦虑症的诊断范围内。

筛选问题

下面是咨询师需要向来访者了解的一些问题，通过对这些问题的思考和关键因素的评判，咨询师可以判断来访者是否患有害羞和社交焦虑症，以及是否适合本书介绍的疗法。

- 你最近感到情绪低落或抑郁吗？如果有，这种状态有持续2周以上吗？你的饮食和睡眠习惯最近有没有发生变化？你最近有没有感到无助、愧疚、没有价值感？你有过自杀的想法吗？你曾尝试过自杀吗？如果有，是什么时候，用什么方式？那时困扰你的是什么？最近你有自杀的想法吗？你制订过自杀的计划吗？

如果来访者对这些问题的回答都是肯定的。那么，咨询师就需要更加认真、审慎地评估来访者的抑郁症状。咨询师要思考在对来访者进行治疗之前，是否要先处理来访者的抑郁症状。如果来访者在治疗中还有很强的自杀倾向，咨询师一定要进行干预，甚至考虑让来访者入院接受治疗。

- 你的家人曾互相攻击、互相伤害吗？你是否曾担心家人会攻击你、伤害你？你是否曾故意伤害过自己？

如果来访者对上述任一问题的答案是肯定的，咨询师就要评估是否需要对来访者进干预治疗。并且在进行社交焦虑症治疗之前，咨询师最好评估一下来访者是否患有创伤后应激障碍和边缘型人格障碍。

- 你是否曾因为极度紧张或某些精神障碍而入院接受治疗？如果有，是什么时候，因为什么入院接受治疗？

在正式治疗开始之前，咨询师要评估社交焦虑症患者的入院治疗经历，尤其是近期的入院治疗经历，以判断来访者是否适合暴露疗法治疗。

- 你现在是否有酒精或药物依赖？通常来讲，你一周喝多少酒？你喝酒是为了改善消极的情绪状态吗？你喝酒是为了减轻社交焦虑吗？你很难或你认为自己很难立刻戒酒吗？你是否需要喝很多的酒才能达到理想的状态？你喝酒是否遭到了家人和朋友的反对？你喝酒是否已经超过了法律允许的范围？
- 你在服用药物吗？你是否通过服用药物来改善自己的情绪状态？如果是，你服用的是哪种药物？在过去的一个月里，你服用药物的频次是多少？

● 你一天中摄入的咖啡因是多少？包括咖啡、茶、可乐、含咖啡因的片剂以及镇痛剂，如伊克赛锭（Excedrin）。

尽管大多数社交焦虑症患者可能有药物依赖问题，但是在害羞诊所的临床实践中我们发现，我们接诊的社交焦虑症患者的药物依赖率很低。在我们接待过的来访者中，虽然有一些患者用饮酒或服用大麻的方式来降低自己在社交中的焦虑，但是他们服用的剂量都很少。在暴露疗法的治疗中，我们也发现，服用大麻的来访者缺乏忍受不适的动机，当他们感到不适时，第一时间就将注意力转移到了药物上，而不是依靠自身能力来处理这些不适。因此，在治疗中，咨询师有必要告诉来访者，在暴露疗法中，如果来访者依然服用大麻类的药物或仍对酒精存在依赖，那么，他们是不会从脱敏过程中获益的，也不会掌握应对社交焦虑的方法。如果咨询师担心要求来访者戒酒或立刻停止服用药物会降低来访者投入治疗的积极性，使来访者不敢进入社交情景，不妨让来访者先尝试在社交情景中不再饮酒或服用药物。咨询师要记住，如果来访者因为不能戒酒或不能摆脱药物依赖而在治疗中毫无实质上的进步，那么整个治疗过程对他们来说是没有意义的、不公平的。有效的治疗需要冷静、克制，如果来访者做不到这一点，如果他们不能放弃对酒精或药物的依赖，整个治疗也是毫无效果和意义可言的。

在正式治疗开始之前，如果发现来访者存在酒精或药物依赖问题，咨询师可以寻求药物依赖咨询师的帮助。此外，咖啡因的问题也是需要咨询师重视的问题。在很多时候，来访者并没有意识到咖啡因也会加重自己的社交焦虑症状。因此，在治疗开始之前，咨询师要详细了解来访者咖啡因的摄入情况，判断他们是否存在咖啡因摄入过量的问题。

告诉来访者结论

在访谈结束后，咨询师要把访谈结论告诉来访者。例如，咨询师可以告诉来访者，访谈结果显示害羞和社交焦虑症是否是他们当下要面对的主要问题，来访者此时接受治疗是否合适，等等。如果咨询师觉得来访者现阶段接受治疗不太合适（比如，来访者的首要问题不是社交焦虑症，或伴随有其他病症，或有药物依赖问题，这些状况使他们不适合马上接受治疗），那一定要告知来访者，并向他解释其中的原因。如果判定来访者不适合马上接受治疗，咨询师可以帮助来访者首先解决当下的这些问题，如推荐来访者去寻求其他专业人士的帮助。在解决了这些问题之后，再为来访者提供一份针对害羞和社交焦虑症的治疗方案。

若访谈结果让咨询师认定，来访者正在经受害羞和社交焦虑问题的困扰，社交焦虑症是来访者的首要问题，并且来访者目前的状况适合接受治疗，咨询师也要即刻将此结论告知来访者。咨询师的及时告知能帮助来访者意识到自身的问题，并让他们对治疗抱有积极的期待。咨询师可以对来访者说："根据你的问卷调查结果以及我们的讨论，我认为你可以开始接受社交焦虑症的治疗了。"

对于那些有明确不适应观念、对自己的问题存在错误认知或不相信治疗能改善状况的来访者，咨询师要和他们讨论他们的这些不适应观念，努力改变他们的不合理的假设和期待，帮助他们构建一个更合理、更有适应意义的思维框架。例如，对于那些认为社交焦虑是遗传的来访者，咨询师可以先质疑他们的观点，再进一步了解来访者的这种观念是否会影响他们在治疗过程中的努力和投入。咨询师可以告诉他们，尽管在小部分人群中，许多先天性自主行为可能对人们的害羞和社交焦虑有很大的影响；但是，在大多数情况下，人们对社交情景的消极评估和反应是有意识的。人们的行为反应大多是后天学到的，当然，也可以通过后天努力来消除。咨询师要让来访者明白：遗传因素是否会对社交焦虑产生影响，以及就算有影响其影响程度究竟有多大，科学界目前尚无定论。但是，可以明确的是，研究表明那些主动、积极去改变自己不适应行为和观念的人，那些坚持社会适应练习的人都极大地提高了自己的社交技能，并且从自己的练习和付出中获益。

还有一些来访者，可能会将所有的不适应归咎于他们的身体疾病或不适状态。例如，有的来访者将他们的社交不适归结于他们身体不适或不聪明。咨询师告诉这样的来访者，任何人不论他的能力有多强或头脑有多聪明，在经历消极生活事件后，都有可能出现社会不适应现象。咨询师要向来访者指出他们在治疗中的投入和努力，告诉他们这种投入和努力恰恰说明了他们有能力做出积极的改变。一旦来访者能够理性、现实地意识到自身潜在的问题，并能积极地正视这些问题，他们就能取得真正的进步。咨询师也可以向来访者解释整个过程，以及这个过程能带来积极效果的原因。

治疗建议及第一步小结

在完成访谈后，咨询师要告诉来访者结论，并向来访者解释他之所以适合接受社交焦虑治疗的原因，然后向来访者全面地概述即将展开的整个治疗过程，包括每一步治疗的具体操作内容，以及这些操作内容之所以有效的原因。咨询师要激发来访者的积极预期，让来访者对在治疗中可能遇到的困难及其解决都有充分的思想准备，给予来访者安全感，让来访者对更加理想的社会适应状态产生积极的预期，激发来访者对治疗的投入和期待，进而提高治疗效果。

在小结环节中，咨询师可以从以下几方面进行简要、全面、有组织、有结构的总结：

- 向来访者说明，对于他是怎样的一个人、他的自我意识、困扰他的问题的核心以及他的过往经验，你都有了清楚的了解和掌握。
- 简要向来访者说明，治疗所要解决的问题的本质。
- 明确告知来访者，你理解他们对自身问题的看法和感知。
- 简要和来访者讨论，他应该从你们之间的交流互动中获得哪些改善。通常来讲，来访者和咨询师的交流互动应该能够帮助来访者简要理解自己的病症。如前文所述，在讨论环节，咨询师至少要向来访者解释应对不适应观念的方法。
- 告知来访者你在评估和访谈过程中得到的结论。这些结论应该包括来访者此时是否适合接受治疗，以及你得出这种结论的原因。
- 简要向来访者介绍整个治疗计划的主要内容，包括初步评估以及初步评估的目的，针对来访者的恐惧情景建立一个有层次的结构，识别和应对来访者的负性自动化观念和不适应的归因方式。告诉来访者脱敏和社交技能练习能够帮助他们恢复对社交情景的掌控感，角色扮演和暴露疗法能够帮助他们快速进入曾让他们感到恐惧的情景。咨询师还可以和来访者讨论在整个治疗过程中来访者的任务，以及技能掌握和练习环节，简单向来访者介绍他们需要在这个过程中掌握的新技能。此外，咨询师可以向来访者推荐两本关于社交技能训练的佳作——《5分钟和陌生人成为朋友》（*How to Start a Conversation and Make Friends*）和《交往的艺术》（*Reaching Out*）。最后，对每一步的结构做一个总体的概括，让来访者对整个治疗有框架性的了解和认知。如果是团体治疗，整体的步骤设置和个体治疗是一样的，只不过在第一步后，对于每一步要进行的暴露疗法，团体治疗都要进行两次。如果来访者还希望进行社交技能训练，咨询师就要对社交技能训练环节作简要说明和介绍。

除上述内容外，咨询师还要和来访者讨论并确定治疗目标，咨询师要保证来访者对治疗结果有合理、积极的期待。此外，还要确定来访者对整个疗程的时间有合理的估计，并且告诉来访者如果他们需要，治疗还可以加入后续练习和巩固环节。如果在评估过程中，咨询师认为来访者在治疗过程中还要接受精神药理方面的治疗，要向来访者说明其中的原因，并且确保这样的建议是合适、妥当的。如果咨询师认为，自己还需要对一些关键问题进行进一步评估和分析才能给出具体的治疗建议，就要向来访者解释这些问题之所以关键的原因，告诉来访者自己还需要哪些信息才能得出结论，以及搜集信息进行评估的具体时间安排。

对于治疗建议和第一步小结，咨询师与来访者沟通的具体例子如下（假设情景）：

> 接下来，我先向你介绍一下目前的进展情况，告诉你我在评估过程中得到的初步结论。之后，我会和你商定恰当有效的治疗方式，在此过程中，如果你有任何想法或期待，请直接告诉我。在我们的交流中，我发现，就像你自己说的那样，你的害羞和社交焦虑症状源自你早期的童年经验。而现在你走到了人生的关键点，你想在职业上谋求更好的发展，而那些自童年积攒下来的社交焦虑成为你成长道路上的障碍，对你造成了困扰。因此，

你希望解决这一问题。你告诉我说你在一对一的以及与熟悉的人交流中没有任何问题，但是在会议上或在一群人面前讲话时，你就会感到焦虑不已。

你谈到你对自己的害羞和焦虑感到内疚，你认为社交焦虑是你的一个缺点。我们也达成了共识，都认为你对自己有时过于苛刻，而这些是你从以往一些特定的情景和经历（如你的父母并没有给你树立一个善于社交、适应社会的榜样）中习得的。你也认可我所说的——你很敏感。在上小学时，你曾被同学戏弄、取笑，你的害羞并不是天生的，而是后天习得的。因此，我认为你的不适应思维方式和消极回避行为是可以减少的。我相信，通过训练你能够恢复到合理的适应水平，能够轻松自如地与他人交往，在改变不适应的思维方式之后，你的害羞和社交焦虑症状也会显著地减少。

你在正式开始之前填写的问卷和量表的结果表明，你感受到的焦虑情绪要比常人多。通过刚才和你的交流，我认为你目前的状况适合接受害羞和社交焦虑症治疗。我希望你能积极地投入治疗，树立起信心，相信通过自己的努力和付出，最终是能够克服害羞和社交焦虑症状的。

从下周起，我们将整理出一个害怕清单，上面会列出使你感到害怕、不适的人或情景。之后，我们会讨论你在这些情景中的惯常思维方式。我想，这些思维方式正是使你感到害怕、焦虑的原因。此外，我们还会讨论包括诸如愤怒、羞耻等在内的情绪是如何耗损你的心理能量的，这些负性情绪也是我们主要要应对的内容。

紧接着，我们将从你的害怕清单中挑选情景开始进行暴露疗法。具体操作就是需要你假设自己身处某一恐惧情景中，通过想象进行角色扮演。这种方式能让我们清楚地了解到这个情景让你感到不适的原因，你在这个情景中的不适应行为和错误的认知观念。之后，我们就着手处理这些观念和行为，以减轻你的焦虑感。此外，我们还会通过社交技能训练帮助你掌握更加有效的行为方式。在这个过程中，我相信你能明白，你可以在这些恐惧情景中表现得更出色。

接下来，我会给你安排本周你需要在家完成的任务。这张表格需要你这周在家完成。此外，你还需要阅读一些材料。本周，你需要阅读的是《5

分钟和陌生人成为朋友》一书的前两章。此后，每周治疗结束后，我们都会商定你需要在家中完成的任务，这些任务可能包括阅读一些资料，记录自己的交往经历，练习在治疗中掌握的社交技能，进入害怕情景并表现新习得的适应性行为。

如果你能够在公司的周例会上作简短发言，或向你的领导作报告，你就可以认为自己在社交适应上已经迈出了成功的一步。如果你在治疗过程中继续努力练习，认真完成家庭任务，积极投入到治疗中，你的那些合理目标都是可以实现的。整个治疗过程共分为十二步（如果加入社交技能训练环节就是二十五步），这意味着最后一步是＿＿＿＿＿＿＿＿＿＿。在整个治疗结束之后，如果有需要，你也可以再来找我，我们可以增设巩固环节，来复习和巩固你已经掌握的新技能，或对你的其他问题进行处理。

在交流中，我了解到你服用抗抑郁药物有一段时间了，这些药物也明显改善了你的情绪状态，并且医生也建议你继续服用。但是在我们的治疗中你需要明白，药物虽然能够改善你的情绪，但却不能增强你积极投入治疗的动机，能否获得社会适应主要取决于你自己。我希望你了解，能否取得进步取决于你的努力，与你是否服用药物无关。

每周我们都会按照一个基本的框架进行。在每一次开始之前，我们都会聊一聊你最近过得怎么样，有没有发生一些和我们治疗相关的、我需要知道的事情。紧接着，讨论在这一次治疗中我们需要达成的目标。之后，我会检查你的家庭任务完成情况。这些全部完成之后，我们才开始进行角色扮演，练习新的技能，讨论在这一次治疗过程中的收获。每一次治疗结束时，我们还会总结这一次治疗的成果与不足。我会询问你在治疗过程中的感受和想法，听取你的建议，处理你提出的问题，并安排下一周的家庭任务。

在今天的治疗结束之前，我想了解你对上述治疗过程有什么想法。之后，我会给你安排第一次家庭任务，并约定下周会面的时间。

你对上述内容有什么疑问吗？

来访者的反馈

正如前文所述，咨询师了解来访者对他们自身问题的看法，对整个治疗过程有积极的促进作用。患有社交焦虑症的来访者经常会在交往后思考一些问题，因此，在每一步治疗完成后，咨询师最好让来访者写下自己的问题。在下一步治疗开始之前，咨询师要抽出一点时间解决来访者的这些问题，这对来访者应对害羞和社交焦虑症状有很大的帮助。此外，咨询师也可以鼓励来访者写下他们在每一步治疗过程中，回忆起来的压力或创伤性事件。出于和陌生人谈创伤性事件会感到不舒服，或因为早前并没有意识到某件事的重要性等原因，可以让来访者在事后写下这些事件。此外，虽然本书介绍的治疗过程只有十二步，咨询师要注意，在实际操作中，面对浩繁的资料、海量的信息和复杂的情景，本书介绍的一步就能达成的目标可能需要多步才能实现，在这里，咨询师要灵活把握。另一个可供选择的办法就是把每一步的时间加长，就像加入社会技能训练环节，治疗就会延展至 25 周一样。在团体治疗中，整个治疗结束后，咨询师最好对每一个来访者进行个体治疗。

家庭任务

给来访者发放社交日志表（见 74 页，或访问 http：//www.newharbinger.com/29163），让他们在接下来的一周里记录下在与他人交流的过程中产生的负性观念（至少 3 个），尤其是那些引发焦虑的负性观念。在下一步治疗开始之前，要保证来访者能够下决心应对这些负性观念。如果来访者对此表现得犹豫或不情愿，咨询师要帮助他们分析问题情景和解决问题。如果来访者不确定自己是否会遇到引发焦虑的情景或不愿意去识别这些情景，咨询师可以让他们记下不是很焦虑的或他们表现出回避行为的社交情景。此外，在记录社交日志之前，来访者首先需要先了解 SUDS。因此，咨询师在此要向来访者详细介绍 SUDS 和社交日志：

首先，我给你呈现的这个问卷是焦虑水平主观不适单位评定量表，也称"SUDS"。这个量表有助于我们了解你的焦虑水平，以及你在不同情景中的不适程度。该量表的计分是0~100，0意味着你没有任何不适，100意味着你感受到的焦虑是你体验过或者能够想象到的最严重的水平。

首先，咨询师让来访者举一个他们很少感到焦虑的情景，之后询问来访者会在SUDS上给这个情景打多少分。然后，提高情景的焦虑水平，举一个能够引起来访者较高焦虑水平的情景，继续让来访者在SUDS上给这个情景打分。如果来访者的打分和他们对这个情景引发的焦虑水平描述的一致，咨询师就可以给来访者解释社交日志了。如果来访者还是没有掌握如何评估不同情景的焦虑水平，咨询师要举出更多的例子帮助来访者理解，对SUDS的解释一定到来访者明白为止。

焦虑水平主观不适单位评定量表（SUDS）

0	25	50	75	100
没有焦虑 / 不适		中度焦虑 / 不适	极度焦虑 / 不适	

SUDS 评分	界定
0	感觉完全放松、平和、安静，将要入睡前的状态。
25	稍微有些焦虑或不适，但并不影响行为表现。
50	不适、焦虑、并且这种不适和焦虑使人分心，但是依然能够维持正常的活动。清楚地意识到这种情景或活动是不适的，注意力开始分散。
75	焦虑使人感到极度不适。注意力完全集中在焦虑症状上。几乎无法继续当下的活动，想从当下的情景中逃离。
100	人所能感受到的最高水平的焦虑——极度的恐惧和紧张，根本无法继续进行当下的活动。

之后，向来访者介绍社交日志：

　　现在，让我们来看另一张表，这张表是社交日志。表中的问题陈述得很清楚，我们从头浏览一遍，要是有不清楚、不明白的地方，请随时告诉我。"持续时间"指的是交流或社会互动持续的时间，也就是你们的交流持续了多长时间。"干扰观念"是一个只需回答"是"或"否"的问题，考察你是否出现了影响社交的表现或让你感到焦虑的干扰观念。随着治疗过程的推进，干扰观念是我们尤其需要重视的问题。现在，我们先来进行识别干扰观念的练习。我希望你记录下让你分心、不快或导致你产生回避行为的想法或观念，你可以在下面的空白处记录下这些观念。接下来，"情绪"处需要填写的是在社交活动中你的情绪和感受。"开始于"和"结束于"要求你填写分别是谁开始和结束了这次交流。在"结果"处，你需要对这个社交情景的结果作出评估，判定这场交流是积极的还是消极的，并且就积极 / 消极程度进行勾选，负数代表消极，正数代表积极，相关数值的绝对值越大表示的程度也就越大。此外，你还需要在 0~100 之间，选择一个恰当的数字来评定你在这个情景中感受到的害羞及愉快和舒适的程度。

社交日志

日期：＿＿＿＿＿＿＿＿ 持续时间：＿＿＿＿＿＿＿＿＿SUDS 水平：＿＿＿＿＿＿＿＿＿

是否存在干扰观念? ＿＿＿＿＿＿＿＿＿

情景：＿＿＿＿＿＿＿＿＿＿＿＿＿＿＿＿＿＿＿＿＿＿＿＿＿＿＿＿＿＿＿

情绪：＿＿＿＿＿＿＿＿＿ 开始于：＿＿＿＿＿＿＿＿＿ 结束于：＿＿＿＿＿＿

结果： -3　 -2　 -1　 0　 +1　 +2　 +3

害羞水平（%）：＿＿＿＿＿＿＿＿＿＿＿ 愉快水平（%）：＿＿＿＿＿＿＿

对自己的想法：＿＿＿＿＿＿＿＿＿＿＿＿＿＿＿＿＿＿＿＿＿＿＿＿＿＿＿

对他人的想法：＿＿＿＿＿＿＿＿＿＿＿＿＿＿＿＿＿＿＿＿＿＿＿＿＿＿＿

对他人的感受：＿＿＿＿＿＿＿＿＿＿＿＿＿＿＿＿＿＿＿＿＿＿＿＿＿＿＿

附注：

日期：＿＿＿＿＿＿＿＿ 持续时间：＿＿＿＿＿＿＿＿＿SUDS 水平：＿＿＿＿＿＿＿＿＿

是否存在干扰观念? ＿＿＿＿＿＿＿＿＿

情景：＿＿＿＿＿＿＿＿＿＿＿＿＿＿＿＿＿＿＿＿＿＿＿＿＿＿＿＿＿＿＿

情绪：＿＿＿＿＿＿＿＿＿ 开始于：＿＿＿＿＿＿＿＿＿ 结束于：＿＿＿＿＿＿

结果： -3　 -2　 -1　 0　 +1　 +2　 +3

害羞水平（%）：＿＿＿＿＿＿＿＿＿＿＿ 愉快水平（%）：＿＿＿＿＿＿＿

对自己的想法：＿＿＿＿＿＿＿＿＿＿＿＿＿＿＿＿＿＿＿＿＿＿＿＿＿＿＿

对他人的想法：＿＿＿＿＿＿＿＿＿＿＿＿＿＿＿＿＿＿＿＿＿＿＿＿＿＿＿

对他人的感受：＿＿＿＿＿＿＿＿＿＿＿＿＿＿＿＿＿＿＿＿＿＿＿＿＿＿＿

附注：

第二步　建立恐惧层次结构

在完成初步评估和诊断后，治疗就进入到第二步——建立恐惧层次结构，也就是对使来访者感到害怕的情景建立一个有层次的结构，以便来访者能够一级一级地接触恐惧情景。这一步包含许多内容，在正式开始之前，咨询师有必要将这一步的治疗方案告诉来访者。严格按照方案执行并非易事，每个人都有偏离高度结构化和规范化轨道的倾向。但是在治疗过程中依方案执行，不仅对咨询师的成长和长远发展有益，而且就此次治疗来说，也有助于来访者摆脱回避行为的羁绊及减少不适情绪。在第二步治疗中，咨询师和来访者需要完成的任务有：监控来访者当下的心理状态；设置治疗环节；检查来访者的家庭任务；进行认知重塑；建立恐惧层次结构；以及最后对本次治疗进行小结。

监控来访者当下的心理状态

在正式开始治疗之前，咨询师要让来访者在等候室内填写害羞问卷（见"第一步"相关文字，也可以在 http://www.newharbinger.com/29163 上下载电子版）。为此，咨询师应该让来访者每次治疗时都提前几分钟到，以便有充足的时间填写考察来访者每个治疗阶段害羞状态的问卷。该问卷能够帮助咨询师掌握来访者当下的心理状况，让咨询师对来访者遇到的困难和不适有充分的了解和掌握，也能够让咨询师知道，来访者是否对治疗中的内容存在误解。本书介绍的治疗方案，注重应对来访者不适应的认知观念和错误的思维方式，这往往让一些来访者认为咨询师在针对他们，在质疑他们内在的真实自我，由此对咨询师产生误解，进而影响到治疗效果。如果咨询师确定，来访者认为咨询师误解了他们的想法，咨询师要重视并认真处理来访者的这种感受。害羞问卷还对来访者感受到的咨询师的同理心水平进行了测量，这些条目有助于咨询师更好地掌握来访者的动态，更好地识别来访者的消极情绪和认知观念，了解目前的害羞和社交焦虑对来访者的困扰。

在正式开始治疗之前，咨询师首先要询问来访者在上次治疗后，是否有任何想法或疑问。一般来说，害羞和社交焦虑的来访者不能顺畅地表达他们的想法和顾虑，因此，咨询师要引导和帮助他们表达自己真实的想法。比如，问来访者，上次治疗结束后有什么感受。如果来访者没有回应，可以告诉他们，有时，在没有认真思考的情况下，就让人们表达自己的观点的确会让一些人感到忧虑。所以，告诉来访者不要对自己的紧张、焦虑、无法表达感到介怀。如果来访者作出回应，告诉他们社会适应不良与身材走形的道理是相似的，不管是恢复曼妙的身材，还是达成理想的社会适应状态，都需要一步一步的努力。咨询师要告诉来访者，在治疗过程中，他们将一起练习新的技能，但在治疗之外，他们还需要不断努力、持之以恒地练习。咨询师还要让来访者知道，帮助他们达成理想的社会适应状态是咨询师和来访者的共同目标。为实现这一目标，咨询师和来访者要商定十二个子目标，在每周治疗开始之前，咨询师都要和来访者重新评估一下目标，以保证制订的目标既不过大也不过小，具有可行性。在治疗过程中，咨询师还要用问卷测量来访者当下的状态，确定来访者在日常的社交情景中出现了哪些负性情绪，以便更有针对性地开展治疗。对于问卷测量，咨询师还要注意一点，即告诉来访者他们的负性情绪都是正常的，并且都是可以通过练习慢慢减少的。

如果来访者表示咨询师没有完全理解他们的状况，也不确定治疗对他们的病症是否有效，咨询师要重视来访者这样的想法。在治疗中，有时来访者会说，尽管他们的行为合适恰当，但他们依然感觉不适。这时，咨询师要告诉来访者，有时，不适的感觉意味着来访者需要针对该特定情景进行更多的训练；有时，这些不适的感觉与他们的负性观念有关。针对来访者报告的这一情况，咨询师要帮助他们进行处理。如果来访者在第一步的初步评估中就觉得咨询师并没有完全理解他们的处境，咨询师有必要对来访者的过往经历多作一些了解，并询问怎样做才能让他们感受到更多的理解。

对于服用药物的来访者，咨询师要询问他们是否是按医嘱服用药物，服用这些药物是否给他们带来了副作用。如果来访者常常忘记按时吃药，咨询师可以建议来访者，在洗漱间的镜子上贴上便利贴或将药物放在明显的地方（如早上可以放到洗漱台上，晚上可以放在床边）提醒自己按时吃药。如果来访者正在遭受药物副作用的困扰，建议来访者去咨询开出这些药物的精神病医师或内科医生，专业医生通过调整服用剂量或提出其他建议，能够帮助来访者减少他们的不适感。

咨询环节间的害羞问卷

指导语：下面29个条目测查的是你的社会适应状况。上一步治疗结束后（包括今天），你的状况如何，在相应的数字上打钩，所有条目都需要你认真完成。

我感到自己：

1. 害怕

       一点也不　1　2　3　4　5　6　7　非常

2. 紧张

       一点也不　1　2　3　4　5　6　7　非常

3. 气馁绝望

       一点也不　1　2　3　4　5　6　7　非常

4. 不完美

       一点也不　1　2　3　4　5　6　7　非常

5. 社交焦虑

       一点也不　1　2　3　4　5　6　7　非常

6. 害羞

       一点也不　1　2　3　4　5　6　7　非常

7. 担心负面评价

       一点也不　1　2　3　4　5　6　7　非常

8. 有自杀倾向

       一点也不　1　2　3　4　5　6　7　非常

9. 愚蠢

       一点也不　1　2　3　4　5　6　7　非常

10. 尴尬

一点也不　1　2　3　4　5　6　7　非常

11. 窘迫

一点也不　1　2　3　4　5　6　7　非常

12. 卑微

一点也不　1　2　3　4　5　6　7　非常

13. 沮丧

一点也不　1　2　3　4　5　6　7　非常

14. 充满忿恨

一点也不　1　2　3　4　5　6　7　非常

15. 暴躁易怒

一点也不　1　2　3　4　5　6　7　非常

16. 无助无力

一点也不　1　2　3　4　5　6　7　非常

17. 不相信他人

一点也不　1　2　3　4　5　6　7　非常

18. 内心不安

一点也不　1　2　3　4　5　6　7　非常

19. 在私下里对人苛刻

一点也不　1　2　3　4　5　6　7　非常

上次咨询后，我：

20. 回避与他人交往

一点也不　　1　　2　　3　　4　　5　　6　　7　　非常

21. 早早地离开社交情景

一点也不　　1　　2　　3　　4　　5　　6　　7　　非常

22. 熄灭头脑中产生的肯定自己的想法

一点也不　　1　　2　　3　　4　　5　　6　　7　　非常

23. 常常以愤怒的方式表达自己的失落

一点也不　　1　　2　　3　　4　　5　　6　　7　　非常

24. 不敢接近喜欢的人

一点也不　　1　　2　　3　　4　　5　　6　　7　　非常

25. 对自己的人际关系感到满意

一点也不　　1　　2　　3　　4　　5　　6　　7　　非常

26. 在交往中，经常表达自我

一点也不　　1　　2　　3　　4　　5　　6　　7　　非常

上次治疗中，我感觉自己：

27. 被理解

一点也不　　1　　2　　3　　4　　5　　6　　7　　非常

28. 和咨询师的共同努力有助于解决我的问题

一点也不　　1　　2　　3　　4　　5　　6　　7　　非常

29. 没有被理解

一点也不　　1　　2　　3　　4　　5　　6　　7　　非常

设置治疗环节

在了解了来访者当下的心理状态后，咨询师要告诉来访者，在检查完其家庭任务完成情况后，就开始此次治疗的主要内容，即针对来访者的恐惧情景构建一个有层次的结构。这一层次结构由 10 个情景组成，由下到上依次排列的是来访者最不害怕的情景到最害怕的情景。在这些情景中，来访者会感到不适，因此，会促使他们练习新的技能，咨询师或治疗助手需要配合来访者进行角色扮演、练习新的技能。当然，来访者也要在治疗之外练习新的技能。

检查来访者的家庭任务

在告知来访者这次治疗的具体安排和设定后，咨询师要查看来访者家庭任务的完成情况。首先，查看来访者的社交日志。在查看来访者的社交日志时，咨询师会发现其中的消极观念正是来访者社交焦虑的表现，如"我不知道该说些什么"。如果在治疗过程中来访者主动表达了自己的观点，不管这些观点是正性的还是负性的，他们毕竟开始了表达自我，咨询师就需要向来访者指出这一点，并鼓励他们继续表露。这会帮助来访者注意到他们的观点和行为并非总是一致。如果来访者认为某一次交流的结果是负性的，咨询师要询问来访者事情的具体经过。害羞和社交焦虑的来访者通常会将他人模棱两可的回应也解释为消极、负面的评价。随着治疗的推进，咨询师和来访者将会看到，来访者的这种负性观念是如何影响他们的情绪和感受的。

我注意到你记录下来的一个负性自动化观念是"我不知道该说什么"。你最终想到要说什么了吗？你有没有发现你认为不知道该说什么的这个想法好像并不那么牢靠，因为，最终你还是说了些什么。我希望你能够注意到，很多时候，那些使你感到害怕的观念并不那么牢靠。任何人在紧张的时候，都常常无法注意到自己在镇定自若时所注意到的事情。比如，你认为自己在社交情景中一无是处，但是你在工作中却经常有出色的表现。

这次交往的结果并不尽如人意，你对此感到内疚、自责。在此过程中，我发现你的负性自动化观念是与他人有关的，你认为他对你的谈话不感兴趣。那么，你能告诉我你从他的表情或行为中获取了什么样的信息吗？你有没有发现，结果很有趣，当我让你回想你们两个交流的情景时，你说她好像没什么表情，既不如你期待的热情，但也绝对不是冷漠、愤怒。人类的面部表情和身体语言是一门大学问，你不妨记录下他人在表达拒绝时的表情和身体语言。然后，思考一下是什么让你把一个中性的表情解释为拒绝和排斥的意思。

概念：认知重塑

认知重塑（cognitive restructuring）是一种认知行为技术，用于识别来访者消极的负性观念，并能将这些观念替换为更加积极的、支持性的观念。这一过程对来访者来说具有一定的挑战性，但是，积极地识别、质疑、替换这些消极、无益的负性观念有助于来访者习得更加灵活的思维方式，减少来访者的焦虑感。

相关心理学知识：社会适应训练

咨询师要向来访者介绍社会适应的概念。正如前文所述，治疗社交焦虑最重要的是，肯定来访者的进步（也就是变化）以及激发来访者继续进步的需求。在社会交往中，害羞的个体往往挣扎在对自己及他人的非理性评价中，这涉及不合理的认知观念、扭曲的自我概念、错误的责任归因（如对交往顺利与失败的错误责任归因等）。认知重塑过程对个体建立更加合理和健康的自我概念十分重要。在社会适应模型的框架下，社会适应训练可以比喻为成为优秀运动员的训练过程。一名运动员只有摒弃有缺陷的技能，努力掌握更加有适应性的技能，持之以恒地练习直到能够熟练掌握，并在比赛中自如地应用，他才能成为一名优秀的运动员。同理，社会适应训练也是如此，只有持之以恒、积极投入训练和心理准备，来访者才能达成理想的社会适应状态。

患有社交焦虑症的来访者常常会否定自己在治疗过程中取得的进步。与一般人不同，他们不会自我提升，反而倾向于自我否定、自我贬低，将自己的成功归于外在的、暂时的、特定性的因素，而将失败归于内在的、稳定的、一般性的因素。众所周知，竞技运动的成绩不仅取决于运动员的技能，如自信、坚韧不拔这样的心理因素也在其中起着同等重要的作用。

害羞和社交焦虑症患者还常常自责和感到羞耻，而这样的情绪体验往往会消耗一个人的精力，使其不愿承认、也不愿讨论他们的不足和无力感。这时，咨询师可以借助认知、归因和自我概念扭曲列表帮助来访者识别他们的适应不良的思维方式、错误的归因方式和扭曲的自我概念。接下来，咨询师就可以实施认知重塑疗法和行为训练法（如暴露疗法和家庭任务），帮助来访者处理这些消极的认知观念，使来访者达成理想的适应状态。

认知和行为技能训练：建立恐惧层次结构

在完成上述讨论之后，咨询师就可以帮助来访者建立恐惧层次结构了，这一结构包括 10 个不同程度的恐惧情景，按恐惧程度由低到高排序。来访者可以从恐惧程度最轻的情景开始，逐渐进入，并在情景中练习新的行为和技能。下文提供的是一个简单的恐惧层次结构的例子和来访者需要完成的恐惧层次结构的模板，来访者可以根据自己的情况，参照简单恐惧层次结构的例子，建立自己的恐惧层次结构。

简单恐惧层次结构

姓名：_____ 日期：_____

担心他人对自己有负面的评价

下面的情景（从 1~10，引发来访者害怕的程度逐渐递减。从情景 1 最使人感到害怕，到情景 10 最不使人感到害怕）使你在多大程度上感到害怕、不适和焦虑，你又会在多大程度上回避这些情景，请在相应的数字上进行勾选。

| 0 | 10 | 20 | 30 | 40 | 50 | 60 | 70 | 80 | 90 | 100 |

不感到焦虑，不回避。　　犹豫，但通常不回避，稍微感到焦虑。　　有时回避，一定会感到焦虑。　　经常回避该情景，非常焦虑。　　肯定会回避该情景，极度、持续地感到焦虑，几近恐慌。

恐惧情景 恐惧程度由高到低排列	回避 （0~100）	害怕 SUDS （0~100）	对他人 评价的担忧 （0~100）
1. 在 30 个及以上的人面前发言	100	95	90
2. 叫自己喜欢的人出来约会	100	90	95
3. 和一群陌生人打交道	90	80	85
4. 和一个陌生的异性打交道	90	80	90
5. 和一个陌生的同性打交道	70	60	70
6. 在工作中，加入同事之间的对话	70	50	60
7. 在工作小组中，介绍自己的项目	80	45	60
8. 约朋友出来吃午饭或旅行	80	50	50
9. 拒绝同事或朋友的帮忙请求	50	45	45
10. 在电话中与对方交谈	80	30	70

来访者恐惧层次结构

姓名：_____ 日期：_____

担心他人对自己有负面的评价

　　下面的情景（从 1~10，引发来访者害怕的程度逐渐递减。从情景 1 最使人感到害怕，到情景 10 最不使人感到害怕）使你在多大程度上感到害怕、不适和焦虑，你又会在多大程度上回避这些情景，请在相应的数字上进行勾选。

0　10	20　30	40 50 60	70　80	90　100
不感到焦虑，不回避。	犹豫，但通常不回避，稍微感到焦虑。	有时回避，一定会感到焦虑。	经常回避该情景，非常焦虑。	肯定会回避该情景，极度、持续地感到焦虑，几近恐慌。

恐惧情景 恐惧程度由高到低排列	回避 （0~100）	害怕 SUDS （0~100）	对他人 评价的担忧 （0~100）

在帮助来访者建立恐惧层次结构时，咨询师最好先让来访者描述一个稍微有点压力和不适，但又可以忍受的情景，在 SUDS（如前文所述，SUDS 可以帮助来访者评定感受到的焦虑水平）上评分大约在 20~25。这样，来访者就有一个可以参照的点，帮助他们对恐惧情景有一个清楚的评定。在建立恐惧层次结构时，来访者还要评定他们对恐惧情景的回避水平（从 0~100）。如果他们无法作出评定，咨询师需要引导他们回忆上次经历这种恐惧情景时的情形。例如：

> 给我讲一讲你在上次周例会上的经历吧。你还记得你当时有多焦虑吗？当时，你感觉到自己心跳加速或手心出汗了吗？如果让你从 0~100（0 表示完全放松，100 表示感受过的最紧张的程度）中选择一个具体的数字来评定当时的感受，你会如何评定呢？

> 你在意别人对你的评价吗？如果在意，在意的程度有多深？同焦虑感一样，你也要从 0~100 中选择一个具体的数字来评定你对别人评价的在意程度。此外，回想一下你是否有回避此情景的想法，如果有，你回避该情景的意愿有多大？你是否曾经因为社交焦虑而不去参加周例会？你曾决定不去参加周例会吗？你不去参加周例会的比例有多大？同样，请从 0~100 中选择一个具体的数字来评定你的回避行为。

之后，让来访者回忆他们能够想象到的最痛苦的或最难以忍受的情景。通常情况下，来访者会提到公开发言或与相亲对象约会的情景，这些情景的 SUDS 水平常常会达到 90 以上。在这些情景中，来访者常常会出现大量的回避行为及对他人评价自己的恐惧。

> 现在，思考一下有没有一个情境让你感到极度害怕，并且你总是选择回避，或者让你感到极度恐慌甚至连尝试进入的想法都没有。如果你确定有这样的情景，请在 SUDS 上从 0~100 中选一个数字对这个情景进行评分。此外，在这个情景中，你在意他人的评价吗？你担心人们看到你的焦虑会对你产生质疑吗？你不敢进入这个情景吗？你有刻意回避这个情景吗？你

上次公开讲话或约会是什么时候？如果有，同样请在 SUDS 上对上述问题进行评分。

有时，咨询师需要仔细评估来访者的回避水平。在评定回避水平时，来访者报告为"有时"，并且评定回避水平在 70~80，但实际上他已经有一年没有公开讲话或约会了。对此，咨询师可以将来访者的回避水平调整为 100。就谈话或工作报告的情景，咨询师可以询问来访者：

如果你的老板让你明天作工作报告，你会接受吗？还是你会尝试逃避这次报告？

接下来，询问来访者能够唤起他们中等恐惧的情景。这个情景唤起来访者的恐惧水平、回避倾向以及对他人评价的担忧在 SUDS 上的得分都应该在 50 左右。在确定了低、中、高三种程度的恐惧情景后，来访者可以根据这三个情景来确定恐惧层次结构中的其他情景以及相应的恐惧程度。

现在，请你思考一下让你感到中度恐惧的情景。在这个情景中，你能够真切地感受到自己的焦虑。尽管仍然会感到失落，但是通过努力，你还是能够做到不让这个情景中的消极情绪体验影响到你的正常工作和生活。与上面两个情景一样，你需要从 0~100 中选择一个恰当的数字对你的焦虑水平作出评定。此外，对他人评价的在意和自己的回避行为，你也需要从 0~100 中作出评定。

咨询师要保证来访者完成对 10 个恐惧情景的评定。在来访者评定的过程中，咨询师要尤为注意来访者在亲密情景中不敢肯定和表露自我的情形。在这种情况下，来访者需要练习新的行为和会话技巧。要想与患有社交焦虑症的来访者深化关系，咨询师要做好受挫和接受挑战的心理准备。

在完成恐惧层次结构后，咨询师要将这一结构的最终版本告诉来访者。告诉来访者，他们需要先从恐惧层次结构的下半部分开始练习应对。而上半部分的情景，会在日后的治疗环节中和咨询师一起练习应对。也就是说咨询师会带领来访者对恐惧层次结构上半部分的情景进行角色扮演，而下半部分的内容需要来访者自己进行练习应对。在自己进行练习的过程中，咨询师可以让来访者从最底层的情景开始，如和陌生人打招呼或和同事进行简短的交谈等。咨询师要提醒来访者，在练习中要注意自己的新行为，在练习的前后要记录自己的 SUDS 水平，并在社交日志中记录下自己在治疗过程中观念和情绪的变化。

　　在自我练习的过程中，我推荐你使用社交日志来记录自己的行为、观念和情绪。通过记录社交日志，你能够注意到你对这个情景感到害怕的原因，以及你在这个情景中的自我概念。在练习后，你要评估自己在这个情景中的表现及行为变化，分析这些变化是积极的还是消极的，最后，你还要评定你对自己和他人的观念。

　　告诉来访者，在治疗过程中，他们可以随时按照自己的想法和需求加入他们想要练习的新情景和新行为。如果需要，咨询师可以和来访者一同查看来访者之前确立的恐惧层次结构，考虑是否要进行调整。最后，在结束前，咨询师要告诉来访者，在下次治疗中将进行第一次暴露疗法。

评估及讨论来访者的归因风格

　　在建立恐惧层次结构后，咨询师要和来访者进行一次结构化访谈，具体内容可参照下页的"害羞归因问卷"（Shyness Attribution Questionnaire，SAQ）。来访者需要在 9 点量表上对自己的行为原因从不同的维度进行评分。告诉来访者，他们需要在 9 点量表上判定的是自己的责任和原因，而不是他人的，也不是环境的重要程度（问卷的电子版可以从 http：//www.newharbinger.com/29163 上下载）。

害羞归因问卷

对交往结果的原因作出评定

在这份问卷中，我们会根据你的恐惧层次结构，提出 3 个对你而言最具挑战性的情景。对于每个情景，我们还会提供关于交往失败的可能性解释。你需要设想自己身处这个情景中，并告诉我你认为造成自己在这个情景中交往失败的主要原因。请从五个维度对你交往失败的原因作出评价。

1. 设想你 _____（最具挑战的情景）。在这个情景中，事情的发展并不如你所愿，你与他人的交流并不顺利，没有达成理想的交流效果。你认为这其中的原因是_____。

下面五个条目分别从五个维度对事件的原因作出界定，你需要对你提出的原因在这五个维度上作出评定。注意，你的答案没有对错之分，不要思考太久，请根据你的第一感觉作出选择。

1	2	3	4	5	6	7	8	9
一点								非常

_____ 在这个情景中，交往不顺是由你自身的原因造成的，与其他人或环境无关。

_____ 使你在这个情景中交往不顺的原因具有普遍性，适用于许多其他不同的情景，不只局限在特定的几个情景中。

_____ 同样的情景再次出现时，导致你在这个情景中交往不顺原因仍然会产生负面影响，你仍然会失败。

_____ 你可以掌控造成你在这个情景中交往不顺的原因。

_____ 你需要对在这个情景中的交往失败负责。

以下各条目列出的是人们在社交失败情景中的感受，仔细回想，在这个情景中，你感受到这些情绪了吗？如果有，它们的具体程度如何？

0	3	2	3	4
一点也不	有些	中等	非常	极度

_____ 感到尴尬。

_____ 感到无力无助、失去勇气。

_____ 感到荒谬、可笑。

_____ 感到愚蠢、幼稚、丢脸。

_____ 感到害羞、脸红。

2. 设想你 _____（第二困难的情景）。在这个情景中，事情的发展并不如你所愿，你与他人的交流并不顺利，没有达成理想的交流效果。你认为这其中的原因是_____。

下面五个条目分别从五个维度对事件的原因作出界定，你需要对你提出的原因在这五个维度上作出评定。注意，你的答案没有对错之分，不要思考太久，请根据你的第一感觉作出选择。

1	2	3	4	5	6	7	8	9
一点								非常

_____ 在这个情景中，交往不顺是由你自身的原因造成的，与其他人或环境无关。

_____ 使你在这个情景中交往不顺的原因具有普遍性，适用于许多其他不同的情景，不只局限在特定的几个情景中。

_____ 同样的情景再次出现时，导致你在这个情景中交往不顺原因仍然会产生负面影响，你仍然会失败。

_____ 你可以掌控造成你在这个情景中交往不顺的原因。

_____ 你需要对在这个情景中的交往失败负责。

以下各条目列出的是人们在社交失败情景中的感受，仔细回想，在这个情景中，你感受到这些情绪了吗？如果有，它们的具体程度如何？

0	3	2	3	4
一点也不	有些	中等	非常	极度

＿＿＿＿＿感到尴尬。

＿＿＿＿＿感到无力无助、失去勇气。

＿＿＿＿＿感到荒谬、可笑。

＿＿＿＿＿感到愚蠢、幼稚、丢脸。

＿＿＿＿＿感到害羞、脸红。

3. 设想你 ＿＿＿＿＿＿＿＿＿＿＿＿＿＿＿＿（第三困难的情景）。在这个情景中，事情的发展并不如你所愿，你与他人的交流并不顺利，没有达成理想的交流效果。你认为这其中的原因是＿＿＿＿＿＿＿＿＿＿＿＿＿＿＿＿＿＿＿＿＿＿。

下面五个条目分别从五个维度对事件的原因作出界定，你需要对你提出的原因在这五个维度上作出评定。注意你的答案没有对错之分，不要思考太久，请根据你的第一感觉作出选择。

1	2	3	4	5	6	7	8	9
一点								非常

＿＿＿＿＿在这个情景中，交往不顺是由你自身的原因造成的，与其他人或环境无关。

＿＿＿＿＿使你在这个情景中交往不顺的原因具有普遍性，适用于许多其他不同的情景，不只局限在特定的几个情景中。

＿＿＿＿＿同样的情景再次出现时，导致你在这个情景中交往不顺原因仍然会产生负面影响，你仍然会失败。

＿＿＿＿＿你可以掌控造成你在这个情景中交往不顺的原因。

＿＿＿＿＿你自己需要对在这个情景中的交往失败负责。

以下各条目列出的是人们在社交失败情景中的感受，仔细回想，在这个情景中，你感受到这些情绪了吗？如果有，它们的具体程度如何？

0	3	2	3	4
一点也不	有些	中等	非常	极度

_____ 感到尴尬。

_____ 感到无力无助、失去勇气。

_____ 感到荒谬、可笑。

_____ 感到愚蠢、幼稚、丢脸。

_____ 感到害羞、脸红。

从来访者的恐惧层次结构中，选取等级最高、来访者最害怕的 3 个情景。让来访者想象这 3 个情景，并告诉来访者其在这个情景中的交往活动（或发言等）并不顺利，结果并不如他所愿，没有达成理想的交流效果。这时，咨询师要问来访者："你认为这其中的原因是什么？"通常情况下，来访者会回答说他们表现得不好，或不知道如何开始与他人交谈等。之后，让来访者在 9 点量表上，从五个维度（如交往不顺利是自己造成的，与他人和环境因素无关）对他给出的原因作出评定。

如果来访者不知道该如何回答咨询师的问题，咨询师可以问来访者："完成这个情景中的交往活动后，你会对自己说些什么？"通常情况下，来访者会作出负性归因，认为是自己不好，才带来了失败的交往结果。他们会说交往不顺是因为自己不知道该如何与他人交谈（事实上，善于倾听和接纳才是交流顺畅进行的保障，而害羞和社交焦虑的来访者常常不这么认为），认为约会失败是因为自己的害羞和笨拙。同样，来访者也需要在 9 点量表上，对原因作出评定。

在治疗过程中，咨询师需要了解来访者的一般归因风格。来访者也许并不理解咨询师的问题，对此，咨询师可以换个问法，例如，"你告诉我说，你在刚才的情景中感到尴尬是造成你交往失败的原因，那么，你认为这种尴尬会在多大程度上让你在其他的情景中（如和他人见面、交谈等）也出现交往失败的结果？"

对于稳定性归因，咨询师可以问来访者："你认为同样的情景再次出现时，造成你在该情景中交往失败的因素还会存在吗？该因素还会对你造成负面影响吗？"

对于控制感，咨询师可以问来访者："你可以在多大程度上掌控导致你在这个情景中交往不顺的原因？你能够控制自己的尴尬感觉吗？如果可以，请在 9 点量表上对你的控制感作出评定。"咨询师要注意，在对社交焦虑症患者进行治疗时，要把握好控制感的度。一方面，对于个体来说，控制感能够帮助他们建立并掌控自己行为和观念的自信心，让他们明白，通过练习他们是可以掌控自己的心理和行为的；另一方面，在诸如会话这样的人际交往情景中，咨询师要告诉来访者，过强的掌控感并不利于双方的交流。因为，只有相对较低的掌控感，才能让来访者意识到，会话的另一方对会话的顺利进行也负有责任，来访者就不会不切实际地希望自己能够完全掌控两个人之间的谈话，而是会话的另一方也要积极投入，也要积极关注来访者的行为。咨询师要谨记，治疗的目的是帮助来访者建立具有适应意义的归因方式。

对于自责，咨询师可以问来访者："在交往失败后，你会感到自责吗？如果会，自责的程度多大？"根据来访者的报告，咨询师要在9点量表上对来访者的自责程度作出评定。

来访者从五个维度完成对失败原因的评定后，咨询师还要询问来访者的害羞感受："在0~4的5点量表上，你感觉自己有多尴尬、可笑、愚蠢和无助，你感觉自己有多么不好意思和难为情？"

在治疗社交焦虑症患者时，咨询师可以在治疗前后均对来访者施测一次害羞归因问卷，这样不仅可以了解来访者的归因方式，还能看到来访者归因方式的变化，了解治疗是否取得了成效。总体来说，治疗效果主要取决于来访者在治疗过程中的练习，以及他们对自己消极归因风格的挑战和应对。在治疗过程中，咨询师要帮助来访者建立关于投入和进步之间的联系，激发来访者对整个治疗的投入。

在治疗过程中，了解来访者的问题和想法十分重要。咨询师可以常和来访者交流，询问来访者的所思所想，询问他们对害羞和社交回避的人的看法。咨询师还要告诉来访者，你在之前遇到过和他们有类似情况的患者，告诉他们，你坚信随着努力投入和练习，状况是会发生积极的变化，这也是社会适应模型的有用之处。通过运用社会适应模型不断进行练习，来访者的社交状态会不断得到改善，最终达成理想的社会适应状态。社会适应模型为来访者提供了一个适应性的思考和行动框架，在这个框架下不断进行练习，来访者最终会摆脱害羞和社交焦虑症状的困扰。接下来，咨询师可以提前预热，让来访者为下一次治疗（第二次个体治疗或第一次群体治疗）做好准备。咨询师可以对来访者这么说：

在下一次的治疗中，我会告诉你如何应对消极观念。大量的实证研究表明，如果你不断挑战自己的消极观念，并开始练习积极适应性的思维方式，你在交往中的不必要自责就会减少，那些影响你社交表现的羞耻感和情绪上的苦闷也会大量减少，你开始享受与他人交往的过程。

小结

在完成对来访者的归因风格的评估之后，咨询师要对此次治疗作一个小结，并且和来访者一起回顾一下此次治疗的具体目标和整体的治疗目标，加深来访者的印象，让来访者明确自己在现阶段所处的位置。此外，咨询师还要保证来访者在这一周内至少有一个行为目标，也就是在下次治疗开始前，自己可以练习的行为，如和同事进行简短的交谈或约同事共进午餐等。当然，咨询师也需要帮助来访者设定一个减少消极观念的目标，如即便在交往中产生了关于自己的消极观念，也不要气馁，而是要积极应对这些观念，用更具有适应性的观念来代替这些消极的观念。在治疗过程中设定的其他一些特定目标，包括进入社交情境以便能够结交到朋友、在会议中表达自己的想法、寻求长者的帮助和反馈，都需要咨询师再次强调。在生理唤起方面，咨询师也要向来访者强调，在完成此次治疗后，在练习的恐惧情境中其生理唤起也需要下降到一定水平（SUDS水平下降20~30分）。

在治疗过程中，咨询师也要关注来访者的动机。要让来访者明白，一个非常害羞、社交经验很少的人，想立刻与他人建立亲密的恋爱关系几乎是不可能的。随着治疗的进行，来访者能够逐渐认识到，结识朋友是一个过程，而这个过程是可能发展为恋爱关系的前提。在治疗之初，咨询师应将来访者的目标细分成子目标。这样，来访者就可以一方面改善自己的社会适应状态；另一方面尝试建立亲密的恋爱关系。在这个过程中，咨询师一定要让来访者明白，不论是改善社会适应状态，还是与他人建立起亲密的恋爱关系，都是一个过程，都需要一定的时间。咨询师还可以给来访者列出一系列的社交情景，让来访者自己选择要练习的情景，从而形成一个明确的、可供检查的目标。此外，通过浏览本地报纸等其他信息搜寻方式，咨询师还可以为来访者提供一个包含各种社交活动的兴趣活动清单，如户外爬山俱乐部、舞蹈课等。鼓励来访者在不同的情景中应对自己的社交回避倾向，积极练习已经掌握的技能，尤其是在自己生活的重要场景中，例如，建议来访者主动和同事说话，将原来一二分钟的会话延长到几分钟，会话时主动开始新的话题，如询问同事周末过得怎么样或他们看过新上映的电影没有。

可以参照以下例子：

- 在完成此次治疗后的一周内，你至少要和 3 位同事进行简短的会话。
- 在完成此次治疗后，你要约 3 个不同的人去户外运动或喝咖啡。
- 在完成此次治疗后，你要找 1 个人出来约会，通过介绍自己与这个人发展人际关系，或在网上约会系统中给 1 人发邮件。

来访者的反馈

在治疗过程中，咨询师要肯定来访者回答问题的意愿，因为，这些问题常常使来访者感到焦虑，是导致来访者在压力情景中产生种种不适的原因。咨询师要肯定来访者所付出的所有努力，例如，尽管感到十分不适，他们还是应老板的要求作了报告。在治疗过程中，咨询师要关注来访者的感受，询问他们是否有需要作出改变和调整的地方，让整个治疗过程更适合来访者。

行为评估测验

此时是施测"行为评估测验"（Behavioral Assessment Test，BAT）的最佳时机。在治疗前后，咨询师都可以对来访者施测行为评估测验。整个测验由一段 5 分钟左右的谈话构成。来访者需要与咨询师的助手进行交谈，整个过程会被摄录下来。在附录 D 中，咨询师可以看到行为评估测验的施测指导，行为评估测验中用到的观念清单见附录 E（也可以在 http：//www.newharbinger.com/29163 上下载电子版）。在治疗前后，施测行为评估测验，能够帮助咨询师掌握来访者的行为以及行为的变化。如果来访者的行为变化得很少，行为评估测验的结果也有助于咨询师和来访者再进行一次暴露治疗。在第二次暴露治疗中，咨询师要酌情考虑是用已有的恐惧层次结构，还是需要对该结构进行修订。

家庭任务

安排在家庭任务时，咨询师要让来访者至少从恐惧层次结构的下半部分选择一个情景进行练习。让来访者用社交日志记录自己的情绪、感受和观念。告诉来访者每天至少练习一种新的行为，如与邻居或同事打招呼，与新认识的人微笑、眼神接触，在影院或食品店与他人进行简短的会话（谈论天气、谈论将要看的新电影）。如果来访者能够进入不同的情景进行练习，那就更好了。不过，咨询师要记住，只要来访者能够坚持一天练习 1~2 次新的行为或一个情景就足够了。此外，就像身体锻炼一样，强健的体魄需要每天或定期进行锻炼，而理想的社会适应状态也需要持之以恒地在社会情景中进行社交技能练习，只有这样，个体才能达到理想的社会适应状态。同样，此时，咨询师可以推荐来访者阅读唐·加博尔的《5 分钟和陌生人成为朋友》一书的第三、四章的内容，回顾第一、二章的内容，这本书会帮助来访者敞开心扉并掌握交谈技巧。

第三步　认知重塑和第一次暴露疗法

在这一步中，我们将主要介绍认知重塑疗法和第一次暴露疗法。在来访者进入恐惧情景前，咨询师有必要引导来访者识别自身的负性自动化观念，识别其中的认知扭曲观念，并着手解决这些消极观念，帮助来访者建立自我支持性的观念。在治疗过程中，行为目标要制订的具体、详细。来访者要在情景中进行第一次角色扮演。在此次治疗中，咨询师需要用秒表将时间精确到秒。

监控来访者当下的心理状态

同上次一样，当来访者在等候室等候的时候，让他们填写害羞问卷（见第二步）。记住，咨询师需要让来访者每次都提前几分钟到，这样他们就有充足的时间填写害羞问卷。此外，我建议咨询师可以将问卷放在咨询台上，这样在每次治疗开始前，来访者就可以自行拿取并填写。

在此次治疗开始时，咨询师要问来访者，他们对上次治疗是否有什么疑问。询问来访者在上次治疗之后，是否遇到什么重要的事情，这些事情是否让他们再次遭遇困扰。参照来访者填写的害羞问卷，关注其消极情绪和感受。与此同时，告诉来访者，他们的这种感受是正常的，是可以通过情景练习慢慢减少的。有时，不适感意味着他们需要更多的练习，这种不适和他们的消极观念有关。

如果来访者表示，对上次治疗的内容还有一些不理解的地方，咨询师要关注来访者传达的这些信息和感受。和来访者商讨什么样的表达方式能让他们更好地理解。询问来访者有没有需要咨询师特别关注的问题。通常来讲，在进行团体治疗时，如果发现有来访者感到咨询师并没有完全理解自己的情况，咨询师最好在团体治疗后和来访者单独会面，对他们的问题进行商讨。因为，在治疗的早期阶段，一些来访者可能羞于或害怕在其他人面前表露自己。

对于服用药物的来访者，咨询师要了解他们的身体状况以及和药物依赖相关的一些问题。如果来访者正饱受药物副作用的困扰，建议他们咨询专业的精神病医师，通过专业医师对药物剂量的调整或开出其他可行的处方，来减少来访者的不适感。同样，如果是团体治疗，当个别来访者存在药物依赖问题时，咨询师要在此次治疗结束后安排一些环节，帮助来访者解决这些问题。

设置治疗环节

在设置治疗环节中，咨询师要告知来访者，今天首先要回顾他们的家庭任务。之后，针对他们记录在社交日志（见第二步）中的在进入恐惧情景时产生的社交焦虑情绪，咨询师要帮助他们识别其中的负性观念并进行归类，然后学会应对这些焦虑。在这一环节，咨询师要复制一份来访者填写的社交日志用于存档，以便掌握来访者心理过程的变化。此外，从在上一步治疗中建立的恐惧层次结构中选择一个情景，让来访者进行角色扮演。在团体治疗中，咨询师可以让团体中的另一个成员配合来访者进行角色扮演。

检查来访者的家庭任务

在正式治疗开始之前，咨询师要检查来访者的家庭任务。询问来访者在日常社交活动中的行为表现，包括：与同事或邻居打招呼；和刚认识的朋友进行眼神交流或微笑、点头；在看电影或逛超市时，和旁边的人进行简短的会话；和初识的朋友在电话中进行交谈，等等。通常情况下，随着来访者社交机会的增多，他们更愿意从众多的行为中选择几个进行练习。对于回避行为较严重的来访者，选择一个他们能够应对的行为进行练习就可以了。接下来，咨询师要和来访者一起浏览他们的社交日志，注重他们记录在日志中的负性观念。咨询师要让来访者意识到，尽管存在负性观念，他们做出的改变，哪怕是十分微小的改变都是值得肯定的。继续鼓励来访者记录他们的行为、观念和感受。建议来访者随身携带一个小本，以便进行这样的记录。在团体治疗中，告知团体成员，分享自己的负性自动化观念和害羞水平能够增强团体的凝聚力和安全感，让团体成员彼此感到放松、安心。因为，通过分享，来访者会发现自己并不是特例，团体成员的反应都是相似的。

概念：头脑风暴

在检查完来访者的家庭任务后，咨询师可以和来访者进行头脑风暴，制订出行为改变的策略，促进来访者完成家庭任务。头脑风暴要求咨询师和来访者将自己想到的改变行为的方法大声讲出来，把这些方法集合、汇总，最终形成一个能够促进来访者完成家庭任务和改善行为的策略。在头脑风暴中，告诉来访者你们都有改变行为的好方法，要改变行为不能只依靠咨询师单方面教给来访者的方法，而是需要你们共同合作。此外，头脑风暴会给来访者提供一个合作学习的范例，能够提升来访者的自我效能感。这项练习的具体形式又被称为"应对社会交往情景的策略"（Strategies for Social Situations），形式参见下文（电子版可在 http：//www.newharbinger.com/29163 上下载）。咨询师也可以为来访者提供具体的例子以便来访者理解。例如，来访者想要打电话，却又因为害怕不知道该说什么而在拨号之前放下了电话，咨询师可以告诉来访者：

> 在打电话之前，你可以把想要说的话写下来，以备不时之需。这里有一个表格可供你参考。我会和你一起填写这个表格，还有一张你可以拿走，留着在本周练习时使用。
>
> 上周你说，你想给你的朋友打电话，因为你们有几个月没有见面了。但是后来你没有打这个电话，你担心不知道说什么。你注意到你的这种担心让你无法和朋友通话（这是你积极练习的结果），这是你在这个情景中隐含的负性观念。接下来，我们开始练习应对这种负性观念。现在，你可以将"打电话给约翰（John）"列为你的目标，写在目标一栏中。
>
> 你还告诉我，因为约翰去了另一家公司上班，所以你才和他失去了联系。这个电话将会是你和约翰这么长时间的第一次通话，你可以问问他是

否喜欢新的工作环境，你也可以告诉他你工作的近况，及你工作的部门其他人的最新情况。你可以和他聊一聊你最近看的哪部电影或读的哪本书比较不错。将你想到的这些事情写在"可聊的话题"一栏中，想一想你们还有哪些共同点可以聊一聊，确保自己写下你要和他说的一件特别重要的事情——你十分想念他，你想约他下周一起吃饭，并顺便去看看他。这些情绪表达都是此次打电话的额外收获，记得奖励自己。

让来访者自己想一个改变行为的策略，肯定来访者的策略，并鼓励他去践行这个策略。有时，来访者可能支吾不言，咨询师甚至有种替他们说的冲动，但这时一定要克制住，一定要等来访者先开口说话。如果是团体治疗，对不知道该怎么做的来访者，咨询师可以先和其中一位来访者为团体成员进行演示，然后再让其他来访者按照演示来完成自己的可聊话题表格。同样，咨询师也可以建议来访者阅读《5分钟和陌生人成为朋友》一书的前四章的内容，指导来访者根据书中的建议进行练习和反应。咨询师要询问来访者，书中的建议对他们是否有用，他们认为哪些建议并不适合自己。咨询师需要提醒来访者，批判性地看待书中的观点，这样，他们对材料的理解才能更深入、透彻，才能充分发挥自己的积极性，才能从书中真正获益，而不是盲目追随他人的意见。

应对社会交往情景的策略

日期：_____   SUDS 水平：_____

情景：_____

我的目标：_____

可聊的话题：_____

我要说的事情：_____

_____

_____

_____

_____

我实现了自己的目标：_____ 是 _____ 否

下次我会做哪些不同的事情：_____

_____

_____

其他评论：_____

_____

_____

_____

_____

认知技能训练：认知重塑及恶性三循环理论

在这一步中，来访者会继续学习和练习认知重塑。此外，咨询师还要向来访者介绍害羞恶性三循环理论。

相关心理学知识：害羞和社交焦虑的恶性三循环理论简介

接下来，我将介绍关于害羞和社交焦虑的恶性三循环理论。这个恶性循环理论清楚地展示了来访者长期的害羞、社交焦虑行为、认知、感知到的生理唤起和情绪状态。随后，我将通过恶性三循环理论介绍使来访者产生自我否定和退缩行为的焦虑的动态变化及相应的适应不良的应对机制。

在过去的几年里，不论是之前我对害羞个体的治疗经验，还是最新的研究结果，都证明了恶性三循环理论的有效性。我也一直在向大家介绍这三个恶性循环，希望这个理论模型能够帮助人们更好地识别社交焦虑中的消极情绪状态，帮助人们了解这种状态和不恰当的调节方式是如何影响适应不良的行为方式的。尽管个体的行为模式可能是在面对威胁、失败、羞耻时，有意识或无意识地保护自己的反应，但这些行为都始终包含着消极的观念和痛苦的情绪体验，而这也正是来访者前来寻求帮助的原因，来访者期待摆脱负性情绪和行为的困扰。接下来，我们会介绍这三个恶性循环。读者不妨将下面的内容看作是阅读资料，仔细阅读一遍，了解这三个恶性循环的理论建构，通过图形示例，在头脑中形成关于恶性三循环理论的基本印象。咨询师要和来访者一同阅读下面的内容，以帮助来访者理解并掌握恶性三循环理论。来访者对恶性三循环理论的理解和掌握是本次治疗推进的基础，也是贯穿整本书的重要内容（材料和图标可以在 http：// www.newharbinger.com/29613 上下载）。

- **恶性循环 1：积极应对还是仓皇回避（害怕、消极预期 / 自动化观念）**

主观焦虑（SUDS，从 0~100）常常会使社交焦虑症患者进行负性自动化思考，这会导致个体的 SUDS 水平升高，造成个体开始出现回避行为。在下次面对同样的环境时，个体还会感到焦虑，并且程度有增无减。

● **恶性循环 2：羞耻、自责（回避／退缩）**

社交失败常常会让个体自责、感到羞耻。而羞耻和内疚又会让个体更加自责。在下次面对同样的情景时，自责和羞耻又会让个体变得脆弱、易感，更加倾向于责怪自己。

● **恶性循环 3：愤怒、怨恨（攻击／被动攻击）**

羞耻是一种痛苦的情绪体验，这种痛苦可以通过责怪那些比自己更有优势的人而得到减轻。社交焦虑症患者认为，人们对他们苛刻严厉，而且他们也不希望别人关心、在意自己。

对他人的责怪会让个体对他人产生负面的印象，影响个体与他人敞开心扉进行交流，影响社交焦虑症患者与他人发展长久的人际关系。

此循环会让个体产生怨恨、被动攻击行为等，进而带来更具破坏性的人际疏远和退缩行为。

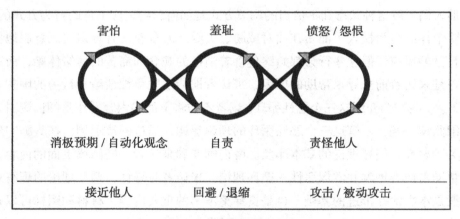

图 2-1　害羞的恶性循环

在这一步中，咨询师要向来访者说明，首先，你们会共同识别负性自动化观念和扭曲的认知观念。其次，共同应对和处理第一个恶性循环，重塑他们的认知，帮助他们改变适应不良的思维方式，建立更具适应性的思维方式。第四、五步的治疗在进一步处理第一个恶性循环的同时，还会关注使来访者不断感到羞耻和自责的第二个恶性循环。与此类似，第六、七步的治疗在继续关注第二个恶性循环的同时，还会着手处理第三个恶性循环，并讨论是哪些因素导致害羞和社交焦虑症患者形成了不合理的自责或责怪他人的倾向，以及是哪些因素导致来访者感到羞耻、行为表现消极退缩、对他人充满怨恨和敌意。

认知重塑

在开始社交技能训练之前，咨询师首先要向来访者介绍认知重塑这一概念。对认知重塑的理解会帮助来访者了解他们的自我挫败倾向，了解他们的自我否定和自我挫败的思维方式（自我挫败是造成个体在社交中行为退缩的主要原因），进而有助于来访者学会有效应对负性思维方式的方法。通过学习应对负性自动化观念及相应的消极预期，来访者能够从自我挫败的窠臼中跳脱出来，由自我挫败转为寻求积极的自我实现，这时，来访者也就成功地攻克了第一个恶性循环。

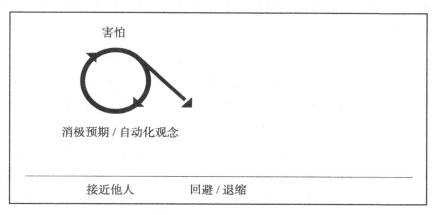

害怕

消极预期 / 自动化观念

接近他人　　　回避 / 退缩

图 2-2　恶性循环 #1：积极应对还是仓皇回避

咨询师可以采用下面的方式向来访者介绍认知重塑这一概念：

认知重塑是认知疗法中一个重要的概念。简单来讲，认知重塑是指改变个体消极的、不合理的、适应不良的思维方式，进而转变个体负性的情绪和行为，让个体变得更积极和更具有适应性。在治疗过程中，我会帮助你识别和应对你的负性自动化观念，建立更积极的、更具有适应性的、更具有自我支持性的思维方式。研究表明，一旦个体的思维方式不再消极，并能以积极的思维方式看待这个世界，个体就会表现出更加积极的行为，痛苦的情绪体验和自我挫败行为就会大大减少，与此同时，幸福感就会得到明显提升。

在平日的临床工作中，接待患有社交焦虑症的来访者时，我一般不使用"不理性"这一说法，而是用"无益"、"适应不良"的说法。之所以这么做是因为对害羞和社交焦虑症患者来说，思维观念的对错与否不是他们应该关注的主要议题。社交焦虑症患者非常善于为他们的消极观念辩护，他们多年来积累下来的消极思维方式让他们形成了为这些消极观念据理力争的能力。在治疗中，咨询师一定要明白，治疗的终极目标并不是评判来访者观点的正误，而是帮助他们摆脱消极的思维方式、情绪和行为。咨询师要帮助来访者认识到这一点，建议来访者想象他们自己应该怎样去支持和鼓励害羞的朋友，进而帮助他们认识到自己的适应不良的思维方式。

现在，请你想象你的一个好友，他正在为一场公开演讲做准备，这场演讲对他来说非常重要。但问题是，你的这个朋友几乎没有公开演讲的经历。想象一下，如果在演讲前，你对你的朋友说："你会忘词儿的，你不知道该说些什么，你看起来傻极了，每个人都知道你很紧张，你的社交能力很差。"这会对你的朋友有帮助吗？你的朋友会有什么感受呢？你的这些话会对你的朋友产生怎样的影响？现在，想象你对朋友说："你正在掌握一项新的技能，熟能生巧，随着你的不断练习，你会表现得越来越好，现在就开始好好准备吧！"

如果是个体治疗，咨询师需要从来访者的恐惧层次结构的下半部分的情景开始，分析来访者在这些情景中的负性自动化观念。来访者在这些情景中的观念可以在社交日志中看到。下表是社交日志的样例，咨询师要注意，来访者的哪些观念是普遍的、能够适用于不同情景的。如果是做团体治疗，咨询师要让所有团体成员对自己在练习情景中出现的负性自动化观念报告一遍。

社交日志样例

日期：　1月4日　　持续时间：　3分钟　　SUDS 水平：　60

是否存在干扰观念？　是

情景：与同事交谈

情绪：　焦虑　　开始于：　我　　结束于　我

结果：−3　　−2　　−1　　0　　+1　　+2　　+3

害羞水平（%）：　60　　愉快水平（%）：　30

对自己想法：我不知道该说些什么，我一定蠢极了。

对他人的想法：他很自信，很聪明。

对他人的感受：我很喜欢他，与他交谈让我感到有些快乐。

附注：和他交往不像我想象的那么困难，但是我还是很紧张，于是便匆匆地结束了交谈，这让我感觉糟透了。

日期：　1月5日　　持续时间：　2分钟　　SUDS 水平：　70

是否存在干扰观念？　是

情景：在超市结账出口处，与收银员谈论天气。

情绪：　焦虑、分心　　开始于：　我　　结束于　我

结果：−3　　−2　　−1　　0　　+1　　+2　　+3

害羞水平（%）：　80　　愉快水平（%）：　60

对自己想法：我感到很尴尬，对方一定认为我是个笨蛋。

对他人的想法：她很友善，长得也漂亮，对待顾客耐心、善良。

对他人的感受：紧张，很有意思。

附注：她并不像我想象的那么冷漠，她的微笑让我们的交流比我期待的要好。但是，我还是不相信她的友好热情，我担心自己是否有些太过热情和冒犯。

接下来，阅读"认知扭曲观念清单"，咨询师可以复印一份给来访者。之后，让来访者大声读出清单上的认知扭曲观念，并分析自己的消极观念符合哪几条认知扭曲观念。通常情况下，来访者的一个消极观念会符合几种认知扭曲观念。例如，"我不知道该说什么"就是过早下结论的典型例子，也属于自我证实观念。如果来访者在交谈中因为一二次较长时间的停顿而感到尴尬，可归属于过度概括化观念，这也是全或无思考方式的例子。全或无的观念让来访者不能忍受自己有一点不完美。此外，来访者真的不知道该说些什么吗？据我治疗害羞和社交焦虑症患者 30 年的经验，在角色扮演中，我从来没有见过一个不知道该说些什么的来访者。

另一个例子是"我看起来蠢极了"。"愚蠢"是来访者给自己贴的标签，这是典型的认知扭曲的例子，是最需要改变但要付出最多时间和努力的。尽管来访者的负性自动化观念可以归属于多类。但是，咨询师要帮助来访者找出他们最典型的认知扭曲观念，这能够帮助来访者意识到，这些习得的负性自动化观念对他们产生的负面影响。当然，咨询师也可以给来访者举两个关于自己的例子以促进来访者理解。

认知扭曲观念清单

全或无的观点。认为事物非黑即白，如果表现稍有些不完美，个体就会觉得自己完全失败了。

过度概括化。过分夸大某一单独负性事件的影响，把一件孤立的消极事件看作永远会持续下去的失败模式。

观点渗透。过分执着于单独负性事件的某一细节，认为自己的整个生活都因此变得很糟糕，就像水杯里滴进一滴墨水，整杯水都会受到影响。

否定积极事件。对正性事件"打折扣"。就算有积极的事情发生，个体还是会用某种理由来支持自己的负面看法，拒绝积极的经历和事物。通过这种方式来维持自己对日常事物的消极信念。

结论草率。即使当时并没有明确的事实来支持自己的结论，个体还是会对事物作出负面的解释。

揣摩他人的想法。个体通常会武断地认为，他人对自己充满敌意、不友善，并且不去查证自己的这种观念。

先知先觉的错误观念。个体经常预测事情会变得很糟糕，并且对此深信不疑，就好像自己的预测已经成为了一个既定的事实一样。

极端化。个体夸大事情的重要性（比如自己的成就或别人的差错），或者把事物贬抑到微不足道的地步（比如自己品格上的缺陷）。

糟糕至极。个体认为一个小错误都会带来极端糟糕的结果。例如，约会请求被拒绝会让个体觉得自己此生注定孤独，或工作上的小错误会让个体觉得自己会被辞退且不会再找到合适的工作。

用情绪推理。用自己的负性情绪来看待整个世界，"我就是这么感觉的，所以它必然就是真实的！"把自己的情绪当作判断的依据。

习惯作"应该"的表述。个体常常作"应该"或"不应该"的表述，就像在做任何事情之前，必须先接受惩罚一样。当这种"必须"和"应该"的表述指向自己时，常常会引发个体内疚的情绪体验；而指向他人时，则会让个体产生愤怒、挫败或怨恨的情绪体验。

标签化和错贴标签。这是一种极端的一概而论的做法。个体不是客观、仔细地分析和描述自己的错误，而是给自己贴上一个负面的标签。例如，"我是个失败者啊！我的表现真的很差劲！"如果个体的错误是由他人造成的，个体也会给他人贴上一个负面的标签，责怪他人。错贴标签的表现是，用情绪化和高度偏激的语言来描述一件事情，而这种描述已不是对事实的描述了。为自己贴标签意味着个体将自己所犯的错误扩大为一个完全消极的自我概念。

归咎于自己。认为是自己造成了负面事件，而实际上个体并不是事件最根本的负责人。这种扭曲的观念是个体负罪感和内疚感的来源。

不适应的观念。个体的想法对其生活无益，无助于个体达成人生目标。

补偿观念。个体常夸大自己的成就，常表现得很擅于社交，并认为自己是最特殊、最成功的。这样的想法能够弥补个体在现实生活中的挫败感和缺陷。

在帮助来访者对他们的消极观念进行归类后，咨询师要和来访者一起浏览"应对负性自动化观念表"（Challenges to Automatic Thoughts，见后页，或在http：//www.newharbinger.com/29163 上下载），让来访者回答表上的问题。如果是团体治疗，咨询师可以找一个来访者进行示范，让团体成员理解如何应对负性自动化观念。

> 你确定自己真的不知道该说些什么吗？请在 1~100 之间勾选你的确信程度。然后告诉我，你有哪些具体的事例支持你的观念。

通常情况下，来访者会报告自己的情绪和感受。这时，咨询师可以指出来访者用情绪推理的倾向。

> 你说，交流过程中的空档让你感到焦虑和尴尬。请注意，"焦虑"描述的是你的情绪状态，"尴尬"是你给自己贴的负面标签。你有没有觉得这是典型的用情绪推理的例子。此外，你有没有注意到，感到焦虑时你的想法是"我感到焦虑，所以我一定不知道该说些什么！"现在，我想请你再认真思考一下，感到焦虑或给自己贴上"尴尬"的标签真的意味着你不知道该说些什么吗？想想这是否也意味着你的情绪影响了你的行为表现？而表现不佳又进一步加深了你的负性观念？在这种情景下，你的认知资源专注在你的不适应观念上，你并没有去了解他人或你们到底有哪些共同点？所以，当你们的交谈很快结束时，这到底意味着你们无话可说，还是只是因为你为了减少焦虑而匆匆结束交谈，而后者是否最终又造成了你的长期焦虑？现在，在我们交流了这么多之后，你有什么想法吗？

除了报告焦虑和尴尬之外，来访者也常会报告一二件有长期空档或找借口早早离开的负性交流事件。这时，咨询师可以向来访者指出这种观念属于过度概括化，并让来访者报告具体事情经过：

> 在过去的两三年里，你与别人说过多少次话？你对我说你没有朋友，但是在工作中，你还是要和同事说话的。所以，我们先推断一下你在一周

内和同事说过几次话。如果你一天和别人说 1 次话，那么一周就 5 次，一个月就 20 次，12 乘以 20，一年就 240 次。那你认为 2 次不成功的谈话对一年至少 240 次的谈话算多吗？其实占的比例不到 1%，几乎是偶然发生的事件。你理解了吗？接下来，让我们分析过去两三年内你和别人的交流互动情况。

应对负性自动化观念表

我确定＿＿＿＿＿＿＿＿＿＿＿＿＿＿＿＿＿＿＿＿＿＿＿吗？

我百分之百确定＿＿＿＿＿＿＿＿＿＿＿＿＿＿＿＿＿＿吗？

我有证据支持＿＿＿＿＿＿＿＿＿＿＿＿＿＿＿＿＿＿＿吗？

＿＿＿＿＿＿＿＿＿会让我＿＿＿＿＿＿＿＿＿＿＿＿＿吗？

还有其他的解释吗？

＿＿＿＿＿＿＿＿＿＿＿＿＿＿＿＿＿＿可能性有多大？

＿＿＿＿＿＿＿＿＿＿＿＿＿＿＿＿＿真的很重要吗？

＿＿＿＿＿＿＿＿＿＿＿＿＿＿＿＿是他人的观点吗？

＿＿＿＿＿＿＿＿真的很重要，如果这一方面的结果不好会让我满盘皆输吗？

这是唯一的机会＿＿＿＿＿＿＿＿＿＿＿＿＿＿＿＿＿吗？

最糟糕的事情是什么？这件事情有多么糟糕＿＿＿＿＿＿＿？

对于来访者报告的他们在一段时间内和他人交流的次数，咨询师要审慎、现实地对待。通常情况下，咨询师会发现，来访者报告的与他人交流的次数很少。因此，咨询师要帮助来访者正确了解和评估他们与他人的交往情况，帮助他们识别自己的认知扭曲观念，以正确地、现实地认识和评价自己与他人的交流。当来访者报告的交流次数很少时，他们也倾向于找各种理由来否定自己的积极经验，如这些谈话是和工作相关的或工作时人们都倾向于友好等。

我认为你的这一想法是否定积极事件的典型例子。你觉得呢？即使你们的谈话是和工作相关的，你有时还会感到焦虑，但尽管感到焦虑，你还是能正常地与他人进行交流。你原本可能会回避所有的交流，但是你没有。所以，我想如果你在工作中都能和他人正常交流的话，这就意味着你也能在其他情景中和他人正常交流，一步一步来，慢慢推进，你会取得意想不到的成功。你觉得呢？

若来访者报告在谈话中有很长时间的空档，双方都沉默无言，他们或对方就快速地结束了这次谈话。他们会用不知道该说什么来解释自己的尴尬。这时，咨询师要问来访者，感到焦虑和尴尬等同于不知道该说些什么吗？还有其他可能的解释吗？一开始，咨询师就要给来访者提供其他可能的解释，如"也许对方感到有些害羞，可能你们两个人中有一个人不想再等下去……"这有助于来访者理解在交流过程中双方都有选择的权利，让来访者意识到自己的自我效能感不足及其他人也有可能不愿意继续交流等。

即使对方看出了你很尴尬，但这又有什么关系呢？他人的看法很重要吗？他的观点就是其他所有人的观点吗？这次交流不顺会让你以后的所有交流都不顺吗？最糟糕的情形是什么样？好，就算你开始躲避他人，回避与他人的社会交往，但这重要吗？之前的交流不顺影响到你现在的状态了吗？你真的一直回避和他人交流吗？你能坚持多久不和他人交流？你说直到要完成家庭任务时，你才逼迫自己去和别人交流。没关系，这个过程又没有多么长的时间。何况你都有勇气来到这里和我交流了。

在处理完来访者的这些负性自动化观念后，咨询师可以让来访者大声说出自己当下对"不知道自己该说什么"这一观念的程度评估。通常来讲，如果咨询师成功地帮助来访者应对了这一负性自动化观念，再次评估的水平会下降50%，来访者还会想到一些双方可以聊的话题。然而，对于扭曲的自我概念（如"我是一个内向害羞、不善于进行社会交往的人"，社交焦虑症或回避型人格障碍患者常持有这种自我观念），来访者再次评估的水平可能只会下降5~10分。因此，咨询师一定要客观、理性地对待治疗的成效，以及来访者做出的改变。咨询师要认识到，在治疗初期，来访者取得的成效势必是缓慢的。治疗是一个逐渐积累的过程。咨询师也要告诉来访者，要改变他们多年来形成的认知方式，并让他们学会新的认知方式是很困难的，是要付出时间和努力的，在此过程中，来访者也会时常再次受到压力等负性情绪的困扰。就像二十多年来我一直用一种方式打网球，现在让我换一种方式自然要花费很长时间一样，而且有时候，我会有意无意地再次按照我原来的方式打球。但是在这个过程中我不会灰心，因为毕竟我有了一种更好的选择，而且通过练习，我相信我一定会掌握这种新的打球方式的。

咨询师还要帮助来访者掌握更加有效和有益的应对情景的方式。如果咨询师能够用来访者的语言和习惯来组织和表达这种应对方式更好。咨询师也要确保应对方式的实用性。如咨询师可以问来访者："你觉得自己对这一情景的回应方式有助于你和他人进行交流吗？"需要咨询师注意的是，不要让来访者练习他们不认同的应对方式。此外，让来访者作肯定的表述。咨询师可以引导来访者说"我可以学习，过去我也曾学会了许多新知识"。不要让他们说"我不想多说些什么了"或"这是不会影响我的情绪的"。咨询师要记住：第一，否定陈述不容易记忆；第二，让来访者合理地看待事实。对于交流不成功，来访者的确需要承担一些责任。以往的负面经验也的确会影响来访者的情绪。来访者必须学会正视这些事实，必须学会忍受这些不适。咨询师要让来访者明白，练习是一个没有付出就没有回报的过程。就像体育锻炼一样，努力付出才是达成理想适应状态的必经之路。在确定好应对方式之后，告诉来访者，练习这种应对方式是他们的家庭任务，需要他们在治疗以外的时间不断地进行练习，以掌握这种积极的应对方式。

相关心理学知识：脱敏

在这一环节，咨询师需要向来访者介绍暴露疗法，即在模拟的社会情景中，让来访者进行角色扮演。这能让咨询师了解来访者在特定情景中的表现、感受和观念。不论是个体治疗还是团体治疗，咨询师都可以按照以下方式来介绍暴露疗法：

接下来，你要在感到害怕和压力的情景中进行角色扮演。这样，你才能学会如何管理自己的焦虑，如何以更加适应的方式减少自己的焦虑。事实上，通过不断地进入让自己感到恐惧的情景，你会发现，你的焦虑可以慢慢地、自动地消除。你也许听说过其他类型的恐惧症，如蜘蛛恐惧症。要战胜对蜘蛛的恐惧，必须逐渐接近蜘蛛（无毒、无害的真蜘蛛），并最终接触蜘蛛，敢于让蜘蛛在自己身上爬来爬去。与蜘蛛恐惧症的治疗相似，患有社交焦虑症的患者也必须逐渐进入让自己备感焦虑和不适的情境，忍受这一过程带来的焦虑和不适，据此认识到这样的情景并没有什么可怕的，并最终逐渐减少自己的焦虑。

在长期患有害羞和社交焦虑症的患者中，个体的负性经验（如被取笑、被他人批评，在众人面前做了丢人的事等）向我们证实了，让我们感到恐惧、焦虑的情景可能很简单，如和他人说话、提出升职要求或提出约会邀请。面对这些恐惧情景，如果我们只是选择退缩，而不去检视这些信念，那么焦虑和担忧就会一直困扰着我们，甚至愈演愈烈。所以我们要逐渐接触恐惧情景，学会忍受这一过程带来的焦虑，直到焦虑最终减少、消失。在这一过程中，我们也会了解到，他人并不总是那么积极主动，但也不一定那么冷漠、充满敌意，这种了解会让我们感觉和他人交往很自在。的确，在我们小的时候，大人常常掌握主动权，有时他们对我们严苛冷漠，与此同时，有些小伙伴也不友善。但是随着时间的推移，随着我们的成长和个性的成熟，我们学会了从他人的角度来看待问题。即便社交情景让我们很失望，但是我们认识到与他人交往是一个长期的过程。即便很焦虑，我们依然能追求理想的社交状态，鼓励和支持自己，寻求咨询师、团体成员和其他人的情感支持。作为成年人，我们能够选择那些友好的人进行交往，就算社会情景不尽如人意，还是可以自信地肯定自己。此外，当开始对恐惧情景进行脱敏时，我们行为的灵活性也会逐渐提高。也就是我们的行为方式会越来越多，所以就能够更加妥善和轻松地应对社交情景。

行为技能训练：暴露疗法

接下来，咨询师告诉来访者要进行第一次暴露疗法。首先，拿出"暴露疗法记录表"（Exposure Simulation Recording Form，见下页，电子版可以在 http：//www.newharbinger.com/29613 上下载）。如果条件允许的话，准备好摄录设备。如果没有摄录设备，可以在咨询室中放一面大镜子，让来访者在镜子前练习，这样来访者就可以在需要的时候通过镜子来监控自己的行为。在模拟情景中，自发、真实地与他人交流是十分重要的，所以，摄录设备和镜子并不是必要的。如果是对个体进行治疗，在来访者恐惧层次结构的中层选择一个情景，这个情景的 SUDS 大约在 50~60。在实际操作中，咨询师通常会选择和陌生人或刚认识的人聊天的情景。告诉来访者，第一次咨询师会和他一起进行暴露疗法。如果在这个过程中，他有什么负性观念，一定要告诉咨询师。咨询师要用黑色圆珠笔在表格中完整记录来访者的负性观念。需要注意的是，咨询师也要记录下来访者在现实情景中的想法，以免模拟情景和现实情景之间的负性观念存在差别。通常情况下，个体在这两个情景中的观念十分相似。如果是团体治疗，咨询师可以在团体中选择一个来访者进行角色扮演示范。在挑选示范对象时，咨询师要注意，这个人的反应模式应该具有代表性，当然，咨询师也可以挑选经常被挑选的那个人。

之后，咨询师需要让来访者了解他们的认知扭曲观念。咨询师要用红色圆珠笔在刚刚记录下的观念旁边，标注这些想法从属于哪些认知扭曲观念。这样，来访者就知道自己最典型的认知扭曲观念是什么了。接下来，咨询师要询问来访者应对负性自动化观念表中的问题，告诉来访者哪些条目与他们的问题关联性最大，并需要他们认真思考。当来访者的负性观念开始松动，并愿意思考其他可能性时，咨询师可以帮助来访者确立更具有适应性的反应方式，以供来访者练习。

暴露疗法记录表

（用黑色笔填写）

来访者：_____ 日期：_____

咨询阶段：_____ 暴露疗法次序：_____

恐惧情景描述：_____

参与此过程的其他人：_____

来访者在此模拟情景暴露疗法中的目标：_____

模拟情景暴露疗法中的适应性反应方式：_____

SUDS 水平记录：

时间间隔	评分
开始	_____
1 分钟	_____
2 分钟	_____
3 分钟	_____
4 分钟	_____
5 分钟	_____
6 分钟	_____
7 分钟	_____
8 分钟	_____
9 分钟	_____
10 分钟	_____

在准备工作完成之后，咨询师和来访者为模拟情景设置具体的目标。例如，"你们可以聊 10 分钟的时间，在这 10 分钟内，你需要问对方两个问题，并告诉他关于你的两条信息。"咨询师要记下来访者在交流中提出问题和交流信息的数量。通常情况下，来访者会多问几条信息。这时，咨询师可以对来访者说："这是你在目标外的额外收获，你可以试着发现这些额外收获和你的目标之间的联系。"此外，咨询师可以简要向来访者介绍一下展开对话的方法：

> 通常来讲，对话可以从对情景的观察（如天气状况或你们共同排的队伍）开始，而且，话题也可以涉及自我信息（如你住在哪、做什么工作）、当下热点事件、电影、各自的兴趣爱好、对事情的观点看法等；接下来，你们可以谈一谈自己的目标、理想和期待；最后，对话也可以深入到你们的世界观和价值观，以及对彼此的看法。在此次的对话练习中，你达成前两三个目标即可，因为我们只模拟初识他人的情景。好，现在用一二分钟时间想一想你的兴趣，如你最爱的电影、书、电视节目、体育活动等。

此时，咨询师也可以向来访者介绍 SOFTEN。SOFTEN 是唐·加博尔在《5 分钟和陌生人成为朋友》一书中提到的概念，指的是通过非言语信息向交流对象传达友情和善意的方法。S 是微笑 Smile 的缩写；O 指的是 Open 开放的姿态；F 指的是 Forward 向前倾；T 是接触 Touch 的缩写，指的是用肩膀和手臂礼貌地与他人接触；E 是 Eye 的缩写，指的是眼神交流；N 是 Nod 的缩写，指的是点头，让对方明白你在倾听并明白他所讲的内容。在角色扮演中，咨询师可以将 SOFTEN 这一缩写及其具体含义贴放在来访者可以清楚看到的地方，这样，来访者就可以一边进行角色扮演，一边参看 SOFTEN 的具体释义。咨询师可以对来访者说：

> 研究表明，当你采取 SOFTEN 行为时，对方会感觉到你的友好，你想要了解他，这有助于你们的交流。现在，请仔细看一遍 SOFTEN 的意思。在角色扮演中，我会把这张表放在旁边，如果需要，你可以随时看一下这张表。SOFTEN 应对害羞十分有效，因为当我们害羞时，常常将手臂交叉

抱于胸前并把身子向后倾以获取一点安全感，害羞也常让我们面无表情，这常被他人解读为我们对他们不感兴趣。

之后，如果咨询师是在做个体治疗，就对来访者说："我会扮演你的对话对象，和你共同完成此次角色扮演任务。"紧接着，咨询师需要向来访者描述恐惧情景："我们在航海课上相识，但是你对我了解并不多。有一天，在上课之前，我们开始了对话，对话的内容主要涉及我们对这门课的看法、选择这门课的原因等，或许我们还可以聊一聊自己的一些信息。"在通常情况下，角色扮演需要站起来进行。但如果来访者觉得坐着聊更舒服或有别的什么理由，也可以坐着进行。如果咨询师认为有必要的话，可以打开录音笔进行录音。在询问并记下来访者的 SUDS 水平之后，让来访者大声读出卡片上的适应性反应方式（咨询师可以在卡片上标注出来以便来访者阅读）。在这些准备工作都完成之后，咨询师就可以和来访者开始对话了。在对话之初，按下秒表以记录时间，每隔 1 分钟，记录一下来访者的 SUDS 水平，并让来访者读出卡片上的适应性反应方式。对于团体治疗，过程是相同的，只不过要从治疗小组中挑选对话对象。

暴露疗法后的总结和反馈

在完成暴露疗法后，咨询师要在表格上记录下来访者每分钟的 SUDS 水平。这样，来访者就可以看到在整个过程中，体会到的焦虑情绪与负性自动化观念之间的关联，也可以感受到新的行为方式（如在谈话空档时主动开始讲话）是如何帮助他们减少焦虑的。在通常情况下，咨询师还要和来访者讨论一下暴露疗法的过程，咨询师可以对来访者说："刚刚进行的就是脱敏治疗过程，随着练习次数的增多，你会发现和对方展开一段对话会变得越来越简单。"但是，有时也会出现，在暴露治疗后，来访者的焦虑水平并没有下降或下降的幅度并不明显。在遇到这种情况时，咨询师要肯定来访者，让他们知道，尽管备受焦虑困扰，他们还是能够忍受焦虑情绪，并顺利完成对话。咨询师可以对来访者说："在如此焦虑的情况下，你都可以表现得这么好！你注意到在这次暴露疗法中，你出现了新的积极的自动化观念了吗？"如果来访者的答案是肯定的，将来访者新出现的观念记录在表格上，并让来访者亲自写下这些积极的自动化观念。

之后，分析来访者在社交互动中表现出来的负性自动化观念：

> 在交流结束后，你有没有产生一些负性自动化观念？有时，这些想法跟自己有关，你可能认为交往中所有的过失都是自己造成的，所有的成功都是对方的功劳。在下一步的治疗中，我们将会分析你的这些观念的归因倾向，以及你对自己的负性观念。一般来说，这些负性观念常在社交后出现，同时还伴随着一些消极的情绪和感受，如受挫感、尴尬或觉得羞耻。在下一步的治疗中，我们将共同探讨如何处理这些负性观念。

接下来，咨询师可以让来访者对刚才模拟交流的过程进行反馈。如果是个体治疗，咨询师要给来访者反馈，告诉来访者你欣赏他们的哪些行为，你认为哪些行为对他们有益，他们还应该再做哪些行为。如果是团体治疗，让扮演来访者交流对象的成员按照这种方式给来访者提供反馈。在这个过程中，咨询师要向来访者传达的信息是社交活动是互动的，是双方共同协商进行的，因此，双方都要对交流的结果负责，双方都有责任让自己和对方在交流过程感到舒适满意。此外，还要向来访者强调，个人喜好存在差异。所以，没有一种适合所有人的行为，来访者不要求全责备。一般来说，来访者通常将他人当作模仿对象，期待他人告诉自己他们的表现是否达到了他人的标准。事实上，每个人都会考虑他人的需求和想法，但每个人也要意识到交流的风格有很多种，呈现自己也有许多不同的方式，如果把对他人需求的考虑控制在一个合理的水平范围内，个体的行为方式就是可以接受的。而社交焦虑症患者和极端害羞的人常常过于在意他人的需求和想法，给他人留下一种他们在交流中"太过用力"的印象。

在我所接触的社交焦虑症患者中，大多数人都不缺少社交技巧，缺少的往往是对这些社交技巧的练习。因此，在治疗中，咨询师要指出他们可以练习、提升的地方，如增加和他人的眼神交流或做出与在角色扮演中程度相当的自我暴露，这对来访者有很大的帮助，但是不要给来访者太多的信息。告诉来访者一二件他们能够做的事情，这样，他们才能慢慢作出调整。

在角色扮演中，如果使用了摄录设备，咨询师可以先给来访者播放他们角色扮演的录像，再询问他们对角色扮演过程的想法。通常来说，来访者会比他们想象的表现得要好。他们对自己的认知时常是扭曲的。即便是看相同的录像，咨询师和来访者之间的看法有时也会存在很大的差异。如果来访者的某些行为还需要提升，咨询师可以使用本步之前提过的应对社会交往情景的策略帮助来访者进行头脑风暴，以想出更多可行的策略。

小结

简要总结这一步的治疗，回顾头脑风暴、认知重塑和脱敏法：

在这一次的治疗中，我们首先讨论了你的家庭任务完成情况。在家庭任务的讨论中，我们使用了头脑风暴帮助你制订社交情景中的行为策略。简单来说，头脑风暴指每个人都进行自由联想，尽可能想出不同的行为策略和方法。不论我们想到了什么，都可以大声说出来，不必在乎想法的好坏，只要不断提供新的想法。之后，我们再从这些想法中，找出适合你的最好的想法。

接下来，回想一下我们今天还做了些什么。你可能还记得认知重塑。所谓认知重塑，其实是一种认知疗法，它通过改变消极观念来减少个体的负性情绪和不适应行为。我们还学习了采用积极的问题解决方法来建立积极的适应性观念。并用这些积极、适应性的观念来代替那些潜藏在我们头脑中多年的负性自动化观念。

在此次治疗中，我们还讨论了脱敏法，也就是逐渐接触让你感到害怕、焦虑的情景，在这个过程中，通过学习忍受焦虑和种种不适，最终达到减少焦虑和不适，并适应这种环境的目的。简单来说，脱敏就是让自己逐渐接触让我们感到害怕的事物，直到我们的焦虑减少为止。

以上这些你都明白了吗？我讲的这些对你有帮助吗？现在，你还有什么问题吗？

来访者的反馈

在来访者反馈环节，咨询师首先要询问来访者的感受。如果来访者提到他们的焦虑感，称他们在角色扮演中依然感到不适。咨询师要告诉来访者，尽管备感压力，但焦虑是一个好的象征，这意味着脱敏开始起作用了。咨询师要告诉来访者，如果他们选择回避或压抑自己的焦虑，脱敏过程就不会起作用。如果来访者表示对此次治疗很满意，认为情景比他想象的要简单得多，咨询师可以通过叙述自己对角色扮演的想法强化来访者的这种正性体验。咨询师可以称赞来访者的表现，肯定他在角色扮演中的勇气和付出。如果咨询师参与了来访者的角色扮演，那么就可以表达自己对交流过程的肯定，肯定来访者的行为。此外，让来访者知道在下次治疗前写下其他可能的想法和反应也十分有益，社交焦虑症患者常常在治疗后才想到关于治疗的一些问题以及其他可能的反应方式，所以让来访者记录下这些问题和想法十分必要。

家庭任务

1. 给来访者一份空白的社交日志表。让他们从自己的恐惧层次结构的下半部分中至少挑选一个情景进行练习。让他们使用社交日志记录自己的观点和感受。

2. 告诉来访者，他们每天都需要练习一种新的社交行为。如主动打招呼，眼神交流，和刚新认识的朋友进行简短的交流或和老朋友长谈。让来访者记录下在接下来的一周内他们在 3 个社交情景中表现出来的负性自动化观念，尤其是带来焦虑的观念。

3. 确定在下周治疗开始之前，来访者至少能够进入 3 个引发焦虑的社交情景中进行练习。如果来访者表示没有这样的情景，咨询师要帮助来访者确定并进入这样的情景。如果来访者不确定自己是否能够进入引发焦虑的情景，进而不愿意去找出这些情景，那么让来访者写下让他们产生这种回避行为的自动化观念。

在家庭任务的布置上，咨询师要确定帮助来访者建立具体、可测的任务目标。例如，约同事出来吃饭；在会议上讲三件事情。其他的还有出去约会、参加感兴趣的课程、表达自己的观点、寻求长者的帮助等。咨询师要告诉来访者，用记事本记录下他们的家庭任务。咨询师也要进行记录，以免来访者忘记。此外，在本周的家庭任务中，来访者需要阅读《5分钟和陌生人成为朋友》一书的第五章和第六章的内容。咨询师要提醒来访者批判性地阅读，这样他们才能在书中找到适合自己的方法。

第四步　归因重塑和暴露疗法

在这一步中，咨询师要向来访者介绍扭曲的归因方式，也就是来访者将社交不顺的责任归因于自己。扭曲的归因方式常出现在社交活动之后。与一般人不同，来访者不会进行自我提升，反而会自我贬损，也就是认为失败是自己造成的，而将成功归因于外在原因。在经历了不顺利的社交经验后，来访者常常会责怪自己，并对此感到羞耻。在这一步中，我们将主要帮助来访者识别、应对他们这种扭曲的归因方式，并帮助他们建立支持性的归因方式。之后，我们将介绍第二次暴露疗法。

监控来访者当下的心理状态

在这一步中，监控来访者当下的心理状态环节的实施步骤，与第三步相同，详见本书第三步相关内容。

设置治疗环节

如果咨询师在做个体治疗，并让助手同来访者进行角色扮演，那么咨询师要确定助手已在等候室等待，或在暴露疗法准备工作进行之前早到几分钟。如果是团体治疗，咨询师可以让团体内的其他成员配合来访者进行第二次角色扮演。

在设置治疗环节，咨询师要告诉来访者，在正式开始今天的治疗之前，首先要审阅一下他们的家庭任务，分析来访者在社交日志中记录的他们在恐惧情景中的消极观念（见第一步）。本周治疗的主要任务是关注来访者在社交情景中的归因问题。在这一次的治疗中，咨询师还要注意，在来访者完成感到恐惧的社交活动后其内心的想法和观念，告诉来访者通过此次治疗，咨询师会帮助他们识别特定的观念和情绪。之后，进行第二次暴露疗法，从来访者恐惧层次结构的情景中挑选一个情景让来访者进行第二次角色扮演。咨询师还要复印一份来访者填写的社交日志以便存档，这样也能让咨询师掌握来访者负性自动化观念的变化。同样，咨询师要整理来访者在每次治疗前填写的害羞问卷，记录来访者不理解或表现退缩的情况。如果在治疗过程中，咨询师能够敏锐地捕捉到来访者的退缩表现，就能注意到来访者的情绪反应和行为之间的关联。对来访者来说，退缩是自动自发的，也许他们并不知道他们在做什么以及为什么这么做。

检查来访者的家庭任务

在检查来访者家庭任务的完成情况时，咨询师首先要询问来访者，在本周的练习中，他们是否注意到自己的负性观念。复制来访者的社交日志，查看来访者在恐惧情景的练习中出现了哪些负性观念。针对来访者练习的恐惧情景，询问他们具体实施了哪些行为，如果来访者的行为策略存在问题，那么和他们进行头脑风暴，帮助他们制订出更多的适应性行为策略。如果来访者没有完成家庭任务，询问在他们想要完成家庭任务时，是哪些负性观念阻止了他们。在通常情况下，来访者会报告至少 1~2 个负性观念。例如，一位女性来访者计划在这一周内至少和 2 位同事各聊天 1 次，每次至少 5 分钟。而当她没有达成这一目标时，她向咨询师报告说："同事们都太忙了，他们的工作任务太多，不想被别人打扰。"遇到这样的来访者，咨询师可以将总任务细分成更小的子任务，以帮助来访者应对这一问题，建立积极的适应性行为。咨询师可以这样告诉来访者：

> 我注意到，你设定了与他人交流的目标，但是在实现目标的过程中，有一些问题让你没有达成这些目标。不要灰心，很多人都会遇到这样的问题。现在，让我们一同想一想在这样的情景中有没有其他可能的选择，以便下次在类似的交流情景中，你不会再出现这样的问题，而是表现得更出色。事先想一个问题来咨询他们，你觉得怎么样？你去他们办公室的走廊里停

留 1 分钟以便他们能看到你，这样怎么样？如果你觉得这样很难，那么和同事碰面时微笑、打招呼，或者至少和他们说一句话，内容可以是天气情况，或者祝他们周末愉快，你觉得这样可行吗？

你有没有注意到在和他人交流时，你头脑中出现的负性观念？如果你注意到了，能告诉我这些负性观念是什么吗？记住我们识别负性观念的方法，采用我们在上次治疗中掌握的更具有适应意义的行为，积极地应对这些负性观念。你也许还可以告诉我，你的这些负性观念归属于哪种认知扭曲观念，通过确认相关问题，你就可以下次在类似的情景中，通过问自己这个问题来识别自己的负性观念，从而避免这些负性观念对你产生负面影响。接下来，让我们一同想一想在这些情景中，更积极、更具有适应性的观念有哪些呢？

在通常情况下，来访者没有完成家庭任务就说明，负性观念对他们的干扰作用还很大，设置的任务目标超过了他们的能力范围。对此，咨询师需要帮助来访者将目标细分为他们能够达成的小目标。例如，咨询师可以建议来访者，在开始时只和同事谈一二分钟即可，内容可以是与工作相关、简单地评论一下对方、祝对方周末愉快或聊一下最近看的电影等。咨询师也可以让来访者自己想一个可以聊的话题，并告诉他们，在下次和同事聊天时，可以从这个话题开始。在平日里，来访者也可以不断练习这个话题，直到他们感到可以顺利地和对方展开聊天为止。对于个体治疗，咨询师可以和来访者对相关情景进行角色扮演。对于团体治疗，角色扮演可以在团体内进行。建议来访者将自己想象成进行行为实验的研究者，通过角色扮演，他们可以看到相关行为是否适合自己。在角色扮演之后，询问来访者更喜欢哪种行为，鼓励他们接受新的行为，帮助他们以积极、开放的态度对待做出的改变和建立的新行为。

概念：识别负性观念、自我贬抑偏向和扭曲的归因方式

咨询师可以按照以下方式向来访者介绍这一部分的内容：

本周，我们的治疗不仅帮助你识别你的负性观念，还将关注你对社交结果的归因问题。例如，我发现在完成上次的家庭任务后，你认为自己需要对交往的不顺利负责。想一想，你需要负全责吗？交往的对方就没有一点责任吗？

相关心理学知识：自我提升与自我贬抑

向来访者呈现"自我提升与自我贬抑偏向的对比表"（见下页），然后给来访者一份此表的复印件。你也可以在 http：www.newharbinger.com/29613 上下载。向来访者解释自我提升偏向：

> 大多数人都有自我提升的倾向，认为成功多是自己所为，而所有的失败都是外在原因造成的。具体来讲，如果人们在某一件事上取得了成功，例如，考试，人们倾向于认为这是因为自己优秀、聪明、有趣、有能力。如果失败了，人们会认为是自己以外的环境因素造成的：考试并不能完全检测出他们的知识水平。人们会将成功归因于内在的、稳定的、一般性的因素，而将失败归因于外在的、特定的、暂时性的因素。例如，在考试这个例子中，人们会解释说失败是因为自己没休息好，或没有做充分准备，考试失败和他们的能力无关。人们将自己的成功归因于可控的因素，将失败归因于不可控的因素。这样，一旦失败，他们就知道自己下次该怎么做、自己还需要再学习哪些内容等。

让来访者思考自我提升的优点。显而易见，自我提升能够激发来访者实现自己目标的动机。自我效能感越高，成功的可能性就越大。

> 接下来，我要介绍一个很有意思的现象。科学家发现，与一般人的自我提升相反，害羞和社交焦虑症患者表现出一种反向的偏向——自我贬抑，即认为失败是自己造成的，而所有的成功都是外在因素带来的。

自我提升与自我贬抑偏向的对比表

	成功	失败
害羞和社交 焦虑症患者	归因于自己以外的其他因素	归因于自己
	外在	内在
	不稳定	稳定
	特定	一般
	不可控	可控
其他人	归因于自己	归因于自己以外的其他因素
	内在	外在
	稳定	不稳定
	一般	特定
	可控	不可控

来访者常常无法意识到自己的自我贬抑偏向。在反思自己在社交活动中的表现后，他们才会注意到自己的这一偏向。咨询师要注意，在向来访者表述时，要用"我们"，因为每个人或多或少都有自我贬抑偏向。自我贬抑是我们每个人在追求目标的道路上都要警惕的一种心理偏向。

事实上，研究表明，在美国历史上女性比男性更倾向于自我贬抑。在其他文化中的研究表明，占主导地位的群体倾向于将失败归因于外因，有着很明显的自我提升倾向；而相对弱势的群体则倾向于内化失败，认为失败是自己造成的。当然，自我提升偏向与文化和社会阶层有很大的关系。有研究显示，西欧白人男性的自我提升偏向十分明显。在竞争激烈、个人主义倾向明显的文化背景下，只有自我提升才能帮助人们维持较强的动机，不懈怠、肯付出帮助人们在激烈的竞争中脱颖而出，并取得成功。而对于东方文化，自我提升偏向并不明显，东方文化更强调集体主义和人与人之间的合作。

接下来，咨询师要让来访者思考自我贬抑偏向对他们的影响。通常情况下，来访者的反应会很强烈，咨询师可以对来访者说：

> 自我贬抑偏向主要发生在让我们感到害羞或焦虑的情景中。在十分熟悉、行为很熟练的情景及觉得十分安全的情景中，我们的自我贬抑偏向表现得并不那么明显。

自我贬抑偏向的存在更突显了进行社会适应训练的重要性。就像在体育锻炼中，只有努力锻炼才能保持健康的体态一样，积极地进行社交技能的学习和训练，才能让来访者达成理想的社论适应状态。通常来讲，来访者都有比较擅长的领域，他们在这个领域中积累下来的成就能够让他们在这个领域中建立信心。在介绍自我贬抑偏向时，来访者也倾向于从自己擅长的领域进行理解，进而否定自己存在自我贬抑偏向。在这里，咨询师要让来访者明确，治疗中提到的自我贬抑偏向，针对的是来访者不擅长的社交情景。告诉来访者，有研究表明，那些认为自己害羞的人常常因为社交失败而自责，并存在很明显的自我贬抑偏向，即将失败归因于自己，并认为成败不由自己控制。不管他人能力如何，来访者都倾向于认为他人更有能力，更能够控制事情发展的结果。

相关心理学知识：恶性循环 2——羞耻与自责

在详细介绍第二个恶性循环之前，咨询师最好和来访者简要回顾一下害羞和社交焦虑症患者的三个恶性循环（见图 2-1），以便来访者有充分的背景信息理解第二个恶性循环。第二个恶性循环是指来访者总是认为社交活动的失败是自己造成的，这大部分是由自我贬抑偏向引起的，这种自责的归因进而又让来访者感到羞耻。

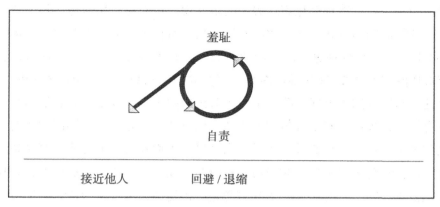

图 2-3　恶性循环 #2：羞耻、自责

负性的自我概念及自我贬抑偏向能够扭曲来访者的理性思考和推理方式。来访者会将社交活动中的任何失败和困难都归因于他们的自卑或能力不足，这会让他们感到羞耻，进而使得他们倾向于回避社交情景。

在这一步的治疗中，咨询师将会和来访者一同讨论如何应对适应不良的思维方式导致的扭曲观念和自责，帮助来访者摆脱自责、羞耻和回避、退缩的第二个恶性循环。

认知技能训练：识别和应对扭曲的归因方式

在这一环节中，首先，咨询师要帮助来访者学会识别和应对他们自身的扭曲的归因风格，这种归因风格常常与羞耻相伴。之后，让来访者自己去识别和应对针对他人的扭曲的归因风格，这种归因风格常常伴随着愤怒、怨恨的情绪。

识别扭曲的归因方式

现在，分发"扭曲的归因方式"（Assigning Responsibility：Distortions）的阅读材料。该材料清楚地概括和总结了不同类型的扭曲归因风格（也可以在http：//www.newharbinger.com/29163上下载电子版）。如果是团体治疗，咨询师可以让来访者大声读此材料。如果是个体治疗，咨询师可以和来访者1人1条地读出该材料。在读完所有材料之后，让来访者思考材料中扭曲的归因方式是否能和来访者负性自动化观念表中的负性观念相对应。用绿色笔写下负性观念对应的扭曲归因方式，从中挑出来访者最具有代表性的负性观念，让他们在0~100上对这个负性观念所隐含的扭曲归因方式进行评分。之后，让来访者使用应对扭曲归因方式表（见前面内容，同样，电子版可以在上述网页链接中下载）应对这个扭曲的归因方式。我们希望应对扭曲归因方式表中的问题能够帮助来访者有针对性地应对和处理他们的扭曲归因方式，但是，对于不同的来访者，有些问题可能不会那么有效。所以，在这里，我们建议咨询师要针对来访者的情况，选择适合来访者的、对来访者有效的问题。通览来访者的负性自动化观念表，在这个表中，早前我们已经用红色笔标出这些扭曲观念的认知方式，现在，我们用绿色笔标出这些扭曲观念的归因风格。例如，"他们会注意到我很紧张，这会让我很尴尬"，这一观点中隐含的扭曲认知观念是"匆匆下结论"，来访者既不知道对方是否注意到自己的紧张，也不知道这是否会带来尴尬，就匆匆得出了这样错误的结论。这一观点也犯了内在归因错误，来访者认为"我们之间出现的任何尴尬都是我造成的"。其实，任何人在初识他人时都或多或少会感到有些紧张。个体与交流对象应对紧张的方式不同，从而导致交流的结果也会有很大的不同。

在团体治疗中，应对扭曲归因方式的方法会更有效。因为在团体治疗中，通过团体互动，团体成员能够了解到，其他成员与自己有相似的扭曲归因方式和羞耻情绪体验。咨询师也可以和来访者分享自己的扭曲归因方式，如果有合作咨询师，也可以让他进行同样的分享。咨询师要让来访者知道，尽管存在扭曲的归因方式，人们依然可以正常地进行社会交往。每个人都有扭曲的归因方式，不在乎它甚至嘲笑它能够帮助来访者成功地应对这些扭曲的归因方式，进而建立积极的、更具有适应意义的归因方式。我在临床经验中发现，当小组成员开始谈论自己的自责经历时，讨论会变得幽默有趣，来访者会惊讶地发现原来每个人都有相似的小题大做、吹毛求疵的经历，这就是我们共有的人性的荒诞性，即所谓的人性的弱点。

扭曲的归因方式

对消极结果的内在归因 vs. 对积极结果的外在归因。例如，"这都是我的错" vs. "这种好事怎么可能轮到我"。个体认为自己要对社交互动受挫负全责。

对消极结果的稳定归因 vs. 对积极结果的暂时性归因。例如，"事情的发展永远都是这样消极、负面" vs. "这次太走运了，下次不会这样了，不用期待"。当社交失败或社交结果没有达到个体的预期时，个体倾向于认为自己将陷入社交失败的死循环，而从没有考虑过诸如疲惫这样的暂时性因素。相反，如果社交结果是积极的，个体则倾向于认为这种结果是偶然的、一次性的，不会长久。

对消极结果的一般性归因 vs. 对积极结果的特定性归因。例如，"失败是很普遍的事" vs. "这次成功纯属偶然"。如果全天都表现不佳，个体会认为这反映了自己的一般情况。然而，如果和他人交往顺利，个体会认为这只是特殊情况。

结果不可控：对积极结果毫无头绪，如果和他人交流顺利，个体不知道为什么会出现这样的结果，也不知道如何再次出现这样的结果。而对消极结果，例如，人们对个体的回应方式和个体的期待不一致，个体则会倾向认为一定是自己表现得不好。

对消极结果的自责 vs. 将积极结果归因于外在因素。例如，"我又搞砸了，我到底怎么" vs. "和他们交流成功是因为他们真的很友好"。 如果人们对个体的回应方式和个体的期待不一致，个体会倾向于认为是自己表现得不好，个体会自责，认为自己是个失败者。而如果交流顺利，个体也不会表扬自己，转而认为是对方很友好。

扭曲的归因方式。自责或责怪他人会让个体很难被他人接受，很难获得社会支持以及和他人的情感联系。

补偿归因。个体认为自己需要对所有事情、所有人负责，因为个体想得到所有人的认同。个体认为只有自己愿意做出改变来解决问题，他人不值得相信或没有足够的能力。在事关自己的利益时，这种想法尤其突出。

负性自动化观念的例子

之前：
- 我不知道该说些什么。
- 我看起来像个傻子。
- 我感到自己荒诞、可笑。
- 如果人们察觉到我很紧张，他们就不会和我交谈。

之后：
- 交流顺利是因为对方很友好。
- 在这个情景中和他人交流很容易是因为这个情景让我感到安全。
- 我没有社交技巧，对方知道该问什么问题。
- 如果他们在现实生活中遇到我，他们一定不喜欢我。
- 在交往中，我需要对咨询师、角色扮演的合作者报告积极的事情。

应对扭曲的归因方式

请参照下面的例子：

> 你告诉我说在和对方交流中会有一大段空档，不知道该说些什么。你说你感觉自己看起来一定像个傻瓜。现在请你思考一下，在上面的自责中，你是否犯了认为自己应对交流负全责的错误呢？难道你不认为你们两个都有责任让交流顺畅，让彼此舒适、感到被接纳吗？在你们的交流中，对方是否也会感到害羞和尴尬呢？你是否认为是自己一贯、稳定的行为方式导致了你们交流的不畅，并且认定这种稳定的行为方式不会让你在任何场景中取得满意的交流效果？在你心中，这些关于自己的反思和批评是否也适用于对方？如果不是的话，为什么你对自己及他人的思考和反应不一样呢？

当帮助来访者应对这些负性的归因方式时，需要咨询师注意的是，要让来访者确立积极的、适应性的反应方式。如果来访者很难做到这一点，咨询师可以帮助来访者确立，但要注意的是，要使用来访者自己的语言，并要保证来访者相信、认同这些反应方式。此外，咨询师还要注意来访者的反应方式是不是积极的、肯定性的。比如，来访者可以说"我对交流成果负有一半的责任"，而不能说"交流好坏与我无关"。

应对扭曲的归因方式表

我确定_____吗?

我百分之百确定_____吗?

我百分之百确定我对_____负全责吗?

我有哪些证据证明_____是我造成的?

我有哪些证据_____?

我有哪些证据我_____?

_____等同于或导致了_____?

还有其他可能的解释吗?

还有可能是_____吗?

我不能够掌控_____的可行性有多大?

_____真的很重要吗?

我的想法或_____想法反映了所有人的想法了吗?

有对待自己或他人不那么严苛、温和些的方式吗?

我会用这种方式对待朋友吗?

_____很重要,以至于我的未来都系于此事的结果吗?

这只是唯一的机会吗?

行为技能训练：暴露疗法

在这一环节中，咨询师会和来访者进行一次新的暴露疗法，来访者需要对自己的恐惧情景进行角色扮演（从恐惧层次结构中选择）。

暴露疗法前的准备

接下来，告诉来访者本周将要进行角色扮演的情景。对将要练习的恐惧情景，咨询师可以参照来访者的恐惧层次结构，选择恐惧程度高于来访者上次练习的恐惧情景，逐层递升练习。也可以询问来访者对上次治疗有什么想法，想要在哪些情景中进行角色扮演。有时，来访者在上次和同事打电话进行简短交谈后，这次他们可能就想约同事共进午餐或出来散步。咨询师可以根据来访者的需求安排角色扮演。暴露疗法采用的情景最好能与来访者现实生活中的情景相重合。

使用暴露疗法记录表，记录下来访者要进行角色扮演的情景。询问来访者的负性自动化观念，用黑色笔记录下这些观念。分析这些自动化观念犯了哪些认知扭曲错误，如"匆匆下结论"，并用红色笔记下。在通常情况下，咨询师会发现来访者的某一负性自动化观念是造成其社交失败的主要原因。如"谈话中一定会有空档，那样，我就不知道该说什么了"、"他们会注意到我很紧张，那样我会很尴尬"，这样的说法隐含的观点是来访者要对谈话负全责，他们有责任打破谈话中的沉默和避免谈话中的尴尬。咨询师也不难发现，来访者经常给自己贴标签，他们不仅认为自己看起来很愚蠢，还认为"其他人会看出我有多害羞，一定认为我是个傻子"。给自己贴的标签的背后是来访者扭曲的自我概念以及对自我的消极认知。这些消极的自我概念在无意识中或多或少地影响着来访者的生活。在下一步的治疗中，我们将着重处理来访者的这些负性观念。

暴露疗法

准备好摄录设备，根据第三步治疗的步骤进行此次的暴露疗法治疗。我们用约同事出来吃饭作为第二次暴露疗法的情景。首先，咨询师要将总目标细化为具体的情景目标，并写在卡片上。针对这个情景，具体的目标应该是和同事开始交谈，并约同事出来吃午餐。再细分具体目标应该是确定见面的日期、时间和地点，和同事交谈时至少问2个问题，以及向同事介绍关于自己的2条信息，以便来访者能够找到与同事共同的兴趣，能够有话题可聊，最终，达成约同事出来吃饭的目标。

由于长期遭受害羞和社交焦虑症的困扰，对于要解决的问题，害羞和社交焦虑症患者常常会半途而废，不能彻底地解决问题。如"什么时候一起出来吃午餐吧？"如果对方表示愿意，社交焦虑症患者常常没有了下文，或等对方来安排。事实上，对方并不了解社交焦虑症患者对他们的期待，而是在等待来访者安排午餐的时间和地点，由此社交焦虑症患者会认为"同事不想和我一起出来吃午餐"。因此，在治疗中，咨询师应要求来访者事前想好吃饭的地点和时间，并确保来访者表现得积极主动一点。

有时，在暴露疗法中，来访者会设定一些大而空或过于困难不可能实现的目标。如"我想让对方感到舒适、愉快"就是大而空的目标。在这个例子中，咨询师要帮助来访者将这个大而空的目标变为可操作化的目标，和来访者一起进行头脑风暴，制订出能够帮助来访者达成目标的行为计划，如微笑、手臂接触等友善行为。不可能实现的目标的例子如"我的目标是和喜欢的人约会"，因为咨询师没有办法让对方随便接受他人的爱意、接受他人约会的邀请，所以，要帮助来访者制订一个现实的目标。另一个不可能实现的目标的例子是"我希望自己能够对演讲感到轻松自如"。尽管我们的治疗对来访者实现这一目标有一定的帮助，但是，期待自己一贯积习的行为能够奇迹般地瞬间发生改变，来访者最终只会一次次受挫而已。总而言之，在治疗过程中，调整来访者的目标，让来访者的目标变得清晰、可测是咨询师必须要注意的问题。

当咨询师和来访者确定了具体目标和适应性归因方式后，就可以开始进行暴露疗法了。如果是个体治疗，咨询师可以让治疗助手配合来访者进行角色扮演，咨询师可以对来访者说：

本周，我将让我的助手配合你进行角色扮演，现在我去叫他过来。在我不在的这段时间里，你可以想一想有什么问题和事情想要告诉我的助手，或者练习适应性的行为方式。

如果助手不是咨询室的工作人员，咨询师最好和他签订保密协议（见下页，咨询师也可以在 http：//www.harbinger.com/29163 上下载）。如果是团体治疗，咨询师可以在组内选择具有代表性的来访者配合角色扮演，或者选择那些需要并能出色达成目标的来访者配合角色扮演。

保密协议

日期：_____

在治疗中，所有的信息，任何文字、图片以及角色扮演的材料，包括但又不限于关于来访者、咨询师助手、咨询师的信息都在本心理咨询室的保密范围内，只供_____（咨询师的姓名）以及和本咨询相关的咨询师在工作时使用。

_____ 助手签名
_____ 咨询师签名

对助手，咨询师要说：

这是咨询保密协议。需要你注意的是，在治疗中发生的任何事情、任何对话和来访者的任何反馈都是完全保密的，都不允许在咨询室外进行讨论。如果你同意该协议，请在这里签上你的名字，谢谢。

今天角色扮演的情景是和同事进行对话。来访者需要练习和同事聊天，并邀请同事出来吃午餐。我们不需要你有什么特殊的表现，只需按照和他人刚认识时正常表现，让来访者完成他的另一半表现即可。如果在聊天过程中出现了空档，可以的话，等来访者先开口说话，或者，重复来访者刚刚说过的话。如果来访者顺利提出午餐的地点和时间，请按照事情的发展作出反应。在此次角色扮演中，我们需要你同意来访者提出的午餐地点和时间。

在角色扮演结束后，需要你对来访者的表现作出反馈。告诉来访者他的哪些行为让你感到舒服，你还期待他再有哪些表现。在反馈环节，我希望你能够和来访者讨论具体的行为，这样他才能够准确地知道你指的是哪些行为。在反馈时，你不需要告诉来访者应该做什么，也不能用绝对的标准判断来访者的社交表现。社交活动因人而异，所以我们关注的是你的个人表现，如果你能按照以下方式和来访者进行交流那就更好了。例如，"你问我对科学小说感不感兴趣，问我喜欢去哪里徒步，我很喜欢这些问题。这些问题让我知道能和你谈些什么，你对我说的哪些内容感兴趣。我还想知道你喜欢读哪些书，如果你能谈谈你的骑车经历就更好了，在谈话中，我感觉骑车对你来说是一段重要的回忆。"你知道该如何做了吗？还有什么问题吗？

回到咨询室后，如果有的话，咨询师要先打开视频摄录设备，再让助手进来。之后，询问来访者的 SUDS 水平，让来访者阅读他的适应性反应清单（在每次角色扮演时，来访者都需要制订一个新的适应性反应清单），在所有准备工作都完成之后，咨询师可以计时，开始进行角色扮演。在正式开始之后，每隔 1 分钟，咨询师都要让来访者报告 1 次 SUDS 水平，并大声读出自己的适应性反应。如果是团体治疗，让合作者告诉来访者他所期待的行为，并按照前文所述指导合作者完成角色扮演任务。

在距离角色扮演结束还剩 10 分钟时，咨询师要示意来访者，让来访者思考还有哪些问题要问。如果来访者还没有提出午饭邀请，提示来访者向交流对象提出具体的时间和地点。如果角色扮演的过程推进得缓慢，我们建议咨询师可以适当延长角色扮演时间，直到来访者提出午饭时间和地点。如果来访者的 SUDS 水平很高，建议咨询师多给来访者一二分钟时间，直到来访者 SUDS 水平稍微有些下降时再结束。能够在来访者 SUDS 水平调整到最低时终止角色扮演是最理想的状态。我们不希望在角色扮演结束时，来访者的 SUDS 水平还是很高，因为这会加深来访者的无助感，让来访者感到治疗很无效，感到自己更无力。如果在 SUDS 水平升高时终止角色扮演，还会加深来访者的回避和退缩倾向。

暴露疗法后的讨论和反馈

咨询师在笔记本上记录下来访者在角色扮演过程中每分钟的 SUDS 水平，这样，来访者会看到自己的 SUDS 水平变化。也许，随着新的挑战和负性观念的产生，来访者的 SUDS 水平会有所反弹，但通过这一步的治疗，来访者的整体 SUDS 水平是会下降的。在暴露疗法后，询问来访者是否产生新的负性自动化观念，尤其是要注意，来访者是否产生了与责任和自我概念相关的新的负性观念。如果有，要记录在本子上，以便之后应对。如果咨询师请助手配合来访者进行角色扮演，询问助手对来访者的看法。在团体治疗中，充当合作者的组内成员也需要给咨询师和来访者提供这样的反馈。

咨询师可以借此机会对比来访者的负性观念和治疗后来访者的反馈。如果咨询师要给来访者反馈，那么，其要求应该和前文对助手反馈的要求是一致的。

如果来访者需要改变某一特定行为，咨询师可以和助手配合来访者进行简单的角色扮演，以便让来访者掌握新的行为。咨询师需要向来访者强调的是，角色扮演是试验性的，因为角色扮演绝不是为来访者提供一个社会交往的标准答案，咨询师和助手也并没有所有的答案。在治疗过程中，需要来访者、咨询师和助手不断地进行头脑风暴，想出具有更适应意义的行为，帮助来访者建立对行为的掌控感。在这里要注意的是，来访者的掌控感是最重要的，咨询师和助手（无论是组内还是组外）都可以根据自己的经验为来访者提供适合不同情景的特定行为建议。此外，要注意讨论无对错之分，角色扮演就是一个"社交沙箱"（social sandbox），身在其中的每个人都在不停地练习、实验。如果是个体治疗，在头脑风暴结束后，要对助手表示感谢，同时，让来访者感谢助手并和他说再见。如果是团体治疗，要对进行配合的组内成员表示感谢。

此外，如果来访者准备好接受下一个挑战，咨询师可以让助手拒绝来访者的午饭邀请。这会让来访者思考新的归因方式，让来访者明白，提出邀请已经达成了目标，取得了成功。这样，来访者也会明白，自己不应该期待能够控制所有社交情景的结果，需要控制的只有自己的行为。随着练习的加深和时间的流逝，来访者的积极经验慢慢增多，他们也会明白没有人会一帆风顺，没有人会在与他人交往的道路上顺风顺水。事实上，研究表明，那些经常约会的大学生的被拒绝率与那些不经常约会的大学生几乎相同，只不过前者提出约会邀请的次数更多。

小结

在这一环节中，咨询师要询问来访者在角色扮演中出现的新的负性自动化观念，并和来访者共同应对这些观念。指出来访者在暴露疗法后出现的扭曲归因，也许来访者感受到的不是焦虑而是更加负性和压抑的情绪，如悲伤、羞耻、尴尬等，这些情绪比焦虑带来的痛苦更大，也会让来访者变得更易感、更抵触类似的交往情景。首先，来访者会激活积极应对 vs.仓皇回避系统，负性观念的积攒、焦虑的不断增强促使来访者落荒而逃，选择回避，进而快速摆脱这样的情景。而落荒而逃虽然能够暂时减少来访者的焦虑，但是在下次接触同样的情景时，会加深他们内心的焦虑和恐惧。这就是害羞和社交焦虑的第一个恶性循环。之后，来访者会进入第二个恶性循环——害羞和自责的恶性循环，与第一个恶性循环相比，第二个恶性循环带来的痛苦能够稍微减轻一些。但来访者还是会陷入悲伤和无助感中难以自拔，而且情绪易感性增加，让来访者不敢想象下次进入该情景的感觉。这也就是为什么我们要重视应对负性归因方式的原因。

咨询师可以对来访者说：

> 在本次治疗结束后，你是否注意到，尽管我和助手对角色扮演的过程都很满意，但你还是产生了一些负性的观念。想一想你接收的反馈，因为我想你可能忽视了你在角色扮演中的出色表现，或让你感到不满的小事占据了你的注意力，你对这些小事的关注超过了对角色扮演积极一面的关注。如果我们总是关注交往中不满、消极的一面，我们就会对交往过程感到失望，也就很容易陷入后悔和难过的情绪中。具有讽刺意味的是，认为自己能力不足能够让我们摆脱焦虑困扰是因为，我们有了合理的理由去回避和人交往，但我们永远没有机会发现我们头脑中的假定和现实生活之间的巨大差异。就像遇到危险就将头插入土中的鸵鸟一样，在它把头插入土里的那一刻，它永远不知道周遭究竟发生了什么。

来访者的反馈

询问来访者在此次治疗中的感受。如果来访者称，他们在暴露疗法中依然感到不适，咨询师在认同、肯定他们的痛苦和不适的同时，也要告诉来访者，尽管备感痛苦，这也还是一个好的迹象，因为这意味着在焦虑和害羞之外，来访者还感受到了其他重要的情绪，这会帮助他们掌握应对不同负性情绪的技巧。就像体育训练一样，不同的项目、移动和伸展需要不同的技巧。在学习足球时，进攻和防守是不一样的，但要想赢得比赛，进攻和防守二者缺一不可。来访者感受到不同的痛苦意味着，他们能够在不同时间和地点有效使用不同的技巧来帮助自己实现目标。强制性地干预来访者的痛苦体验，可能会影响他们对自己负性观念的识别和判断。因为在来访者感受到并向咨询师表达出这些负性情绪之后，他们开始审视自己对自身和他人的想法，所以，咨询师要慎重对待来访者在治疗后的痛苦体验。如果在治疗中，来访者感到满意和开心，说明角色扮演中的恐惧程度没有来访者想象得那么高，此时，咨询师可以通过表达自己的满意来强化来访者的积极体验，帮助来访者应对负性观念，进而减少他们的负性情绪。还要提醒来访者，在下次治疗开始之前，用笔记录下发生在自己身上的事情和相应的行为反应，以便下次治疗时进行讨论。

家庭任务

在此次治疗完成后，让来访者在本周练习识别负性观念，以及这些观念背后的扭曲归因方式和认知扭曲观念。尽管负性归因方式从属于认知扭曲观念，但对于害羞和社交焦虑的来访者来说，识别负性归因方式尤为重要。如果来访者犯了"匆匆下结论"的认知错误，这样的观念也只是假设，可以直接由来访者进行验证，而扭曲的归因方式则不能由来访者进行验证。例如，来访者认为自己不知道该说些什么，但他能找到至少一件可以在谈话中说的事。相反，如果来访者自责，认为交流失败是自己造成的，则没有直接的验证过程。人们对自己的行为都有一个反思的过程。但对害羞和社交焦虑症患者而言，在反思时，他们的偏见会加强，会更加认为自己的行为不完美。反思也会增强来访者的羞耻感，让来访者不愿再尝试进行社交。

帮助来访者制订行为任务。在完成任务的过程中，可能会感受到痛苦、羞耻的情绪，这是由于扭曲的归因方式的存在，他们还是倾向于认为自己要为整个社交活动负责。因此，咨询师要向来访者解释，意识到自己的扭曲归因方式很正常。在感到害羞时，人们都会认为自己需要为整个社交活动负责，而在交流结束之后，根据自己痛苦和羞耻的情绪，人们能够判断出自己是否具有这种扭曲的归因方式。总体来说，对自身情绪的觉察和捕捉能够帮助来访者应对扭曲的归因风格。在开始时，咨询师要帮助来访者应对这些扭曲的归因风格，随着练习的加深和技巧的熟练，最终，要让来访者自己应对。

第五步　归因方式和自我概念重塑

在这一次的治疗中，来访者要学习识别扭曲的自我概念。这些概念是由来访者长期积习下来的对自我的负性观念和扭曲的归因方式造成的。在识别负性自动化观念、归因方式和自我概念后，来访者需要积极应对这些负性观念，并建立积极的、适应性的反应方式。在这一步中，咨询师还要帮助来访者建立具体的行为目标，并进行一次暴露疗法。

监控来访者当下的心理状态

在来访者抵达等候室时，先让他们填写害羞问卷（见第二步）。在此次治疗开始之前，询问来访者在上次治疗之后，是否想到什么问题，是否有什么想法。在这一周内，他们是否遇到什么重大的事情。咨询师可以通过害羞问卷来了解来访者的负性情绪，并告诉他们，这些负性情绪的感受是正常的，是可以通过练习慢慢减少的。要让来访者相信，他们的不适意味着他们还需要更多的练习，在这一步的治疗中，他们将进行更多的练习。

如果来访者表示，他们对上一步的治疗内容还有不理解的地方，咨询师要关注他们的想法和感受。询问来访者，自己还要说些什么能让他们更好地理解，他们还有哪些信息想告知咨询师，需要咨询师理解。

设置治疗环节

在这次暴露疗法中，由谁来配合来访者进行角色扮演及相应的安排与第四步相同。

咨询师要告诉来访者，在此次治疗中，首先要检查他们的家庭任务完成情况。

之后，帮助他们识别、分类和应对他们记录在社交日志上的负性观念。告诉来访者，这一周将继续帮助他们应对他们的负性自动化观念和扭曲的归因方式。此外，还会着重应对他们的负性自我概念，而这是本次治疗的重点。具体来讲，在此次治疗中，咨询师会了解到来访者的负性自我概念；而要识别这些负性自我概念，就要注重让来访者感到害怕的社交情景，来访者的负性自我概念通常会在这些情景中表现出来。当社交情景不尽如人意时，询问来访者是否意识到恐惧和自动化观念之间的关联，是否意识到害羞和负性情绪以及扭曲的归因方式和自责之间的关联。咨询师要告诉来访者，在这次治疗中还需要进行一次暴露疗法，也就是从他们的恐惧层次结构中再选择一个情景进行角色扮演。最后，复印来访者的社交日志，和害羞问卷一并存档。

检查来访者的家庭任务

询问来访者，在上次治疗之后，他们是否有新的想法和问题。检查来访者家庭任务的完成情况，如果来访者仍然存在问题，咨询师要和他们一同进行头脑风暴，想出解决问题的方案。如果来访者没有完成家庭任务，询问他们是否能够想出阻碍他们完成家庭任务的负性观念。咨询师可以用下面的例子帮助来访者识别他们的负性观念。

来访者 A 参加朋友的聚会，聚会上有许多来自不同国家的朋友。A 试图接近一群人，但发现他们正在用希腊语交谈。这时，A 会不由自主地想他不应该去打扰这群人，因为他们想用自己的母语交谈。而当 A 被问到，他在用自己母语（假设是德语）讲话时，有一个新朋友想和他交谈，他会拒绝吗？很显然，A 不会拒绝，他愿意和新朋友交谈。其实，用英语交谈 A 也不会拒绝。这样，咨询师就可以帮助 A 意识到，是自己的自动化观念阻碍了和他人的交流，而这种观念却又是不切实际的。咨询还可以建议 A 用更具有适应意义的观点取代旧有的负性自动化观念，如结识其他国家的朋友很有趣，自己抱有开放、积极的态度，喜欢结识新朋友；那么，其他人也会有同样的态度和表现。

再比如，还是这个来访者，他试图和正在谈话的一男一女进行交流，但是他对这次交流有一点抵触，因为他认为那名男性可能正在追求那名女性，如果他贸然插入他们的谈话，那名男性会很生气。这时，咨询师也可以让他进行换位思考，如果他是那名男性，面对来访者的插入，他是否会生气？A会说："嗯，可能会生气，但不是对人，而是对事，对当下的情景。"来访者也能判断如果交谈友好、顺利，他可以继续礼貌地和他们交流。与此类似，A也不敢和正在谈话的两名女性进行交流，因为他认为这比和一名女性单独交流难多了，但还没等我们深入分析，A就意识到和两名女性一起交流比和一名女性交流简单得多，因为在他感到焦虑不知从何说起时，两名女性总是能找到共同话题聊起来。同时，和两名女性进行交流也让他给人们留下了一个好印象，人们会觉得他善于社交、很友好，不像只和一名女性交流时，总让人感觉他有什么非分之想。

之后，咨询师可以对来访者说：

> 上面的这几个例子，清楚地展示了人们的负性自动化观念是如何阻碍他们与他人交往的。在社交情景中，这些负性观念自动出现，帮助人们规避社交风险，保证人们的安全感。但是，你认为它们的作用大吗？它们能帮助我们规避多少风险呢？你认为与失望、懊恼相比，疏离、孤立带来的痛苦更少吗？对孤立、疏离带来的痛苦程度，请你在0~100之间作出评定。你认为自己能够忍受失望、懊恼吗？同样，也请你在0~100之间作出评定。你给自己忍受失望的评分很低是很正常的，是可以理解的。你需要做的是将自己的评分记录在笔记本上，这样，你就能掌握自己的变化，随着治疗的推进，你会发现你的自信心和自我效能感会显著提升，而这也能帮助你应对交流受挫时的失望和懊恼。

我的另一个来访者（B）想和一名女性交流，但是在他思考开场白的时候，那名女性去了另一间屋子。这是来访者经常犯的一个错误，总是想准备一个完美的开场白，而事实上，有点小缺陷、小瑕疵的人要比那些圆滑、完美的人更招人喜爱。在遇到这种情况时，咨询师一方面可以帮助来访者思考交谈的话题；另一方面要让来访者意识到，他们对聊天话题的苛责是造成他们回避交往的主要原因。与此同时，也要让来访者明白，回避并不能减轻他们的负性情绪，因为回避会让来访者感到孤独，感到被他人拒绝。此外，总是回避社交的来访者也倾向于认为，自己的负性观念就是现实情况的真实写照。

当来访者开始消极思考体会到的消极情绪和感受时，他们只注意交流中消极、负性的一面。比如，抱怨交流情景和交流对象，而这也会进一步让他们产生退缩的行为表现。来访者会认为他人不喜欢他们，但是他们没有意识到，是自己给对方留下了负面的印象，让对方产生了这样的负性观念，是自己让对方变得疏离、冷漠。不幸的是，如果来访者不能意识到，他们是可以关注事情积极、乐观的一面的话，他们的这些消极观念就会进一步加深，他们的情绪体验就会越发的悲观、消极。因此，咨询师应该帮助来访者掌握应对这些负性思维方式的方法，尤其是帮助他们应对那些负性的自我概念。

概念：自我概念扭曲

自我概念扭曲（self-concept distortions）常表现为给自己贴标签。在这一步的治疗中，自我概念扭曲也是来访者和咨询师首先要应对的内容。此外，还要向来访者解释内在自我觉知（private self-awareness，对自我想法和感受的觉知）及其在扭曲的自我概念产生和维持过程中的作用，以帮助来访者认识到应对自我概念扭曲的重要性。

相关心理学知识：内在自我觉知的作用

正如在前言中简要介绍的那样，害羞的个体常常关注自己给他人留下的印象，这也就是巴斯（Buss）提出的"公众自我觉知"（public self-awareness），即注重自己的外在，关注自己给他人留下的印象。与之相对的内在自我觉知是指个体将自己的想法和感受作为关注对象。内在自我觉知并不是一个消极的特质，只是在消极的情绪状况下（如社交情景中的恐惧、羞耻、愤怒），内在自我觉知会让个体倾向于进行自我批评，产生消极、负性观念以及表现出扭曲、不理性的思维方式。内在自我觉知和自责归因风格之间的交互作用，又进一步加剧了个体在社交情景中的自责和羞耻感受。

咨询师要向来访者强调以下几点：

- 内在自我觉知是指个体将自我的想法和感受作为关注的对象。
- 有这种特质的人常常会作出准确的自我评估。
- 然而，在诸如恐惧、羞耻、愤怒等负性情绪下，内在自我觉知会让个体表现出扭曲的自我概念，不能理性地评估他人的反应和行为。
- 随着内在情绪感知及消极观念的增多，来访者的感知也出现了扭曲的现象。

相关心理学知识：自我概念扭曲

举之前的一个例子，如果来访者的负性自动化观念是"我不知道自己该说些什么"，这就是典型的先知先觉错误。再比如，来访者的归因方式存在扭曲，认为交流不顺全部都是自己的责任，而与交流对象无关。这些错误的认知观念和扭曲的归因方式都是自我概念扭曲的表现，都体现了来访者认为自己社交能力不足这样的信息。识别出来访者扭曲的自我概念后，咨询师需要指出隐藏在这些扭曲自我概念背后的负性情绪：

> 你在这里给自己贴上了一个标签，认为自己没有社交能力。这个过程也就是我们所说的形成消极自我概念的过程，即整理信息形成一个对自己消极、负面的判断。在这个过程中，你对自己形成的观念就是我们所说的自我概念扭曲。我们通常意识不到自我概念形成的过程。例如，你说你看起来像个白痴，但你相信你是一个社交白痴吗？

认知技能训练：识别和应对扭曲的自我概念

此次治疗将帮助来访者识别和归类扭曲的自我概念，并告诉来访者应对扭曲自我概念的方法。

识别扭曲的自我概念

让来访者大声读出下面的材料，该材料简洁地向来访者介绍了常见的自我概念扭曲类型（该材料也可以在 http://newharbinger.com/29613 上下载）。用蓝色笔写下来访者扭曲的自我概念。如果来访者有"完美的我 vs. 现实中的我"的观念，那么，只要有一点点表现不好，来访者就会认为自己是个彻头彻尾的失败者。拥有完美主义观念的来访者希望自己能够在所有的社交情景中都表现完美，这对任何人来说都是十分困难的。在应对新情景、练习新行为时，拥有完美主义观念的来访者还很难接受个体表现出的正常曲线变化。他们认为社交能力是天生的，并且相信有人天生擅长社交，不需要任何练习。实际上，咨询师要让来访者知道，使用心理自助书籍帮助自己锻炼社交技能是正常的，是可以接受的。其他人也常常使用这些自助书籍来了解人际交往的秘密，锻炼自己的社交技能。我的一个来访者与其在 MBA 项目中的一个同学曾经组织过一个读书会，在交流中，他惊讶地发现这位同学在上课时十分焦虑不安。在进行课堂报告和回答老师问题时，这种焦虑和不安尤其严重。这样的经验让他明白自己并非唯一一个遭受焦虑困扰的人。此后，他阅读了很多心理自助书籍，并且认真观察了他人的反应方式。通过这种方式，他渐渐地将自己的焦虑和不安调整到正常水平。他还积极寻求他人的反馈，意识到表现不佳并不能否定自己的进步。在 8 周内，他取得了十分明显的进步，那些曾困扰他的不安、焦虑和退缩行为都大大减少了。最重要的是，他对与他人交流的态度和观念发生了改变。就像体育成绩和学业表现一样，社交适应也是来访者应该努力去实现并且能够实现的目标。

咨询师也许会注意到，对于那些长期备受焦虑和害羞困扰的人来说，行为和感受之间并没有很大的关联。他们通常表现得友好、有魅力，能够对他人的情绪感同身受。在那些他们感觉不到恐惧的情景中，在那些他们感到自己被接纳、被信任的情景中，他们有丰富的情绪感受力和对他人的体察力。然而，他们总是认为自己应该在交流中积极主动、对交流结果负责，正是这些不恰当的观念常常让他们感到自责和羞耻。当表现出不恰当的行为时，来访者常常会高估他人对自己的批评。有些来访者，尤其是那些患有回避型人格障碍、情绪感受较敏感的来访者，他们的自我概念常常是羞耻的、自责的，他们常常过分夸大对自己和他人的负性观念和感受，这有点像被害妄想。对于这样的来访者，咨询师最好先对他们进行测验评估，以免他们真的有这方面的问题。随着治疗的推进，咨询师会发现来访者经常高度关注并放大那些消极、负面的情绪和观念。

自我概念扭曲

"不是我" vs."我就是这样"。不管出于什么原因，个体总是否定自己的出色表现以及他人对自己的积极反馈，总是以"不是我"来否认这些积极信息。相反，对于别人给出的消极反馈，个体总是说："当然了，我就这样，我一直就是这样。"

完美的我 vs.现实中的我。个体为自己设置了一系列近乎完美的、难以实现的目标，只有达成这些目标，才能接纳自己。在对待他人时，个体的标准要宽松得多。当个体将对自己的完美标准加诸于他人身上，对他人进行评价时，个体要么会因他人表现出色而感到怨恨，要么因为他人没有达成标准而产生优越感，个体的行为都是充满敌意和攻击性的。

羞耻的自我概念。个体不去关注自己要改变的行为和态度，而是给自己贴上标签，认为自己是个失败者。如果某个人的行为让个体不满，个体就会否定那个人，对他表现出敌意和攻击性。

自责的自我概念。不管在社交中发生了什么，就算有大一群人牵涉其中，个体还是认为自己是造成事情不顺的原因，因此感到羞耻、内疚。在对待他人时，个体表现得粗鲁、冷漠、不回应，让他人感觉不舒服。

适应不良的自我概念。适应不良的自我概念和个体的人格、能力、个性有关，人格、能力和个性的某一方面影响了个体结交朋友、对自己目标的追求。

补偿性的自我概念。尽管相貌平平，个体还是认为自己与众不同，应该享受特殊待遇。如果他人没有做出个体所期待的表现，个体则会责怪他人不懂得尊重。其实这种自我概念是对自己卑下、平庸的补偿性反应。

应对扭曲的自我概念

接下来，咨询师要指导来访者使用"应对扭曲的自我概念表"（Challenges to Negative Self-Conceptualizations）中的问题识别、分类和应对其扭曲的自我概念（见后页，电子版可以在 http://newharbinger.com/29613 上下载）。例如，"你确定自己没有吸引力，总是表现得笨拙、难堪吗？你有哪些证据证明你的这一信念呢？"在通常情况下，来访者会举出一大串消极的感受和难过的经验向咨询师证明。此时，咨询师要注意提醒来访者，警惕用情绪推理的错误，因为来访者的消极情绪对其思维和观念有很大的影响。在害羞诊所中，我们常拿"我感觉，所以我 ＿＿＿＿＿＿＿＿＿＿"提醒来访警惕用情绪推理的错误，因为这个句式和笛卡尔的"我思故我在"很像，所以方便来访者记忆。此外，咨询师要让来访者提供特定的行为证据，当来访者提到一件令他难过的事情后，咨询师要立刻追问，这件事在他和他人的交往活动中发生的次数，这件事有多么普遍。其实，最后来访者会发现，这样的事情发生的次数非常少。

在害羞诊所中，我接诊过一个来访者，他在小时候曾被同学过分地取笑、嘲弄过，这给他留下了很大的心理阴影。尽管到 8 岁时就再也没有人取笑他了，并且近来他也没有遇到过类似被取笑的情况，但每当要和别人接触时，他还是害怕再被别人取笑、嘲弄。在这些年中，他害怕被嘲笑，总是逃避与人交往，这让他一直不知道怎么通过幽默或直接的方式来处理人们的取笑。他甚至分辨不出哪些是友好、亲昵的打趣，哪些是他人觉得他有魅力的幽默玩笑。不过，经过长时间的摸索和不断努力，他最终找到了适合自己的反应方式。我的另一个与他有相似遭遇的来访者也走出了心理阴影，这位来访者常告诉自己："我现在已经长大了，我已经是个成人了，能够妥善处理这些问题。"此外，在临床实践中，我们发现，许多回避型的来访者会经常思考、回忆和再次体会那些在独处日子中独自品尝的孤独和痛苦。对咨询师来说，要肯定和承认来访者在第一次经历这些消极事件时感受到的孤独和痛苦，承认来访者这些年来的恐惧和寻求积极经验的不易，这对治疗十分重要。对来访者的感同身受，才能让来访者更好地敞开心扉，配合咨询师进行治疗。在临床治疗这些回避型来访者的过程中，我发现，当来访者能对过往开怀大笑时，我就可以建议他们练习新的行为了，我会告诉来访者，像回忆、再次体验旧有的经历那样，认真思考、练习新的行为，并告诉他们持之以恒的练习会让他们摆脱焦虑和害羞的情绪，让他们成为社交达人。此时，咨询师需要将来访者的注意力转向更积极、更具适应意义的方向上来，尤其是当来访者确定咨询师能够理解他们的痛苦时，这样做更有效。

帮助来访者思考适应性的应对方式，用黑色笔在本子上记下。在这里我们用"适应性"而非"理性"是因为，也许没有一项行为能够达到"理性"的要求，我们需要考虑的是实用性的问题，咨询师要思考的是，行为方式是否能帮助来访者实现目标，实现他所期待的结果。

上述应对方法可能看上去很琐碎，但是，咨询师一旦真正开始治疗来访者，就能体会到看似琐碎、细微方法的重要性。总有那么一帮来访者（有时甚至会更多）非常善于推理和辩论，善于向自己和咨询师证明新的行为并没有那么好、那么有吸引力，善于以完美的逻辑向咨询师证明他们负性观念的合理性。他们认为自己的负性观念和想法让他们感到安全，所以让这样的来访者放弃他们的负性观念十分困难。对此，我的经验是，不要纠缠于让他们相信治疗的无用功，也不要直接挑战他们的推理，因为这些都是在浪费治疗时间。

与其正面冲突，咨询师不如将精力放在唤起来访者的同理心上：

> 我明白在那些痛苦的经历之后，认为人们还是会取笑自己，认为自己还是会在交往中表现得很尴尬，对我们来说是合情合理的。我也明白尴尬、遭到取笑是很痛苦的事情，但请相信这并不是你、也不是其他人所期待的结果。接下来，让我们用几分钟时间思考下面几个问题：如果是你最好的朋友，你会建议他在与他人交往之前，就认为交往会失败、结果会让他失望吗？你觉得这样的建议对你的朋友有帮助吗？想一想如果告诉他会有所收获；他在其他情景中都表现得出色，在这个情景中同样可以；忍受一时的尴尬、不适能够带来长期的收获，这样对他是不是更有帮助呢？对于那些具有挑战性的社交情景，你能想到一些让你相信的积极事情吗？注意，

这样的事情对你来说要具有现实性，否则你是不会相信的。想一想什么样的信念能够帮助你实现自己的目标？

如果来访者有自责的自我概念（我认为许多来访者都会有），他们通常不会认识到这一点，而这会加剧他们自身的被动性和消极、悲观倾向，这在有退缩行为的来访者身上尤为常见。

应对扭曲的自我概念表

我确定＿＿＿＿＿＿＿＿＿＿＿＿＿＿＿＿＿＿＿＿＿＿＿＿＿吗？

我百分之百确定＿＿＿＿＿＿＿＿＿＿＿＿＿＿＿＿＿＿＿＿＿吗？

我有哪些证据能够证明＿＿＿＿＿＿＿＿＿＿＿＿＿＿＿＿＿？

我有哪些证据能够证明我＿＿＿＿＿＿＿＿＿＿＿＿＿＿＿＿？

我有哪些证据能够证明我不能改变＿＿＿＿＿＿＿＿＿＿＿？

＿＿＿＿＿＿＿＿＿＿＿＿＿等同于或能够导致＿＿＿＿＿＿＿吗？

我的人格特质或基本个性和＿＿＿＿＿＿＿＿＿＿＿＿＿有关吗？

还有其他的解释吗？

我不能控制＿＿＿＿＿＿＿＿＿＿＿＿＿＿＿的可能性有多大？

如果我发现一个自己想要改变的行为，这是否意味着我存在不足、缺陷或能力差？

我认为自己是有缺点、存在不足的吗？

我是天生就社交能力不足吗？对此，我有哪些特定的行为证据呢？

我认为我的朋友是没有能力做出改变的吗？

给自己贴标签能提升个人表现吗？对此，我有哪些特定的行为证据呢？

认为自己的孩子天生不善社交、学习能力不强对他们的社交能力有影响吗？

行为技能训练：暴露疗法

在这一环节中，咨询师首先要和来访者做好准备，进行暴露疗法。

暴露疗法前的准备

在进行暴露疗法之前，咨询师要和来访者决定本周进行角色扮演的情景。和之前一样，咨询师可以从来访者恐惧层次结构中，选择上次情景练习的上一级情景，也可以询问来访者上次治疗后他们是否有什么问题，是否有想要练习的情景。暴露疗法采用的情景最好能将来访者的家庭任务和现实生活勾连起来。

之后，咨询师对来访者说："本周，我们不仅要识别和应对你的负性自动化观念和归因方式，还要着重解决你扭曲的自我概念。"使用暴露疗法记录表（见第三步）详细描述来访者本周要进行角色扮演的情景。第三次暴露疗法的情景可以是和小组成员非正式地讨论一个工作项目。咨询师可以询问来访者："了解完这个情景后，你有什么想法吗？"让来访者将他们的负性自动化观念记录在本子上，先帮助来访者识别错误的认知观念和归因方式，之后，再细致分析他们扭曲的自我概念。与之前一样，用红色笔记下来访者错误的认知观念，用绿色笔记下扭曲的归因方式，用蓝色笔记下扭曲的自我概念。帮助来访者一类一类地分析和应对他们的错误观念，这样他们就能知道不同错误观念之间的差异，以及掌握与每个错误观念相对应的不同的情绪状态。接下来，咨询师要帮助来访者思考适应性的应对方式，这次，咨询师要给来访者充足的时间，让他们想 1~2 个可以在交流中谈的话题。要确定来访者以肯定句式表述自己的反应方式，因为我们需要用这些反应方式应对来访者头脑中负性的思维方式。此外，肯定句式也方便来访者记忆。例如："尽管备感焦虑，我还是能够实现自己的目标。""在感到舒适之前，我会一直在这个情景中练习。""我能够应对自己的负性自动化观念，并练习新的行为。"或简单一些："我能学会。""我之前在其他情景中实现了自己的目标，在社交情景中，我也能够通过练习实现自己的目标。"

暴露疗法

在这一环节中，咨询师要和来访者正式进行暴露疗法。可以参照前几次治疗的步骤来进行此次暴露疗法。首先，确定一个具体明确的目标，在这个情景中，咨询师要求来访者告诉工作小组成员三项关于项目的事情，例如，目标完成的日期，在项目开始前要呈现的相关统计数据，项目中出现的问题及相应的解决方法；需要寻求额外帮助的其他情况；妥善处理这些情况的方法。

当确定好具体目标，并商定好具体的适应性方案后，就可以开始对来访者进行暴露治疗了。如果是团体治疗，选定角色扮演的来访者之后，其他来访者可以扮演工作小组成员，或为了增加角色扮演的真实性，也可以找团体外的人配合来访者进行角色扮演。如果找团体外的人进行角色扮演，咨询师要对来访者说：

> 本周，我将让我的助手配合你进行角色扮演，现在我去叫他们过来。在我不在的这段时间里，你可以想一想有什么问题和事情想要告诉他们，或者练习适应性的行为方式。

如果助手不是咨询工作人员，咨询师最好和他们签订保密协议（见第四步），并且对他说：

> 今天角色扮演的情景是，来访者和工作小组成员就工作项目进行非正式讨论。这不需要你们有什么特殊表现，只需像平时在会议中那样正常表现即可。我的来访者会告诉你们三项关于项目的事情，如目标完成的日期，在项目开始前要呈现的相关统计数据，项目中出现的问题及相应的解决方法。或者在项目中会出现一些特殊情况需要他寻求额外帮助，以妥善处理这一特殊情况。你们只需认真地听他讲，对不明白的地方进行询问，按照你们真的在参加这种会议那样来表现就行。
>
> 在角色扮演结束后，需要你们对来访者的表现作出反馈。告诉来访者他的哪些行为帮助你们理解了该项目，以及他需要工作小组的哪些帮助。你们可以给来访者提一些建议，告诉他怎样说、怎样做会让你们更清楚、

更明白地掌握这些信息。在反馈环节，我希望你们能和来访者讨论具体的行为，这样他才能准确地知道你们指的是哪些行为。在反馈时，你们不需要告诉来访者应该做什么，也不能用绝对的标准判断来访者的社交表现。如果你们按照以下方式和来访者进行交流，那就更好了。例如，"你陈述工作内容的方式我很喜欢，清晰明了。我很高兴你告诉我们还能做些什么让这个项目更好地完成，这会让我们的工作更具有方向性。你询问意见的方式我也很喜欢，这让我很受启发，让我能够从自己的项目中总结经验，为他人提供许多有益的建议。我还想了解更多关于项目的细节，我也希望你能询问小组成员是否有问题，因为，我不知道什么时候该讲我自己的想法，我不知道贸然打断你的讲话是否合适。"你们知道该怎么做了吗？还有什么问题吗？

回到咨询室后，如果有的话，咨询师要先打开视频摄录设备，再让助手进来。之后，询问来访者的 SUDS 水平，让来访者阅读他的适应性反应清单，在所有准备工作都完成之后，咨询师计时，开始进行角色扮演。在正式开始之后，让来访者每隔 1 分钟报告 1 次他的 SUDS 水平，并大声读出自己的适应性反应。在这个情景中，咨询师和助手都要配合来访者进行角色扮演。咨询师可以充当管理者的角色，助手扮演来访者的同事。如果来访者觉得此次暴露疗法情景太简单或太难（SUD 低于 40 或高于 85），咨询师可以根据实际情况进行调整。在实际工作中，我发现，尽管我们使用暴露疗法记录表来详细描述要进行角色扮演的情景，咨询师和来访者还是可能错估情景对来访者的挑战。所以，及时作出调整对整个暴露疗法很重要。例如，如果领导在场让来访者感到压力倍增，咨询师可以扮演来访者熟悉的同事，减少来访者的压力，保证会议的顺利进行。如果情景太过简单，咨询师也可以询问来访者的意见，调整情景直到来访者感受到情景的挑战性。咨询师也可以询问团体治疗的组内成员或角色扮演的助手，如何让情景更具挑战性。有时，面无表情、提出一些质疑或寻根究底，会让来访者感受到情景的挑战性。但咨询师要在角色扮演之前帮助他们掌握应对这些质疑和问题的方法。

治疗后的解释与反馈

在暴露疗法结束后，将来访者的 SUDS 记录下来。如果来访者的 SUDS 水平升高，咨询师要寻找仍然困扰来访者的负性观念，并着手处理这一观念。询问来访者新的自动化观念，尤其是那些与自我概念和责任相关的观念。还要留意来访者对角色扮演合作者的负性观念，尤其是来访者认为合作者在审视自己、评判自己这样的观念。如果来访者没有报告关于合作者的负性观念，咨询师可以询问他们对合作者以及咨询师在角色扮演中的反应有什么看法？如果来访者还是没有报告出任何关于合作者的负性观念，咨询师可以再直接一些，询问来访者在角色扮演中，是否感觉咨询师或合作者在评判他、审视他，以批判、苛刻的眼光看待他。这些负性观念是下一步治疗要着重处理的内容，在下一步的治疗中，咨询师会帮助来访者处理对他人的负性自动观念。

如果请助手配合来访者进行角色扮演，要询问助手对来访者的看法。在团体治疗中，充当角色扮演合作者的来访者也要给来访者这样的反馈。咨询师可以借此机会向来访者对比他们的负性观念和合作者的反馈之间的差异。此外，咨询师也要给来访者反馈。询问来访者是否注意到，在他的负性自动化观念和他实际接收到的反馈之间存在巨大的差异。咨询师要注意来访者否定积极反馈的倾向。咨询师可以借此机会让来访者试着找寻他们的负性自动化观念和他们的情绪之间的联系，以便他们能清楚地知道哪些情绪状态对应着哪些负性观念。

小结

在进行本次治疗的小结时，咨询师可以向来访者再次讲述害羞的第二个恶性循环自责与羞耻，并向来访者解释这个恶性循环和扭曲的自我概念之间的关系。让来访者回顾第四步的第二个恶性循环，询问来访者在角色扮演时，是否产生了新的负性自动化观念，如果有，和来访者一起应对。告诉来访者在暴露疗法之后，如果他们还抱着扭曲的自我概念不放，那么他们感受到的不再是焦虑，而是羞耻，就像在治疗后仍然进行自责的归因一样，这会让来访者感到羞耻。有时，来访者也许意识不到他们扭曲的自我概念，感觉不到羞耻的情绪，但是他们会感到疲惫、退缩、无助。有时会瞬间产生"我做的这一切有什么意义"的无意义感。

咨询师可以对来访者说：

> 在你回家后，我需要你关注自己的想法。尽管我和角色扮演的合作者（组内或是组外成员）都认为角色扮演很成功，很有意义，但是你可能还是会对这次角色扮演和我们的反馈产生一些消极的观念。如果有，请记下来并告诉我。我希望你能记住大家给你的积极反馈，因为多年的经验告诉我，长期遭受害羞和焦虑折磨可能会使你低估在角色扮演中取得的积极成果，你可能不记得积极的事情，反而对让你感到失望或他人没有按照你期待的方式做出回应而耿耿于怀。注意，不管你是否感到失望、难过，不管你是否依然退缩、回避他人，但在真实的情景中，你还是会感到紧张，不愿练习新的行为。长期积习下来的退缩倾向很难一次改变，但我们需要你积极地应对和处理自己的这种退缩倾向。你要付出更多的努力应对自己的负性自动化观念，完成行为任务，现在是治疗的关键阶段，许多人都在此时放弃了（如果是团体治疗，一定要和小组讨论坚持、不放弃以及积极应对的重要性，这样，团体成员就能够判断自己是否有放弃的倾向），我希望你能够坚持下去。
>
> 应对自身的羞耻感和负性观念是一个艰难的过程，这也是许多人中途放弃的原因。这个阶段就像在跑步、骑车、游泳等其他耐力运动中，人们达到了可以忍受的疼痛极限一样。你清楚地知道完成任务十分艰难，而刚刚起步的你，在自我效能感不足、不确定自己能否攻克难关并取得回报之时，是非常脆弱、很容易气馁的，而这也让你认为自己表现不佳。然而事实恰恰相反，你在进步，你表现得越来越好。随着你的不断投入和坚持，你会逐渐意识到负性观念是阻碍你前行的主要障碍，就像你明白你还需要再跑多少米就能实现自己的目标一样，你也会逐渐明晰自己的成果以及已经实现的目标，你会更有方向。这个过程就像学习打网球一样辛苦、艰难，尽管你投入了很多努力，但还是没达成预期的效果，你因此感到难过（这

很正常），认为自己缺乏悟性，于是开始否定自己。其实，接受了暴露疗法，你应该明白，是你的完美主义倾向和一些负性的自动化观念干扰了你的行为表现，所以，你需要接受更多的暴露疗法、社交辅导和技能训练来战胜这些负性观念，建立积极的、适应性的行为方式。事实上，现在你已经在实现理想适应状态的路上了，因为你已经注意到自己要改变的事情。不断的练习和投入也会让你对自己及他人的处境和经历能够充分地理解和感同身受。

来访者的反馈

如果是在做团体治疗，咨询师可以利用剩下的时间再进行一次暴露疗法。如果是在做个体治疗或没有时间的话，可以直接进入到反馈环节。

在反馈环节，咨询师要询问来访者的感受。如果来访者表示自己仍然感到难过、无助，咨询师要帮助他们充分表达这些负性情绪。在他们讲完所有他们想让咨询师知道的内容后，提醒他们可以向他人表达这些感受，甚至向自己表达这些情绪和感受，学会表达和倾诉是社会适应的一部分。告诉来访者，研究表明，那些能够充分表达自己情绪和感受的人比压抑自己情绪的人拥有更健康的情绪状态、更高的幸福感。懂得表达自己情绪和感受的人在实现自己的目标时，有更高的自我效能感。面对具有挑战性的情景时，积极表达自己情绪的来访者能够更长久、更出色地应对自己的负性自动化观念和不适应的行为，能够更有恒心和毅力培养更具有适应意义的思维和行为方式。

此外，随着来访者不断意识到和不断表达自己的消极情绪，他们能够获得许多有用的信息，这些信息能够帮助他们了解自己的需求，以及自己对他人和自我的观念。此外，咨询师要继续和来访者分享自己或其他来访者忍受负性情绪困扰，但通过持续练习达成理想适应状态的经验。如果是在做团体治疗，咨询师可以让来访者分享对信赖的人讲述自己负性情绪的益处，让组内成员分享感同身受地倾听他人谈话的感受。在这样的分享中，即使是很小的例子也会十分有用。咨询师还要提醒来访者，在下次治疗开始之前，用笔记录下发生在自己身上的事情和相关的行为反应，以便在下次治疗时与咨询师分享和讨论。

家庭任务

本周，让来访者继续识别负性自动化观念。让他们对每一个观念从认知、归因和自我概念扭曲三个维度上进行归类。让他们在笔记本上写下这些负性自动化观念，以便在下次治疗前，可以和咨询师一同回顾和翻阅。

接下来，咨询师要帮助来访者设定行为任务，行为任务要包括每天都会发生的日常事件以及一二件重大的、具有挑战性事情。咨询师可以建议来访者参照本次治疗中暴露疗法的情景，例如，来访者可以在组会时作工作报告，或在会议中的任何时间点自发地、非正式地提供一些工作上的最新信息。最后，咨询师可以再用体育训练的比喻让来访者明白，不懈的坚持和持续的投入不仅对身体健康起效，而且对达成理想的适应状态也起效。同样，让来访者阅读《5分钟和陌生人成为朋友》一书的第七章和第八章内容。第七章提供了如何处理尴尬对话的建议，这对所有人来说都有很大的实用意义和参考价值。第八章给来访者提供了结束一场对话的方法。

第六步 应对针对他人的负性归因方式和观念

上一步治疗的主题是，应对来访者在社交情景中对自我的负性观念。与之类似，在这一步中，来访者将主要掌握应对针对他人的负性归因方式和观念。具体来讲，来访者不仅要识别、归类这些负性观念，还要能觉察出与这些负性观念相伴的愤怒、怨恨等负性情绪。在能够准确识别这些负性观念之后，来访者需要积极应对这些负性观念和行为方式，并建立更有适应意义的反应方式，以更宽容的态度接纳他人。在这一步中，还要继续进行一次暴露疗法。

监控来访者当下的心理状态

在这一步中，监控来访者当下的心理状态环节的实施步骤与第五步相同，详见本书第五步相关内容。

设置治疗环节

在这次暴露疗法中，由谁来配合来访者进行角色扮演及相应的安排与第四步相同。

咨询师要告诉来访者，在此次治疗中，首先要检查和分析他们的家庭任务完成情况。之后，帮助他们识别、分类和应对他们记录在社交日志上的负性观念。同样，鼓励来访者思考在完成威胁性的社交情景或挑战性的行为任务时产生的新想法，一种观念是否犯了多种认知扭曲错误。询问来访者是否比之前更能意识到恐惧和自动化期待之间、害羞和悲伤之间以及负性自动化归因和自责之间的关联。告诉来访者，在这次治疗中，咨询师不仅帮助他们应对对自己的负性观念和归因方式，还着重解决他们针对他人的负性观念和归因方式。在此次治疗中，来访者还要进行一次暴露疗法。最后，复印来访者的社交日志，连同害羞问卷一并存档。

检查来访者的家庭任务

在这一环节，首先要询问来访者在上次治疗之后，他们是否有新的想法和问题。记下来访者没有记录在社交日志上的任何其他想法。来访者会经常报告自己的负性情绪，如悲伤、羞耻、尴尬和受挫感，到了这个阶段，来访者也能意识到，伴随对他人的负性观念而产生的愤怒和怨恨的情绪，在接下来的治疗中，咨询师会着重处理来访者的这些情绪。

告诉来访者出现负性情绪是正常的，肯定来访者在识别和应对这些负性情绪时所做的努力。肯定来访者的积极投入，告诉来访者，他们的付出能让他们找到调节自己负性情绪、战胜社交回避行为的有效策略，这对整体治疗的推进也十分重要。告诉来访者，从长远角度看，他们的努力和付出一定会得到回报的，来访者也会逐渐意识到他们曾经多么低估自己。不过，到目前为止，来访者在想到应对消极观念和不恰当行为方式需要积极投入和努力时，还是会感到乏力、气馁，这对患有回避型人格障碍和抑郁症的来访者来说，尤其如此。

在治疗中，一边忍受负性情绪的困扰，一边完成行为任务，这对来访者来说，是最困难、最具挑战性的。而对咨询师来说，鼓励来访者忍受这些困扰和折磨，坚持练习并顺利完成治疗，也是最困难、最具挑战性的。因此，在治疗中，咨询师需要不断地、反复地应对来访者头脑中长期积习下来的、根深蒂固的观念，以免来访者再次陷入负性观念和回避行为的模式中。对每一个咨询师而言，这场治疗都是一个艰难的过程。对我来说也是备感艰辛，但是每当想到那些备受社交焦虑症困扰的大学生，在我的帮助下经历了为期8周的团体治疗之后，不再进行自责式的归因，不再感受到那么多的羞耻，开始妥善应对过去很难应对的情景，开始反思，开始积极应对扭曲的自我概念，我都会感到欣慰。在这里，我还想用体育和健身来作比喻：

- 在网球训练中，如果你最近几年一直在练习一种发球方式，那么要换另一种发球方式你就需要更多的练习和努力。

- 马拉松跑到 37 公里时最辛苦。
- 自行车运动员每周都要进行远距离骑行及高强度的间歇性训练，只有这样，才能提升自己的耐力和适应性，应对比赛中出现的任何情况。

每个人都很难抗拒体育的魅力，因为体育是人生的写照：纪律性、训练、决心、不怕艰难地实现自己目标的意愿。这些要素加在一起，最终会促使一个人走向成功。当一名运动员在克服心理和生理上的压力，达成之前没有实现的目标时，他就超越了自己。这不仅能让他看到自己取得的成绩和自己的潜能，同时还会大大提升他的自信心，激发他再次前行、再次追求自我实现的动机。如果来访者能够意识到，体育锻炼和社会适应之间的相似性（二者都需要训练准备：在体育运动中，运动员要为比赛做训练准备；在日常交往活动中，每个人都要积极练习，以便应对社交情景中的种种挑战），那么，他们就能发现设置目标、练习和纪律性这些因素的重要性，就会更加积极地投入到社会适应训练中。

对那些患有社交焦虑症的来访者，自信心练习就是让他们学会相信自己，相信自己能够完成设定的任务。对来访者来说，应该像对待需要鼓励和肯定的朋友那样对待自己，帮助自己实现目标。咨询师要告诉来访者，即使这个朋友并不完美，但是也需要肯定和鼓励。只要不再执拗于完美主义观念，他们就会发现自己的社交自信提升的很快，自己身上有丰富的社交经验。在治疗中，咨询师会发现一个很有意思的现象：那些消极、悲观的来访者，往往都有着很高的快速治愈的期望，但也很容易对治疗感到失望、沮丧。对这样的来访者，咨询师要纠正他们头脑中追寻完美的观念，转而以学会忍受失望、沮丧的观念代之，这样的转变能更好地帮助来访者实现治疗目标。与由咨询师为来访者设定新的练习情景相比，来访者主动为自己设定的现实任务情景对他们长期目标的实现更有助益，这一点需要咨询师反复向来访者指出。随着治疗的推进，当来访者发现，只要坚持完成任务，就能得到咨询师的支持和肯定；发现咨询师并没有要求他们成为社交专家，他们就会开始像信任咨询师一样信任交往中的其他人。

咨询师一方面要接受来访者的负性情绪，另一方面要继续保持对来访者的期待，尽管他们可能进步得比较慢，但是他们还是进步了。这是对来访者的肯定，这对他们来说很重要，因为这样的接受和期待可能是他们的家人和朋友没有提供给他们的。对来访者存在的问题，咨询师可以为他们设置行为任务、和他们一同进行头脑风暴、制订可能的行为和认知策略，帮助他们建立具有适应意义的反应方式。如果来访者没有完成他们设定的家庭任务，询问他们是否能够发现阻碍他们完成家庭任务的负性观念，促进来访者思考这些观念和回避行为之间的关系。

与之前一样，如果来访者在完成家庭任务环节出现了一些问题，咨询师也可以用头脑风暴的方法，帮助来访者思考行为策略。如果来访者选择向工作小组作报告这一家庭任务，来访者会报告说，他们在他人面前讲话时常常磕磕巴巴、不知所云，讲的内容也常常是准备的内容的一半。对此，咨询师要告诉来访者，他们有很多时间可以进行练习，随着他们在组会上作报告的次数的增加，他们肯定会有理想的表现。告诉来访者这只是第一次练习，出现错误、感到紧张在所难免，随着练习次数的增多，他们会记住更多技巧，会表现得更好。在练习过程中，来访者可以记笔记、在镜子前进行预演或和咨询师进行预演。咨询师可以让来访者先向自己报告一遍，以方便来访者练习和学习。这样的方式也会让来访者发现，他们的表现比他们预想的要好，咨询师也要帮助来访者找到他们在练习中遗漏的重要部分，并告诉他们如何在下次的练习中加上这一部分。

概念：针对他人的负性自动化观念和归因方式

在这一环节中，咨询师要向来访者介绍针对他人的负性自动化观念和归因方式，以及这些观念与不信任、怨恨情绪之间的关联。

相关心理学知识：扭曲的观念及其与不信任和怨恨之间的关系

正如前文所讲，在这一步的治疗中，咨询师仍然要帮助来访者应对他们的负性自动化观念和归因方式及扭曲的自我概念。当然，重点是帮助来访者应对针对他人的负性自动化观念和归因方式。负性自动化观念可能包含许多扭曲的观念，如"我看起来像个傻子"，这样的想法就犯了先知先觉、对互动结果自责归因的错误，也包含有"完美的我"vs."现实中的我"以及羞耻的自我概念。这个观念其实也蕴含着对他人的负性观念和假定。咨询师要注重来访者对他人的想法，并分析这些想法与愤怒、怨恨以及自责归因之间的关系。这也就是第三个恶性循环（回顾第三个恶性循环的内容，请参见第三步）。

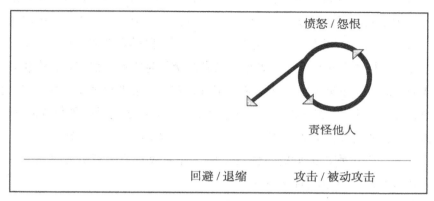

图 2-4　恶性循环 #3：羞耻和愤怒

在识别来访者对他人的负性观念时，咨询师要对来访者说：

> 你说自己看起来像个傻子，也就是说你认为别人会责怪你表现不好，会给你贴标签，认为你是个傻子。这是对他人匆匆下结论的例子。你认为他人给你贴标签，也就是说你认为他人是那种"全或无"的判断者。你认为他人不会为社交活动承担责任，也就是说你在责怪他人。现在，你发现问题所在了吗？你认为他人愿意给人贴标签，这暗含着你对他人存在负性的想法和信念。你真的对他人有负性的观念吗？如果你真的这样认为，你就会不信任他人，对他人产生怨恨的负性情绪。

认知技能训练：识别和应对针对他人的负性观念

在这一环节中，咨询师将帮助来访者识别、归类和应对针对他人的负性观念。

识别针对他人的负性观念

在这一环节中，要让来访者大声阅读下面针对他人的负性观念资料（该材料也可以在 http：//newharbinger.com/29613 上下载），用黑色的笔记下来访者识别出的对他人的负性观念（注意，用红色的笔记下来访者的认知扭曲观念，用绿色的笔记下自责的归因方式，有蓝色的笔记下扭曲的自我概念，用橙色的笔记下针对他人的负性观念。用不同颜色的笔记下不同的观念能够让来访者看出他们最主要的负性观念是什么）。如果来访者的交往对象不是很友好，来访者会倾向于认为他们完全不近人情，他们对社交游刃有余，不理解害羞和社交焦虑症患者的内心感受。此时，咨询师要告诉来访者，研究表明害羞是一种很普遍的情绪，是害怕和兴趣的混合，提醒来访者，他们的谈话对象也有可能感到害羞。

在和来访者识别出他们的负性观念后，咨询师要关注来访者对他人的负性观念，并帮助他们着手应对这些观念。

针对他人的负性观念

"他就是这样的人"vs."我也许误会他了"。个体认为他人在审视和批评自己。当收到积极的反馈时，个体不相信这些反馈，反而认为是他人出于礼貌而已。相反，当他人对个体有消极反馈时，个体认为，毫无疑问他们在给自己贴标签，并认为他人为人苛刻，不理解个体的内心感受。当他人表现折中、没有作出或好或坏的评价时，个体则认为他人不喜欢自己。

完美的他 vs. 现实中的他。要和个体交往，他人必须满足个体设定的完美标准。他们必须百分之百地温和、与人为善及接受个体所做的一切决定。如果他们没有达到上述要求，个体会产生怨恨，对他人充满敌意，有时甚至采取被动攻击行为。个体要求他人必须非常擅长社交，无法接受他人的错误或稍许的害羞表现，批评、指责他人，放弃和他们继续交往并寻找更完美的人。

带着怨恨的情绪界定他人。当他人的行为没有满足个体的要求或惹恼了个体时，个体会责怪他人，侮辱他人是个"笨蛋"。个体不会进行换位思考，不理解他人的观点和感受，不去想是不是有其他一些因素影响了他人的行为表现。他人的表现让个体感到失望后，个体认为他人要么是一个冷漠、不关心他人的人，要么是一个冷血动物、小气鬼。

责怪他人。当社交中出现任何不满意的情况时，个体都会责怪他人不够体贴，不够关心。认为他人粗鲁，没有作出正确的反馈，让个体感到不适。而这样的观念也让个体有借口不和他人发展紧密的人际关系。

对他人的不适应观念。个体认为他人的人格、能力和个性存在问题，正是这些问题让他无法理解和关心个体的需求，影响了双方之间人际关系的发展以及交流互动的效果。

对他人的补偿性观念。个体认为他人一定接受过特殊的治疗或训练，才不会感到害羞；认为社会交往对他人来说是小菜一碟，是不需要付出多少努力的。这种观念是对个体认为他人更有能力、更占优势的一种重要补偿。这种观念与个体认为社会交往是不需要努力就可以获得的想法有关。

应对针对他人的负性观念

在回顾和分析来访者对他人的负性观念及让来访者意识到自己的这些倾向之后，咨询师便可以着手应对这些负性观念了。"应对针对他人的负性观念表"（Challenges to Negative Beliefs About Others）可以帮助来访者有效应对这些负性观念（该材料也可以在 http：//newharbinger.com/29613 上下载）。以下是应对方案的核心问题：

> 我有哪些证据能证明他人比我有能力？
>
> 我有哪些证据能证明他人的身体比我的强壮？
>
> 他人对我苛刻，关注我每一步的行为，企图从中挑出我毛病的可能性有多大？
>
> 有哪些特定的行为证据能证明他人会给我贴标签？
>
> 他人不理解我的可能性有多大？

询问来访者上述问题，尽量让来访者自己回答。如果他们理解起来有问题，咨询师可以向他们解释。在问完所有问题后，咨询师不妨询问来访者，他认为最相关的问题是哪一个。询问来访者是否还有其他的负性观念，如果有，用同样的方式帮助他们应对。帮助来访者建立具有积极、适应意义的反应方式。例如，鼓励他们细思慢想，慎重下结论，告诉来访者除非他人有明确的敌意行为，否则都要假定他人是友好的。

应对针对他人的负性观念表

我确定_____吗？

我百分之百确定_____吗？

我有哪些证据能证明这个人是_____的？

我有哪些证据能证明这个人是不会变_____？

_____等同于或能够导致_____吗？

这个人的人格特质和个性都和_____有关吗？

还有其他可能的解释吗？

这个人不想听或不想妥协让步的可能性有多大？

如果我看到他人的某项行为是我觉得应该改变的，是不是这个人就不值得信任了？

我认为我的朋友没有能力做出改变吗？

我会不由自主地认为我的朋友冷漠无情、不值得信任吗？如果是，我有哪些具体的行为证据？

给某人贴标签有助于我和他的工作吗？对此，我有哪些具体的行为证据？

我的儿子／女儿不值得信任吗？他们没有能力学习，或不愿意学习吗？

我有哪些证据能证明他人的身体比我的强壮？

我有哪些证据能证明他人只是为了向我凸显他的优越感，想占上风？

他人联系我还有什么其他目的吗？

他人对我苛刻，关注我每一步的行为，企图从中挑出毛病的可能性有多大？

给他人贴标签能够改善我们的人际关系吗？

其他人不能理解我的可能性有多大？

行为技能训练

在这一环节中，咨询师要和来访者做好暴露疗法前的准备工作，之后正式开始暴露治疗。

暴露疗法前的准备

在进行暴露疗法之前，咨询师要和来访者一起决定本周进行角色扮演的情景。和之前一样，咨询师可以从来访者的恐惧层次结构中选择上次情景练习的上一级情景，也可以询问来访者上次治疗后他们是否有什么问题及想要练习的情景。暴露疗法采用的情景最好能与来访者的家庭任务和现实生活的情景相关联。之后，咨询师对来访者说：

> 本周，我们不仅会处理你对自己的负性自动化观念、负性归因方式和扭曲的自我概念，还要处理你对他人的负性自动化观念。

接下来，咨询师向来访者描述要进行角色扮演的情景。这个情景是在社交聚会场合，让来访者结识一小群陌生人。这个情景对处理来访者对他人的负性观念有很重要的意义，在这种不确定的情景中，来访者经常会揣摩对方的心理，认为他人苛刻、冷漠。因此，针对这个情景，咨询师要询问来访者出现了哪些负性的自动化观念。将来访者报告出来的观念记下来。如果是团体治疗，让来访者识别对他人的负性自动化观念，对于整个治疗具有是十分重要的推进作用，通过一位来访者的示范，团体内的所有成员都能识别自己的这些负性观念。并且，咨询师帮助来访者练习应对的过程，也给团体内的其他来访者提供了学习和练习的机会。

在来访者识别针对自己的负性观念、负性归因方式、扭曲的自我概念，以及对他人的负性观念的过程中，咨询师应该让来访者首先识别对自己的错误认知观念（用红色笔标注）；其次识别负性归因方式（用绿色笔标注）和扭曲的自我概念（用蓝色笔标注）；最后再识别针对他人的负性自动化观念（用橘色笔标注）。咨询师也要将这些负性的观念记录下来，之后，帮助来访者分别应对这些观念，这样，来访者就能发现这些观念之间的差别，以及与每个观念相关联的特定情绪状态间的差别。在来访者想出一个适应性的应对方式后，咨询师再帮助他们建立更具有适应意义的反应方式。在这一环节中，咨询师还要思考，确定下来的适应性反应方式能够帮助来访者实现目标吗？来访者认同这一反应方式吗？来访者能够大声地、十分确信地说出这一反应方式吗？

暴露疗法

在这一环节中，要正式进行暴露疗法。咨询师可以参照前几次治疗的步骤进行此次暴露疗法。首先，帮助来访者确定一个具体明确的目标。在这个情景中，具体目标是结识一群不认识的人，并和他们交谈 10 分钟及发表 2 个观点。具体的子目标可以是向这群人介绍自己、问 2 个问题、发表 2 个观点或评论。例如，来访者说"我是某某，我听见你提到电影 _____，你喜欢这部电影吗？"观点可以是来访者对电影的评论，或来访者看过的类似的电影。在来访者接触这群人时，建议他们先了解一下这个群体的信息，了解这群人在讲什么，这对他们融入群体有很大的帮助。咨询师可以告诉来访者，可以先和离他最近的人交谈，之后再慢慢深入到这个群体中，这对三个人的群体尤为有效。

当和来访者确定好具体的行为目标和适应性的反应方式之后，就可以进行暴露疗法了。如果咨询师让助手配合来访者进行角色扮演（1 个或 2 个人，在这次暴露疗法中，2 个助手更好一些），可以对来访者说：

> 本周，我将让我的助手配合你进行角色扮演，现在我去叫他们过来。在我不在的这段时间里，你可以想一想有什么问题、有什么事情想要告诉我的助手，或者你也可以练习适应性的行为方式。

如果配合来访者进行角色扮演的不是与治疗相关的工作人员，咨询师要和他们签订保密协议，并告诉角色扮演的合作者：

> 今天角色扮演的情景是和一个小群体交谈，我的来访者会主动结识你们，并和你们进行 10 分钟的并谈。不需要你们有什么特殊的表现，只需按照平时你们第一次与人相识、与人聊天时的正常表现即可。我的来访者会

作自我介绍、了解你们的一些信息并和你们分享他的观点。在你们的交流中，我希望你们能够保证来访者说话的时间大约占三分之一。你们不需要在谈话出现空档时寻找话题，要等来访者先开口说话，至少一半的情况是这样的。

在角色扮演结束之后，你们要给我的来访者作出反馈。请告诉他，他的哪些行为让你们了解他，发现了彼此的共同兴趣。你们可以给来访者提一些建议，告诉他怎样说、怎样做会让你们感觉更舒服，会让你们更了解他，也让他更了解你们。在反馈环节，我希望你们能够和来访者讨论具体的行为，这样他才能准确地知道你们指的是哪些行为。你们不需要告诉来访者应该做什么，也不能用绝对的标准来判断来访者的社交表现。如果你们按照以下方式和来访者进行交流，那就更好了。例如，你们其中一人可以告诉我的来访者："我喜欢你讲述自己闲暇时的兴趣，告诉我们你喜欢悬疑小说。我很高兴你问我们喜欢看什么电影，因为这让我们知道你在认真听我们说话。我还想了解更多你对悬疑小说的看法，想知道你为什么喜欢悬疑小说。"你们知道该怎么做了吗？还有什么问题吗？

如果来访者有想要练习的具体情境，那么在这次暴露疗法中，可以练习来访者提出的情景，并将确定下来的情景告诉来访者及合作者。例如，这是什么形式的聚会，是谁举办了这场聚会（如邻居或共同的朋友），人们怎么来到这里来的。如果想让这个情景简单一些，咨询师和助手可以一同进入角色扮演，因为来访者已经很了解咨询师了。如果咨询师不参加角色扮演的话，可以让来访者自己去认识配合他进行角色扮演的助手，并展开对话。

如果是团体治疗，咨询师可以让多名团体成员参与到角色扮演中来。如果团体很小，可以让团体内所有来访者都参与进来。如果是 8 人以上的团体，咨询师可以邀请 3~4 名组外成员，其余团体成员也都参与进来。其实这个场景很简单，来访者完全可以把角色扮演想象成几个小团体站着聊天的场景。同样，咨询师可以让团体成员向组外合作者展示如何进行角色扮演。具体的角色扮演是容易一点还是困难一点，取决于来访者的能力水平。此外，咨询师可以在角色扮演过程中提醒组外合作者任何来访者可能忘记的事情。

回到咨询室后，如果有的话，咨询师要先打开视频摄录设备，再让助手进来。之后，询问来访者的 SUDS 水平，让来访者阅读他的适应性反应清单，在所有准备工作完成之后，咨询师计时，开始进行角色扮演。在正式开始之后，让来访者每隔 1 分钟报告 1 次他的 SUDS 水平。在暴露疗法后，询问来访者是否产生新的负性自动化观念，尤其要注意来访者是否产生了与他人相关的新的负性观念；注意来访者是否揣度他人的观点，尤其要注意来访者是否认为他人在评判、审视自己。如果来访者没有报告任何这样的观点，询问他对咨询师和助手的回应有什么看法。询问来访者有没有发现，他对他人有一些错误的概括化认识，如觉得他人高人一等、社会交往对他人来说是小菜一碟、他人天生擅长社交等。

治疗后的解释与反馈

让助手或团体成员给来访者提供反馈，咨询师也要给来访者提供反馈。并询问来访者是否注意到在他的负性自动化观念和他实际接收到的反馈之间存在巨大的差异，还可以借此机会让来访者试着找寻他们的负性自动化观念和情绪之间的联系，以便他们能清楚地知道哪些具体状态对应着哪些负性观念。

接下来，咨询师要和来访者一同观看视频录像，指出来访者的优点。如果来访者提出想练习一些新行为，可以让助手和来访者进行简短的角色扮演，这样来访者可以尝试新的行为。当角色扮演完成之后，要谢谢助手，同时，让来访者感谢助手并和他们说再见。如果是团体治疗，并且还有时间，可以选择另一名来访者再进行一次暴露疗法，或者来访者不变，从其恐惧层次结构中向上再选择一个情景进行角色扮演。

小结

在进行小结时，咨询师首先要和来访者再复习一下第三个恶性循环，以及这个恶性循环与对他人的负性观念之间、羞耻和愤怒情绪之间的关系。咨询师要告诉来访者，这个循环展示了愤怒和怨恨情绪会让来访者责怪他人，反过来，责怪他人也会让来访者更加愤怒和怨恨。

询问来访者在角色扮演时是否产生了新的负性自动化观念，如果有，咨询师要和他们一起应对。告诉来访者，在暴露疗法之后，如果他们还抱着对他人的负性观念不放，他们感受到的将不再是焦虑或羞耻，而是对他人的不信任和怨恨，总是认为他人在评价、审视自己。这些情绪会让来访者更加沮丧，在下次遇到这样的情景时，表现得更加不信任，而行为也会更加退缩。接下来，让来访者回顾这三个恶性循环，以及思考他们是如何在这三个恶性循环中循环往复、不能自拔的。首先，"积极应对还是仓皇回避"，这一恶性循环包括出现负性观念、焦虑感上升和逃离情景的倾向。虽然，这些负性的认知、情绪和行为能够减少来访者此时此刻的焦虑，但从长远角度来说，却增加了他们下次面对类似情景时的焦虑感。其次，羞耻与回避的循环，这一循环包括自责。其实，产生自责的想法常常会在短时间内缓解来访者的难过和无助，让他们好受一些，但同样，从长远的角度来讲，这反而会提高他们的敏感性，让他们在下次遇到类似的情景时，感到更加脆弱无助。最后，羞耻和愤怒的循环，包括怨恨和责怪他人。同样，这样的情绪和行为会让来访者的羞耻感在短时间内减少，让来访者感到不那么无力，但是从长远来看，还是会造成来访者和他人疏离。所以，咨询师要帮助来访者调动他们的能量，从消极思维方式的泥沼中脱离出来，开始进行积极的思考，最终达成自己的目标。

咨询师可以对来访者说：

> 在你回家后，我需要你关注自己的想法。尽管我和角色扮演的合作者都认为角色扮演得很成功，很有意义，但是你是否产生了一些消极的观念，如果有，请记下来，试着去识别这些观念。我希望你能记住大家给你的积极反馈，因为多年的经验告诉我，你可能会低估在角色扮演中取得的积极成果，你可能不记得积极的事情，反而对让你感到失望、他人没有按照你期待的方式做出回应或他人激怒你、伤害你的事情耿耿于怀。在通常情况下，我们察觉不到自己对他人回应或揣测他人想法时内心的愤怒，这也是让你感到痛苦、不信任他人和变得孤立的原因。一般来讲，人们还是喜欢与那些宽容、友善的人工作、交流。事实也表明，那些乐于接受他人的人表现得也更出色，更容易取得成功，因为其他人愿意与他们合作。

来访者的反馈

询问来访者在这一步治疗中的感受。如果他们报告在治疗中或治疗后感觉不好，咨询师要接纳和肯定来访者的不适，告诉他们随着他们对自我情绪意识的提升，他们就知道哪些方法能帮助他们应对不同的负性情绪。就像在体育训练中，对于不同的运动项目，有不同的训练方法一样。例如，潜水运动员需要训练他们镇定自若的心态和集中注意力的能力。这样，他们才能在潜水运动中抵御外在压力和内在恐惧的干扰，依据自己掌握的技能完成潜水运动。

学会意识到自己的情绪能够帮助来访者有效地使用情绪调节技术，帮助来访者达成目标。如果来访者能够意识到他们的负性情绪，就会对自己和他人有更深的了解和认识，这样，就能反思对自己和他人的观念。在反馈环节，咨询师可以分享自己或其他来访者忍受负性情绪、实现目标的经验。如果来访者报告自己对角色扮演的经历很满意，认为情景不如他们想象得那么恐怖，咨询师可以借着自己对角色扮演很满意进一步强化来访者的正性体验。咨询师甚至可以告诉来访者，他们的勇气和决心让人备受鼓舞。咨询师要提醒来访者，在下次治疗之前，他们若有新的想法或行为方式，都要用笔记下来。

家庭任务

在接下来的一周内，让来访者继续识别对自己的负性观念。让他们对自己的想法在负性认知、负性归因方式和扭曲的自我概念以及对他人的负性观念上进行归类。让来访者用笔记录下这些观念，这样咨询师就可以在下次治疗时和他一同回顾和浏览这些观念。

咨询师还要帮助来访者设定行为任务。行为任务可以是每天的日常小任务，也可以是需要花费 1 周时间完成的一二件具有挑战性的大任务。参照这一步提供的例子，可以建议来访者首先接触其中有他认识的人的小群体，参与到他们的交流互动中。之后，再慢慢接触陌生人。此外，还可以建议来访者看报纸、杂志和本地新闻，尤其是娱乐新闻和体育新闻，这样他们就有可以和他人交流的话题了。

第七步　应对负性观念的更多方法

在这一次的治疗中，咨询师需要继续和来访者练习识别、归类和应对他们的负性观念和归因方式，以及对自己和他人的负性观念。

监控来访者当下的心理状态

在这一步中，监控来访者当下的心理状态环节的实施步骤与第五步相同，详见本书第五步相关内容。

设置治疗环节

在这次暴露疗法中，由谁来配合来访者进行角色扮演及相应的安排与第四步相同。咨询师要告诉来访者，此次治疗首先要检查他们家庭任务的完成情况。之后，帮助他们识别、分类和应对他们在完成家庭任务的过程中记录在社交日志上的负性观念。告诉来访者，在这次治疗中，咨询师不仅帮助他们应对他们的负性观念和归因方式以及他们对自己和他人的负性概念，还着重解决他们在感觉有威胁的社交情景中或行为任务完成后出现的消极观念。询问来访者是否意识到特定观念和特定情绪之间的联系。之后，从之前确定的恐惧层次结构中选择一个情景进行角色扮演。复印来访者的社交日志，并和害羞问卷一并存档。

检查来访者的家庭任务

在这一环节中，咨询师要先询问来访者，在上次治疗之后，他们是否有新的想法和问题，在完成家庭任务时是否出现了阻碍他们完成任务的消极想法。在此，咨询师尤其要帮助来访者区分自己和针对他人的负性自动化观念。询问来访者产生特定想法时，他们的情绪和感受。当来访者报告自己的情绪和感受时，他们就会明白对自己和他人的负性观念会引发不同的情绪和感受。

概念：对他人的负性观念和怨恨情绪之间的联系

在这一步中，咨询师将继续关注来访者对自己和他人的负性观念，区分这两种观念引发的不同负性情绪。关于自我的负性观念常常和羞耻情绪相关，关于他人的负性观念常常和怨恨相关。

相关心理学知识：关于他人的自动化观念和自我肯定

在这一步中，咨询师要继续关注来访者的负性观念，以及与这些负性观念相联系的第二个和第三个恶性循环中的情绪。在上一步的治疗中，咨询师和来访者回顾了这些恶性循环，了解了使来访者产生并加重这些负性情绪的不适应应对机制，以及来访者负性观念、不适应行为和消极情绪是如何在这三个恶性循环中无限循环的。

在这一步的治疗中，咨询师和来访者主要的关注点是自我肯定，咨询师要用自我肯定帮助来访者有效应对对他人的负性观念，以从第二个和第三个恶性循环中解脱出来，减少他们的怨恨情绪和回避行为。

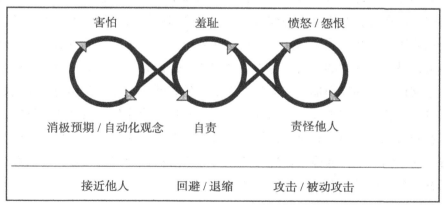

图 2-5　害羞的恶性循环

对他人的负性自动化观念对个体的自我肯定、谈话技巧和回应能力有很大的负面影响。在这一步中，咨询师将帮助来访者探索自我肯定的行为策略，来访者可以在工作、与朋友的相处中使用这一策略。当对他人抱有不合理的负性观念时，如认为他人更有能力或他人很挑剔，来访者是不会肯定自己的。来访者会认为他们的自我肯定是没有意义的，因为他人更占有优势，更有能力。有时，来访者也会认为不值得表明自己的想法和需要，因为他们认为他人不会重视他们的想法，会贬低和嘲笑他们。如果来访者的负性自动化观念认为，他人很有见识、很聪明，他们则会倾向于认为自己很没见识，自己的看法没有价值，也就很少甚至不会提出自己的想法。事实上，来访者分享的观点对帮助他人解决问题、和他人培养积极友善的朋友关系是十分重要的，这在工作情景和私人关系处理上都是如此。

在本书介绍的疗法中，最初几步治疗的情景都是来访者的工作情景，之所以选择这些情景是因为，它们对来访者来说很普遍，很容易确定下来，长时间的社交孤立为咨询师给来访者确定练习的社交情景增添了困难。我认为让来访者与他人发展友谊并在亲密感上取得实质的进步需要的时间，可能不止 8 周或 10 周，也许用时更长，这也是在第三部分介绍社交技能训练的原因之一。在 13 周的双人或小组练习中，咨询师可以借鉴这一步介绍的内容帮助来访者发展亲密的人际关系。练习既可以是来访者和咨询师单独进行，也可以是和其他团体成员进行。有时，在治疗中咨询师会遇到一些回避倾向非常严重的来访者，尤其是在非团体治疗形式的情况下，让这些来访者和他人接触、邀请朋友共同做一些事情是十分困难的。对这些来访者来说，开始时，咨询师只简单要求他们进入社交情景，能够和他人交流就可以了。随着治疗的推进及他们每天接触工作情景的增多，他们不仅会熟悉社交情景，并且会接受和进入这些情景中，而不再感到孤独、疏离。有时，他们还是会回避参与一些活动，但是至少他们愿意待在这些情景中。同样，他们与熟悉的人交流的机会也会增多，他们对交流的话题也会越发得心应手。

认知技能训练：自我肯定和相关行为策略

这一环节将主要向来访者介绍自我肯定的概念和相关的行为策略。

相关心理学知识：自我肯定和相关行为策略

在本环节中，咨询师要向来访者介绍自我肯定的概念以及实现自我肯定的策略。例如，咨询师可以告诉来访者，用行为事例准确地描述需要对方做什么，比含糊陈述想从对方那里获取什么更有效。咨询师可以帮助来访者以积极、乐观的方式组织语言——因为来访者总是很悲观、消极，帮助来访者避免使用责怪或批评对方的语言。告诉来访者让交流对象说明具体行为的具体回馈，对方表现的具体行为对双方的关系有怎样的助推作用，或者简单地向对方提出具体要求，以便促进交往目标的实现。这些行为策略对来访者进行自我肯定都有很大的帮助。

或许，来访者希望练习直接询问的方法，就是直接询问对方希望他们改变哪些特定的行为，询问对方这些行为的哪些方面让他们感到失望和厌烦。具体来讲，咨询师可以建议来访者询问对方需要他们做出哪些改变以改善双方的关系。也可以告诉来访者，接受和肯定对方对某一行为的情绪和感受，尽管来访者可能并不认同对方的观念，但是不能否认对方的感受。同样，如果来访者决定接受对方的批评，咨询师要帮助来访者接受他人的观点，并帮助来访者练习告诉对方，自己是如何最终决定接受这一观点和行为的。

这对来访者来说也许很难，但是在不损害双方关系的前提下接受对方的批评能够提升来访者自我肯定的能力。如果来访者能做到这一点，对方也会如此，也会理性地接受来访者的批评，而不会损坏两人之间的关系。在角色扮演中，随着治疗的推进和来访者接触的社交情景的增多，来访者可以和咨询师练习这一策略。这一策略既适用于个体治疗，也适用于团体治疗。在团体治疗中，咨询师可以先向来访者演示，之后，再让来访者两人一组进行练习。

行为技能训练：暴露疗法

在这一环节中，咨询师要帮助来访者进行暴露疗法前的准备工作，并在一切准备完善之后，进行暴露疗法治疗。

暴露疗法前的准备

在早前的暴露疗法中，来访者已经练习了开始对话以及和他人会面的技巧。因此，在此次暴露疗法中，来访者可以转换情景，对自我肯定进行练习。例如，来访者可以询问谈话对方需要什么，拒绝同事的要求，拒绝老板分配的额外任务。对那些长期备受焦虑和害羞困扰的来访者来说，他们会发现自己很难拒绝同事或老板的不合理要求，因为，工作环境给他们一种剥削、压迫感。在角色扮演前，让来访者仔细描述要扮演的情景、任务的具体性质、寻求帮助的人及其与来访者的关系。

接下来，询问来访者："你认为这个情景的 SUDS 水平是多少？"在通常情况下，来访者不会报告自己的焦虑感，而是报告自己的不适。所以，如果来访者报告的 SUDS 水平只有 50 或更低的话，也不要感到吃惊。这时，咨询师可以换个说法："事实上，也许你没有感到焦虑，你感到的只是一种整体的不适，那么，请你在 0~100 中选择具体的数字报告你感受到的不适有多强？"接下来，继续询问来访者："当你想要说'不'的时候，你会有什么想法？"咨询师要将来访者的这些自动化观念记下来，识别来访者的这些负性观念犯了哪些认知错误。首先识别负性的认知观念，其次是负性的归因方式，最后是关于自己和他人的扭曲观念，如前文描述的一样，使用相应的彩色笔记录下这些观念。例如，当想到要拒绝他人时，来访者头脑中冒出的第一个想法通常是："这个人一定会生我的气；如果我拒绝的话，他一定会找我的麻烦；我不应该让老板失望；如果我拒绝的话，我可能会因此失业；也许我还伤害了这个人的感情；也许这个人会因为我的拒绝而不再喜欢我了；这个人只是想少做点工作而已；他只是想利用我。"咨询师不难发现，在这样的情景中，来访者感受到的更多是内疚而并非羞耻，他们会认为他人也应该十分乐于助人，认为自己的需求和他人的需求没什么不同，认为他人帮助自己是理所当然的。事实上，这些对他人的负性自动化观念反映了来访者对他人动机的怀疑，以及对他人让自己陷入尴尬境地的愤怒，这也是第三个恶性循环的典型反应。

有时，咨询师可以看到来访者的努力，例如，积极寻找能让整个治疗团体感兴趣的事，而并非只是自己感兴趣的事。咨询师要肯定来访者的这些付出和努力，但是也要鼓励来访者关注自己的合理需求，在他人需求和自己需求之间保持平衡。咨询师要提醒来访者，如果他们负荷过大，或因此感到怨恨，接下来他们就会表现得消极、被动。如逃避会议、迟到、退缩等消极、被动行为，这对来访者来讲是十分不利的。

接下来，咨询师从来访者的负性自动化观念中选择 2~3 个进行应对。咨询师应尽量让来访者自问自答，自己完成应对清单中的问题。在这个过程中，咨询师可以帮助来访者思考应对策略，追问他们遗漏下的问题，如"还可能有其他的解释吗？"咨询师要帮助来访者注意到，他人是能够接受和肯定他们具体、清楚的解释的，因为这样能够让对方明白，他们是因为没有时间或还有其他十分重要的工作要先完成，才没有答应他们的要求。当来访者意识到同事还可以寻求其他人的帮助时，他们的不安与不适就会大大减轻。来访者会意识到，在拒绝同事时，他们也会对同事寻求帮助的急切之情感同身受。咨询师要帮助来访者以肯定句式来表述自己的适应性反应方式，例如：

> 同事也许真的需要帮助，而我可能是最明显能够帮助他的人。
>
> 找我而不是其他人帮助他只是因为对他来说，我总是乐于助人，找我帮忙让他感到轻松、方便。
>
> 在完成自己的工作之后再去帮助别人是说得通的。
>
> 通过练习，我能够有效地肯定自己的想法。
>
> 个人目标和团体目标同样重要，我有权去追求和实现自己的目标。

对于上述五种适应性反应方式，咨询师要帮助来访者注意到，前两种主要用来应对那些针对他人的负性自动化观念的，而后三种是用来解决来访者对自己的负性自动化观念的。同样，咨询师也可以和来访者进行头脑风暴，想出更多可以用于工作和社交情景中的其他适应性的反应方式。使用第十步的"自我肯定练习表"帮助来访者确定他们的适应性反应方式。例如，咨询师可以建议来访者列出项目和任务清单、和主管进行有效的沟通、让老板帮助确定最重要的任务等。在这个过程中，要保证来访者确定下来的目标都是可行、可测的。有时，当来访者要应对的情景太复杂、太困难、挑战性太大时，这个情景目标就可以设定为简单地对老板或同事讲提前准备好的话："我需要在今天完成这项任务，所以，我可能不能帮你了，但是你可以试试＿＿＿＿＿＿。"对主管，来访者可以说："我们都认为（或就我理解）这个项目是今天最急迫的项目。那么，我是今天暂时把这个项目搁一搁，先做其他的事情？还是先把这个项目做完，明天在做其他的事情？如果我今天同时进行这两个项目的话，至少要到明天很晚的时候我才能完成这两个项目。"

当咨询师和来访者确定好适应性的反应方式及具体可测的目标后，就可以开始进行角色扮演了。如果有助手配合来访者进行角色扮演，咨询师还要对来访者说：

> 本周，我将让我的助手配合你进行角色扮演，现在我去叫他过来。在我不在的这段时间里，你可以想一想有什么问题，有什么事情想要告诉我的助手，或者你也可以练习适应性的行为方式。

如果配合来访者进行角色扮演的助手不是与治疗相关的工作人员，咨询师要和他们签订保密协议。如果是团体治疗，咨询师可以让进行角色扮演的来访者在团体中挑选反应方式与其相似的团体成员进行角色扮演。或从团体中选择需要进行练习角色扮演并能够出色完成任务的团体成员配合他们进行此次暴露疗法。如果是助手配合来访者进行角色扮演，咨询师要向助手描述即将扮演的情景。无论情景如何，咨询师都可以根据自己对来访者的判断，告诉助手对他在角色扮演中表现的期待。有时，咨询师不妨表述的含糊一些，让助手自由发挥。在本次暴露疗法的情景中，咨询师可以告诉助手他们需要做什么，不同问题该如何回应，以及到要提升情景难度时，你会给他们提示。例如，如果来访者第一次拒绝同事，助手可以接受他们的拒绝。此后，随着练习的推进，面对来访者的再次拒绝时，助手可以和他们争论，抵触他们的拒绝。在来访者对不适情景的 SUDS 水平调整到正常范围后，咨询师也可以建议助手增加和来访者争吵的激烈程度。

暴露疗法

接下来，让助手进入咨询室，打开摄录设备。咨询师对来访者说："请报告你的 SUDS 水平，并大声读出你的适应性反应。"不论是个体治疗还是团体治疗，在暴露疗法中，咨询师可以安排多个角色（如咨询师、同事或主管），让来访者重复练习表达拒绝的行为。与此同时，正如在暴露疗法的准备中我们提到的那样，提升暴露疗法中回应行为的难度，这样来访者就会考虑不同的反应方式。在暴露疗法中，咨询师或助手对来访者的回应方式也要尽可能多做些变化，尽可能为来访者提供更多、更高的挑战。例如，设定截止日期这样的情景，制造两难冲突，让来访者在影响团体任务还是影响自己任务之间作出抉择。如果在治疗中，确定与团体内成员进行角色扮演，在正式开始之前，咨询师可以先让这名来访者进行练习。在实际操作中，咨询师可以先向团体成员演示一遍，之后，再让来访者进行扮演。咨询师要确定来访者至少练习 10 分钟，如果来访者在 10 分钟之前就能确定自己的想法，一则可以让他们再练习一次，二则也可以让他们变换一种方式。在此次角色扮演中，咨询师可以跳过逐分钟核查来访者 SUDS 水平和大声读出适应性行为环节，不打扰他们，以便他们继续练习。

治疗后的解释与反馈

在暴露疗法结束后，咨询师要整理来访者从第一次到这次的 SUDS 水平变化，并告诉来访者：

> 你注意到你的 SUDS 水平升高了吗？你在角色扮演中产生负性自动化观念了吗？你有没有发现一个有意思的现象：一旦产生了负性自动化观念，你的 SUDS 水平就会升高，而一旦你大声说出适应性的反应方式，你的 SUDS 水平又会降下来。有时，当你想要做些冒险的事情或尝试新的行为方式时，你的 SUDS 水平就会急速升高。我需要你清楚掌握自己的 SUDS 水平变化。此外，还需要你注意的是，在开始时，你的 SUDS 水平是 _____，在暴露疗法结束后，你的 SUDS 水平下降了 _____。

通常来讲，SUDS 水平会随着来访者的持续练习而下降，但是这往往也取决于来访者应对的情景的复杂程度。在反馈与解释环节，咨询师询问来访者是否出现了新的负性自动化观念，关注来访者是否出现了扭曲的归因方式及针对他人的负性观念。咨询师可以在发现来访者的负性观念之时就开始应对它们，也可以让来访者把这些负性观念写下来，让他们在下次治疗开始之前自己应对。

接下来，与之前一样，咨询师要和来访者共同观看刚刚进行角色扮演的视频，并让助手或团体成员给来访者提供反馈，并告诉他们反馈的具体要求。咨询师也要给出反馈，并借此机会对比来访者的负性观念和大家对他们反馈之间的差异，以帮助他们更清楚地了解自己。之后，询问来访者对此差异是否感到惊讶。咨询师还可以借此机会让来访者试着找寻他们的负性自动化观念和情绪之间的特定联系，以便他们能清楚地知道哪些情绪状态对应着哪些负性观念。接下来，咨询师和来访者进行头脑风暴，记下想到的新的行为方式。如果配合角色扮演的是团体内的成员，可以让他一同参与头脑风暴，思考不同的应对策略。如果来访者想尝试新的行为方式，告诉来访者可以大声说出这些新的行为方式。如果配合角色扮演的是组外人员，咨询师要让来访者感谢他的合作，并和他道别。

小结

在小结部分，咨询师要和来访者再次回顾害羞的三个恶性循环，以及对他人的负性观念和怨恨情绪与恶性循环之间的关系。要特别注意帮助来访者分析，自我肯定情景中的负性自动化观念和其他情景中的负性自动化观念有什么不同。之后，询问来访者在角色扮演中是否出现了新的负性自动化观念，如果有，咨询师要和来访者一同应对。再次向来访者强调，在自我肯定的情景中，如果他们还是不断反复思考自己的负性观念，那么他们还是会对对方产生怨恨情绪，因为在他们眼中，对方就是想操纵他们，想让他们失败、受挫。此外，需要咨询师注意的是，在角色扮演中，来访者有可能认为自己没有用，没有价值，因此而感到痛苦。他们也有可能认为，自己没有能力改变情景及他人的反应，因此感到悲观失望。对这样的来访者，咨询师要提醒他们思考恶性三循环，提醒他们其负性自动化观念、行为和情绪是如何在这三个恶性循环中循环往复的。

出于这样或那样的原因，来访者也许不会进行自我肯定，但是随着他们不断在不同的情景中进行自我肯定练习，他们最终能够意识到进行自我肯定的原因。咨询师可以告诉来访者：

> 在离开咨询室后，你需要注意，对于角色扮演是否产生了负性观念。在回到家后，需要你关注自己的想法。尽管我和你的合作者都认为角色扮演很成功，很有意义，但是你是否还是对这一过程产生了负面、消极的观念，如果有，请记下来，并试着识别这些观念。我希望你能够记住大家给你的积极反馈，因为多年的经验告诉我，你可能会低估在角色扮演中取得的积极成果。你有可能不记得积极的事情，反而对让你感到失望或他人没有按照你期待的方式作出回应而耿耿于怀。通常来讲，如果对交流结果感到失望、难过，你便会表现得退缩、回避，也就失去了找出问题症结的机会。如果你对他人的反应或你揣测的他人的观点感到愤怒、怨恨、不满意，你就不会主动去搜寻造成问题的其他可能原因，这就会带来不必要的痛苦，也会让你一直不信任他人，一直孤立、和群体疏远。在这里尤其要注意的是，在你感到被他人剥削、欺负时，还会再次感受到这些负性情绪。因此，请记住，在角色扮演中，你和他人的交流和理解可能遇到了问题，但这并不是问题。随着自我肯定和倾听他人的练习的增多，交流和理解中的问题自然会得到解决。通过治疗中的辅导和治疗后的练习，你是能够熟练掌握这些技能的。接下来，我们会在另一半团体成员中再次练习这些技能。

来访者的反馈

在来访者反馈环节，咨询师要询问来访者对这一步治疗的感受。如果来访者报告在治疗中或治疗后感到愤怒，感觉自己表现得不好，咨询师要告诉他们，随着他们对自我情绪意识的提升，他们就会知道哪些技能能帮助他们应对不同的负性情绪。就像在体育训练中，对于不同的运动项目，有不同的训练方法及不同的应对压力和分心的方法一样，在社交训练中也是如此。比如，自行车运动员在不同的赛程中会训练不同的专注方法，只有这样，他们才能专注地使用他们掌握的适合不同赛程的方法。当来访者能够意识到自己的情绪和感受时，他们就能更有效地利用自己的情绪调节技巧帮助自己实现目标。如果来访者能够意识到他们自身的负性情绪，他们对自己和他人都会有更深的了解和认识，这样，他们就可以反思对自己和他人的观念。在反馈环节，咨询师可以和来访者分享自己或其他来访者自我肯定、改变自己不适应观念和行为，进而实现自己目标的成功经验。咨询师要向来访者强调，坚定的信心和不间断的练习是提升社交技能的保证。

对不同的人而言，感知到自己社交技能提升的时间往往是不同的，这主要取决于来访者在自我肯定、自我表达上的经历。如果来访者报告对角色扮演的经历很满意，认为情景不如他们想象的那么恐怖，咨询师可以借助他们对角色扮演很满意进一步强化来访者的正性体验。咨询师还可以告诉来访者，他们的勇气和决心让人受到鼓舞。其实挑战性的情景对来访者来说并不难，我在临床实践中发现，大多数来访者都有勇气应对挑战性的目标，当他们察觉到他人反应中的情感支持，或发现他人并不像他们想象的那样充满恶意、对人苛刻时，他们便会放松下来，不再感到焦虑不适。研究表明，害羞和社交焦虑症患者常常是受人喜欢的，只是当他们不说话、安静沉默时，他们在交流对象的眼里才会是个负担，才会让对方表现出消极、负面的回应。最后，咨询师要提醒来访者，在下次治疗之前，他们若出现新的想法或行为方式，都要用笔记下来。

家庭任务

在这一周内，让来访者继续识别自己的负性观念，让他们对自己的想法在负性观念、归因方式和扭曲的自我概念以及对他人负性观念上进行归类。让来访者记录下自己的负性观念，这样在下次治疗时咨询师就可以和他一同回顾和浏览这些观念。

如果某一观念对来访者产生了巨大的困扰，咨询师要让来访者参照应对清单思考一二个可行的应对方式，在本周治疗结束之前，和咨询师开始应对这一困扰。

此外，咨询师还要帮助来访者设定行为任务，行为任务既可以是每天日常的小任务，也可以是需要花费一周时间完成的一二件有挑战性的大任务。参照这一步提供的例子，在下次治疗前的一周时间内，让来访者至少进行 2 次自我肯定，当然越多越好。咨询师可以对来访者说：

　　在接下来的一周里，你要注意那些尤其强调自我肯定的情景。你要思考想对交流对象说些什么。如果可以的话，将你想好的话说给对方听。如果你做不到的话，至少选择一个情景，并识别当你想象该如何做的时候，你在这个情景中产生的负性观念。任何自我肯定行为，如表达拒绝，提出要求，对对方无理、批评的回绝等，都可以设定为家庭任务，向对方表达一些有争议的观点也可以。通过这次治疗，我希望这些信息能帮助你确定当下最合适的目标。在具体操作时，我们可以通过增加别的任务或提升任务的难度，调整你先前设定的目标，不断提高你的社交技能。

第八步 应对针对他人的负性观念及第三个恶性循环

在这一步中，来访者要继续识别和应对针对他人的负性自动化观念，并回顾第三个恶性循环。在这一步中，咨询师要对来访者再进行一次暴露疗法。

监控来访者当下的心理状态

在来访者抵达等候室时，先让他们填写害羞问卷（见第二步）。在此次治疗开始之前，咨询师要询问来访者在上次治疗之后，他们是否有什么问题，是否产生了新的想法，最近是否遇到了与治疗相关的重大事情。咨询师可以通过害羞问卷了解来访者的负性情绪。如果来访者表示，在上一步的治疗中，他们还有些地方没有理解，咨询师要关注他们的想法和感受。如果是在做团体治疗，让团体成员关注他们共同的问题，并对这些共同的问题进行头脑风暴，想出让来访者可以清楚表达自己的方式，或直接向咨询师倾诉的方法。

设置治疗环节

在这次暴露疗法中，由谁来配合来访者进行角色扮演及相应的安排与第四步相同。

咨询师要告诉来访者,在此次治疗中，首先要检查他们的家庭任务完成情况。之后帮助他们识别、分类和应对他们在进入恐惧情景时记录在社交日志上的负性观念。在这次治疗中，咨询师不仅会帮助他应对他们的负性观念、归因方式以及扭曲的自我概念，还会着重解决他们身上的第三个恶性循环，对他人的负性自动化观念以及怨恨和愤怒的情绪。询问来访者是否更能意识到恐惧和自动化期待之间的关联，是否更能意识到害羞和悲伤、负性自动化归因和自责之间的关联。之后，从之前确定的恐惧层次结构中选择一个情景让来访者进行角色扮演。复印来访者的社交日志，并和害羞问卷一并存档。

检查来访者的家庭任务

咨询师要确定来访者一周完成多少次行为任务，判断他们的评估是否和你的评估相匹配。咨询师要让来访者明白，研究表明，一周进行 3~4 次暴露疗法是保证治疗有效的最低限度。就像体育锻炼一样，在体育锻炼中，一周 3~4 次锻炼才能保证身体健康，维持良好的身材，社会适应训练也同样需要练习次数的保证。用体育锻炼来比拟社会适应训练非常合适，每周 3 次以上的体育锻炼才能够保证个体良好的身材和强健的体魄。同样，对来访者来说，咨询师要告诉他们，每天都积极地进行暴露疗法练习，而不是仅仅完成一周 3 次的练习底线，他们的社会适应性才能得到显著的提高。尤其是现在，随着来访者的社交技巧越来越熟练，咨询师就要思考让来访者进行间隔练习的必要性。咨询师可以建议来访者先练习一些简单的情景，然后再继续练习一些或简单或具有一定挑战性的情景，让他们努力练习对自我的肯定。

如果来访者不愿意尝试新的行为，或不愿意应对负性观念，咨询师要和他们一起进行头脑风暴，思考让他们能够记住的、可以用来监控和奖赏他们完成家庭任务的方法。例如，咨询师可以告诉来访者，如果他们完成了一系列家庭任务，他们可以给自己买 CD 或 DVD 这样的小礼物。如果他们完成了一个极具有挑战性的任务，他们可以奖励自己一个特殊的礼物。奖励可以不局限于礼物，也可以是来访者喜欢做的事情，如洗热水澡、听音乐、散步或读自己喜欢的书等。

另一个敦促来访者完成家庭任务的方式是，将家庭任务和一定数量的金钱挂钩。当来访者实践一个新行为时，如在会议上发言、表达他们通常回避的观点或和新结识的朋友开始交谈，咨询师不妨建议来访者在笔记本上打上对号或做出标记，每个标记对应一定数量的金钱。对于不同性质的任务，可以用不同数量的对号做标记。例如，十分具有挑战性的任务可以多打几个对号；而对于那些同别人微笑、打招呼、简短对话这样简单的任务，获得的对号可以相对少一些。在周末，来访者可以用获得的金钱给自己买些东西。有时，这种把家庭任务和一定数量的金钱挂钩的方法对来访者有一定的效果，因为来访者认同这种方式，即他们完成了一定的家庭任务后，应该得到相应的奖励。有时，这种方式并不一定有效（可能来访者不敢进入恐惧情景，不敢表现新的行为，或不敢应对自己的负性观念），对此，咨询师要判断来访者是否一次给自己定的目标太多、太大。如果的确是这样，咨询师要帮助来访者细分他们的家庭任务。例如，如果来访者邀约某个人共进午餐没有成功，他可以将这个行为细分为具体的小步骤（例如，先和某人打招呼，接下来和他闲聊，或者试着去发现这个人在闲暇的时候做什么），这样他就知道以后怎样和这个人对话了。这样做也能帮助来访者提前了解对方的喜好，这样他们就可以有的放矢地邀请某人去做某事，对方也会感到他们的邀请很有趣。

接下来，咨询师要让来访者思考，之前他成功克服自己拖延行为的例子（可以是具体行为的例子，并非一定是社会交往的情景）。通常来讲，来访者不会自动将他们在社交情景中学到的行为迁移到其他情景中。在治疗中，咨询师可以和来访者一起制订来访者可以具体应用的适应性行为策略。例如，对于那些对家庭任务不太清楚的来访者，咨询师可以推荐他们使用治疗便签，也就是将治疗要点记录在便签上，并把便签贴在洗手间的镜子上或电话旁，以便提醒他们需要完成的家庭任务。在完成很困难或极具挑战性的家庭任务时，可以建议来访者给咨询师打电话，通过和咨询师交流强化自己练习的动机，增强自己需要付出的努力。此外，咨询师也可以建议一些来访者，每天在同一时间完成家庭任务，以方便他们记忆。对于那些不知道做什么的来访者，咨询师可以和他们制订一个内容很多的任务清单，让他们每天选择 2 个任务来完成。在害羞诊所的治疗中，我们让来访者每周都给另一名团体成员打 2 次电话，和团体成员在电话中讨论家庭任务的完成情况，通过这种方式促进他们共同完成家庭任务。这种让来访者用互相帮助、互相敦促的方式应对他们负性观念的方法非常有效，尤其是在他们处于消极情绪状态、不愿意接受挑战、不愿意做出适应性反应时更有效。

之后，咨询师要询问来访者在完成家庭任务时出现的负性观念。将来访者的这些负性观念记录在本子上。来访者会发现，除对自己的负性观念之外，他们对他人的负性观念比他们预期得要多。这并不奇怪，因为来访者总是认为他人比自己更有能力，更占优势。此外，来访者还会从他人的反应中感到批评和恶意，这自然会让来访者感到怨恨。在害羞诊所的实证研究和临床实践中，我们也同样发现，来访者会自然地变得易感、不信任他人、愤怒，这和其感受到怨恨情绪是一致的。那些备受羞耻感困扰的来访者常常进行自我贬低，表现出自我挫败和消极、被动的攻击行为。在治疗中，咨询师也会发现，一部分来访者会比另一些来访者更倾向于外化他们的羞耻感，更倾向于认为别人在羞辱他们。仔细观察这些来访者咨询师不难发现，他们的行为方式与他们童年期的经验以及早期的依恋方式有关。

概念：自动化观念面临的挑战和质疑

在这一步的疗中，咨询师将继续关注来访者的负性观念、归因方式以及对自己和他人的扭曲观念，继续帮助来访者区分不同观念引发的不同负性情绪。咨询师还要尤其注意与来访者的交往问题相关的特定的思维方式。

相关心理学知识：对他人的负性自动化观念以及治疗中的挑战

在这一步的治疗中，咨询师要继续关注来访者的负性自动化观念以及与之相关的第三个恶性循环中的负性情绪。此外，来访者对他人的负性自动化观念也是这一步治疗关注的重点，不管在工作中，还是在生活中，来访者都会对他人产生负性自动化观念，这些观念都需要咨询师积极应对。在我的临床实践中，对于之前的几步治疗，我常常使用来访者工作中的情景，因为这些情景他们很熟悉，也很容易进入。使用这些情景还因为，他们常常感到社交孤立，很少参加其他的社会活动。正如前文所述，我认为要让来访者在建立友谊、发展亲密关系上取得实质的进步，往需要多于 8~10 周的时间。有时，对回避行为非常严重的来访者来说，他们常常不主动寻求朋友的帮助，他们也许只敢接触那些他们不得不进入的情景，只敢在这个情景中和人打交道、进行社交技能训练。然而，与社交情景相比，每天的工作情景对来访者来说不仅熟悉、感到舒服，而且在一定程度上他们也不会出现回避行为。所以，在情景设置上，咨询师要纳入一些社交情景，尽管这些情景能够激发来访者的退缩和回避倾向，但是会让来访者收获很多。因此，咨询师可以建议来访者去书店和咖啡馆进行社交技能训练。

在完成家庭任务和应对自身负性观念的过程中，大多数来访者都能意识到并报告自己的羞耻情绪。他们意识到的羞耻感与他们认为达不到自己的要求有关。一部分来访者能够感受到自己的羞耻，但是他们否定这种羞耻，反而指责他人，称他人对他们有敌意。这些来访者认为，他们在交往中遇到的困难正是因为害怕被他人羞辱、嘲笑所导致的，他们对此坚信不移，并且认为其他人瞧不起他们的害羞和焦虑。来访者的这些负性情绪和观念往往与早期受到过父母或同伴的批评、苛刻对待有关。

有时，来访者的这些负性观念也和对他人的回避行为有关。来访者对他人的回避行为常常伴随着消极的思维方式。长期稳固下来的社交回避行为常常让来访者不敢进入新的情景，不敢结识能为他们提供积极学习经验、帮助他们应对痛苦记忆的交往对象。通常来讲，害羞和社交焦虑的来访者不会将自己的负性观念和情绪告诉家人和朋友，这样，他们的家人和朋友就察觉不出他们对自己和他人的负性观念，也就不能指出他们的这些负性观念和情绪。

在害羞诊所的临床实践中我们发现，患有回避型人格障碍的来访者既容易感到羞耻，也容易外化自己的羞耻。所以，咨询师必须高度重视来访者的这些倾向。此外，患有精神分裂的来访者也倾向于表现出强烈的愤怒和羞耻情绪，这反映出他们对自己的认知和情绪的控制能力很弱。在充满关爱、理解和支持的情景下，患有精神分裂的来访者可以很好地识别出自己扭曲的思维方式，而个体治疗就能为来访者提供这样一个十分理想的情景。和患有精神分裂的来访者建立信任关系是治疗中十分关键的一步。对这些来访者，咨询师可以通过一小步一小步的方式让他们逐渐进入恐惧情景。除此之外，咨询师要注意，只有在进行了长时间的个体治疗之后，才可以选择进行团体治疗，也只有在个体治疗的基础上，团体治疗才会有效。

在治疗中，咨询师要让来访者了解到，大多数人并不会蔑视他们的害羞和焦虑，反而会对他们的害羞和焦虑表现出关心和同情。事实上，一项以斯坦福大学的学生为对象的研究发现，当人们觉察到对方的缺点和不足时，人们能很好地感受到和理解他人的情绪，这对那些回避社交、感受到巨大人际交往压力的来访者来说同样如此，其实，交流对方是非常理解他们的。尽管倾听的一方有时会表现得有些着急，但他们还是愿意再次和来访者进行交流互动。此外，倾听者愿意和谈话者继续交流的概率要比来访者自己想象的要高。事实上，在临床实践中我发现，要找一个无视对方易感情绪状态的对话者是很难的。

然而，根据我们在害羞诊所得到的数据，来访者的害羞情绪和他们自己报告的人际问题之间有显著的正相关。尤其当来访者容易感到羞耻并经常把这些羞耻情绪外化时，他们常常会表现出自我挫败和消极攻击行为。此外，来访者的负性情绪和观念也影响他们工作的正常进行，破坏他们的人际关系，让他们很难和他人发展亲密的人际关系。

在治疗过程中，当咨询师开始应对来访者的负性行为方式时，他们也许会认为咨询师在指责他们，因为他们觉得自己是受害者，行为表现也十分具有防御性。对此，咨询师要放平心态，要意识到应对来访者的这些问题是需要时间和信任的。因此，对咨询师来说最好的办法是，在开始时就肯定来访者在完成家庭任务和治疗的过程中表现出来的积极、信任的交流方式。在这种情况下，团体治疗是占优势的，因为当团体内的其他成员对来访者的负性行为进行反馈时，咨询师就可以借此机会帮助来访者重新建立积极的、适应性的行为方式。如果来访者太敏感、脆弱，不能在团体治疗中坦诚地交流自己的问题和困扰，咨询师最好对他们进行单独治疗，这样才能取得治疗成效。在个体治疗后，咨询师才可以让来访者再回到团体治疗中，练习新的认知和行为策略。

与扭曲的自我概念相比，来访者对他人的负性观念给他们负性情绪带来的影响并不低。对那些在评估他人量表上得分很高（4.5 及以上）的来访者，咨询师要尤为关注他们对自我人际交往技能的感知核查（percetion checking）能力。所谓感知核查指的是，直接询问他人会对我们的行为作出怎样的回应，判断他人的回应方式和我们认为的是否一致。感知核查能力包括更准确的观点采择能力和更高的感同身受能力。

第三个恶性循环

上文所述的内容可能会让读者想到第三个恶性循环。没错，正如第三个恶性循环所表述的那样，羞耻是一种痛苦的情绪体验，对害羞和社交焦虑症的患者来说，这种情绪体验可以通过指责那些看起来更有能力、更不值得信任的人来减轻。事实上，在来访者的早期生活中，对他们产生重大负面影响的人，可能就是这种占据优势地位、极具伤害性、不值得信任的人。然而，来访者的这种归咎于他人的归因方式，会让他们对他人产生一种更普遍、更具一般性的负性自动化观念。这种观念会影响他们和他人发展人际关系，责怪他人产生愤怒的情绪，而这样，来访者对他人的责怪会进一步加深，如此往复，来访者就陷入了第三个恶性循环。详细内容请参见第六步的"第三个恶性循环：羞耻和愤怒"。

此外，压抑自己愤怒情绪的来访者通常很难肯定自己，这种压抑反而让他们经常思考他人的过失行为，进而让他们产生诸如血压升高、头痛和高度紧张等躯体症状。一项以高中生为对象的研究发现，越倾向于责怪他人的人，对他人感同身受的程度就越低，观点采择能力也越差。而我们在害羞诊所的研究发现，来访者的害羞和他们对他人的同理心是呈正相关的，也就是说，越害羞的人，同理心越差，这一研究结果和之前的发现一致。而在观点采择能力上，有研究发现，害羞的人和不害羞的人在表现上没有差异。观点采择能力是同理心的重要组成部分，这种能力与对幸福的感知以及满意的社会关系有密切的关系。

例如，来访者可能报告说，其他人取笑他们或拿他们开玩笑。对于来访者这样的负性观念，咨询师可以用之前的方法帮助他们应对。例如，咨询师可以询问来访者，他们确定自己一定会被别人取笑吗？他们有哪些特定的证据能证明自己一定会被别人取笑？在这个过程中，咨询师要确定不接受来访者用情绪推理作出的解释，例如："就这样发生了，我能够察觉到人们在嘲笑我。这就是一种感觉，我无法作出解释，我只是知道而已。""你明白我讲的了吗？就算他们不说，我也能感觉到他们在嘲笑我。"对此，咨询师可以作出如下回复：

> 不，我希望你给出具体的行为证据。最近真的有人嘲笑你或当众取笑你吗？如果有，请思考最近一次是什么时候发生的。过去一年在和他人进

行交往及互动中，你被他人公开取笑、侮辱了多少次？我指的不是你感到被他人取笑、羞辱并认为他人对你刻薄苛刻的次数，而是他人真的对你说了具有侮辱性言语的次数。

在临床实践中，我遇到一个来访者，他最终建立起来的适应性反应观念是"那时是那时，现在是现在"。早前，他经常被人取笑为无知、幼稚、像个小孩儿一样。在治疗中，当我问他具体的行为证据时，我发现他想不起来一件 10 岁以后自己被他人取笑的经历。在他开始应对自己的负性观念之前，他还是没有意识到小学时的负性经历对他当下的行为和观念产生的负面影响。在治疗之前，他不仅对自己的交往活动匆匆下负面结论，而且还将自己在社交中的种种不适都归咎于他人，认为自己的不适、尴尬和羞耻是由他人的轻蔑、刻薄苛刻造成的。通过不断练习和努力，这名来访者逐渐意识到他在交往中总是揣测他人的想法。

在治疗之前，与他人交流互动后，这名来访者总是会思考交流对象对他的看法，总是预设交流对象会批评他、指责他。在这个过程中，他产生的这些负面想法不仅和早前受到苛刻、指责时产生的想法十分相似，还和他调整自己情绪时不断向自己强化的想法也非常相像。事实上，这些观念已经在他头脑中反复上演了四十多年。在团体治疗中，这名来访者发现，在和他人的互动中，他也会对他人产生这样的负面预设，因此，他开始反思和检视让自己感到不适的这些负性观点。我鼓励这名来访者认真注视对方的脸和眼睛，尤其是当他人对他作出回应和反馈的时候，因为，我发现他常常回避和组员进行眼神交流，而这也让他没有充分了解组员对他说了什么。随着治疗的推进，随着他对他人信任的增加，当他觉得别人否定他的工作或认为他没有价值时，他开始敢于寻求他人的反馈，而最终他也惊讶地发现大多数人都尊重他的工作，而之前的种种观念只不过是他担心别人会误解他而已。

随着治疗的推进，这名来访者的态度和观念问题得到了极大的改善，甚至，在与那些对他有好感或他喜欢的异性交往时，他都不再表现得那么警觉和怀疑了。之前，他总是认为交流对方企图从他身上得到什么。他也注意到，在之前与异性的交往中，他总是选择那些不善作情绪表达，或行为表现有些退缩的异性。

尽管这些异性的行为是可预测的，对他来说是没有威胁性的，但是这样的异性对他的支持性的反馈也很少，这不利于他应对负性观念。意识到这些后，他便开始和更热情、更具有支持性的异性交朋友。在害羞诊所中，我们把这个称为"结交合拍的朋友，寻找丰富、充实你生命的伙伴"。

相关心理学知识：对自动化观念有效性的质疑

来访者的负性自动化观念和他们担心他人在背后说自己坏话、攻击自己有关。应对这种负性观念，咨询师可以从是否存在背后中伤这个事实入手，也可以从实际影响这个角度进行分析。在我的治疗中，有一个来访者因为同事的傲慢无理而感到屈辱、难过，他认为这名同事在背后说他的坏话。经过分析，我决定从影响的角度应对来访者的这个负性观念。我问他："如果他说了你的坏话，你认为这是你的问题还是他的问题？如果他说你的坏话，你认为其他人不知道他在说你的坏话吗？对于他这样的行为，他人会作出怎样的反应呢？如果同事跟你讲另一个人的坏话，你会有怎样的反应呢？你会相信吗？你告诉我说你不相信这些流言蜚语，你也尤其反感他人这样做。你认为他人会和你的反应一样吗？如果你的朋友向你倾诉，别人在背后说他的坏话，你会对朋友说些什么？这些流言会改变你对他的印象吗？还是你根本不去在意这些流言？"

此外，来访者总是关注他人对待自己的苛刻行为，而没有意识到他人的行为是一贯的，对任何人都是这样的。随着练习的深入，来访者能够明白这一点，他们也就能就事论事，能将对他人的负性归因和观念与当下的情景区分开来。然而，许多来访者不能做到这一点，他们往往不直接表达他们的愤怒，而是去指责他人，对他人充满敌意和被动攻击行为。如果咨询师接待的来访者是这种情况，他们会认为对方对自己一样充满恶意。对来访者的这种倾向，咨询师可以让他们想象，如果情境中的角色互调，他们会怎么做。有这种倾向的来访者对他人的恐惧与恶意很难减少，因为周遭的恶意环境是由他们造成的。

随着来访者开始应对自己的消极攻击行为方式，他们就能轻松自如地使用自我肯定、认知重塑等技巧。他们会对社会交往抱有开放、积极的态度，相信他人会友善地对待自己。事实上，人们对待他们的方式发生变化是因为他们自己观念和行为的转变，是因为他们开始践行新的行为方式，开始信任交往对象。就算他们身处同事、上司和主管都非常苛刻的环境中，他们也能积极地看待和解决这个问题，他们不会抱着负面观念不放，而是积极寻找另一个合适自己的岗位，或是在别的公司谋职，他们相信他人是值得信任的。接下来，咨询师要使用下页的"应对针对他人的负性归因方式表"（见下页），帮助来访者应对对他人的负性观念，咨询师可以复印一份让来访者带回家完成。问卷的电子版可在 http：//www.newharbinger.com/29163 上下载。

例如，咨询师可以说：

> 我们确定那个人对 _____ 完全负有责任吗？
> 我们有哪些证据能证明你或对方是造成 _____
> 的原因？我们有哪些证据能证明你不能改变 _____ ？
> 对方的人格是造成此后果的全部原因吗？有没有其他理解认为，这个人的行为相对温和、没有那么苛刻呢？给他人或自己贴标签能够改善我们的表现吗？这是 _____ 唯一的机会吗？同样，如果我们真的认为这个人极具破坏性的话，我想，其他人也会这样认为，那么，我们还能改变自己在这个情景中的行为和观点吗？我们一定要不断反复思考他人的行为吗？我们这样不断思考能改变他人的行为还有我们的反应吗？我们能用其他的方式来调节自己的情绪吗？如转移注意力、关注事情的其他方面、专注自己的目标。告诉自己"要平和"对调整我们的情绪有益吗？这能帮助我们改变自己的行为吗？如果我们没有按照自己的方式表现的话，又会怎样呢？当我们身处害羞和焦虑的情境中，呼吸和冥想练习能帮助我们减少自己的负性情绪吗？

在和来访者交流时，咨询师最好用"我们"来表述。因为，对所有人来说，负性自动化观念都是十分常见和普遍的。我们都可能有这些负性自动化观念，也要努力去应对这些负性自动化观念。尽管如此，但我们仍然能够按照自己的价值观正常生活。把这些告诉来访者，这样他们就不会因为自己有这些观念而感到孤单和不适了。

应对针对他人的负性归因方式表

我确定_____吗?

我百分之百确定_____吗?

我百分之百确定对方对_____完全负有责任吗?

我有哪些证据能证明对方是造成_____的原因?

我有哪些证据能证明我_____?

我有哪些证据能证明其他人不会做出改变?

我有哪些证据能证明即便他人不能改变,但我能做出改变?

_____等同于或能导致_____吗?

对方的人格或个性都和_____有关吗?

对这个人的行为还有其他可能的解释吗?

_____的可能性有多大?

我不能掌控_____的可能性有多大?

_____真的如此重要吗?

我的_____想法反映的是所有人的想法吗?

有没有其他理解他人行为不那么苛刻、相对平和的方式?

我真的需要不断思考对方的行为吗?

不断思考对方的行为对改变他行为的可能性有多大?_____

不断思考对方的行为有用吗?

关注他人的负性观念和行为能帮助我改变自己的行为吗?

我也会以这种方式看待朋友吗?

如果对方_____,就意味着对方无情冷漠、充满敌意、无法改变吗?

给他人贴标签或责怪他人能改善我的表现吗?

我需要有高人一等的感觉吗? 我用这些观念在补偿什么吗? 如果是,是什么呢?

我只希望按照自己的方式行事的可能性有多大?

默想"保持平和"能改善我的情绪吗?

_____重要到我的整个未来都取决于它的结果吗?

所有人都要喜欢我吗? 我喜欢所有人吗?

我认为自己正确有多重要?

让他人相信我正确有多重要？

自以为是、傲慢自大会让大家相信我吗？

如果我不按自己的方式表现会怎样呢？

互相关心和理解有可能改善我们之间的关系吗？

这是＿＿＿＿＿＿＿＿＿＿＿＿＿＿＿＿＿＿＿＿＿＿＿＿＿＿＿＿＿＿＿唯一的机会吗？

行为技能训练

在这一环节中，咨询师要帮助来访者进行暴露疗法前的准备工作，并在一切准备完善之后，进行暴露疗法治疗。

暴露疗法前的准备

在帮助来访者应对他们的负性自动化观念、归因方式和对他人的扭曲观念后，咨询师要从来访者的恐惧层次结构中挑选一个情景进行角色扮演。如果是团体治疗，咨询师可以选择 2 个来访者相继进行角色扮演，也可以让来访者扮演最让他们感到害怕、缺乏信任的情景。在选择情景时，咨询师要选择让来访者感到失望、愤怒，倾向于责怪他人的情境，或让来访者产生非黑即白、非对即错这样"全或无"观念的情景。例如，在临床实践中，我的一个来访者在面对商场店员的极力推销时，不仅感到焦虑、易怒，而且认为店员瞧不起自己。当他询问某件自己感兴趣的商品时，店员的冷漠、不热情会让他产生焦虑、羞耻的情绪，同时让他产生店员在审视他想法。在治疗中，他发现自己的自动化观念是这样的："我一定蠢极了，她试着让我买些东西。她知道我不了解这件裙子。她催促我给我施加压力，我也觉得自己应该买些东西，因为我占用了她太多的时间。她对别人就不会这样，她知道我很害羞、不自信。"当他想起这个情景时，虽然表现得不那么焦虑了，但是还是感受到了强烈的羞耻感，感到自己被羞辱，感到很愤怒。

一开始，这个来访者觉得自己不需要对这个情景进行角色扮演，因为他认为自己在这个情境中并没有感到很焦虑。对此，我告诉他："我们强调过许多次，在脱敏情景中，除了焦虑外，还有许多其他情绪需要处理。管理自己的愤怒、尴尬和羞耻同管理焦虑一样重要，也一样容易。"羞耻会让个体产生退缩行为，而愤怒引发的内在不安对个体来说更具内耗性。通常来说，复杂的情绪混合在一起不仅难以管理，而且会给个体带来压倒性的负面影响，所以咨询师要重视应对来访者的复杂的情绪混合。在这个例子中，我首先帮助来访者识别他的负性观念，包括对自己和店员的负性观念，之后再帮助他应对这两类负性观念。

在购物的情境中，来访者扭曲的自我概念常常表现为理想的我和现实中的我之间的冲突。在来访者心中，店员是能言善辩、从不会感到紧张的人，即便她冒犯无理、目中无人，来访者也会无视店员的这些缺点。同样，我发现来访者似乎对所有店员都持有这样一种心理揣测，所以，我建议他选择递进式的情景进行角色扮演，即一开始店员很友善、礼貌，之后态度逐渐恶劣，轻视来访者，对来访者施加压力。

当来访者进行角色扮演时，我发现他做了一些有意思的事情：尽管受到店员的压力，他还是会花时间慢慢看，向店员提问，告诉店员他一会儿会回来，并告诉店员他到底买不买刚刚试过的那件夹克衫。在角色扮演中，这名来访者感到的愤怒和羞耻很明显，因为他是在团体内进行角色扮演的，其他配合他进行角色扮演的来访者明显感到很不舒服。在暴露疗法后，我和团体成员讨论了这名来访者出现的几种不同情绪，讨论了其他团体成员是否经历过相似的情景，是否在相似的情景中感受到相似的情绪。角色扮演的合作者对来访者进行了反馈，告诉来访者她在角色扮演中的真实感受。来访者很吃惊地发现，角色扮演的合作者认为他很自信，甚至有些强势、傲慢。几周后，来访者向我报告他在一家商场中进行了这样的练习，他感觉自己已经有能力应对这些情景了，他感到十分放松。

鉴于真实治疗的周期会很长，所以，咨询师可以提升角色扮演情景的难度。例如，来访者可以扮演那些环绕自己身边又容易引发其愤怒、失落情绪的情景，如和家人、同事或新结识的朋友交流等。对这些情景中的角色扮演，咨询师可以借助"愤怒管理练习表"（Anger Management Practice）帮助来访者进行角色扮演。该表的电子版可在 http：//www.newharbinger.com/29163 上下载。

愤怒管理练习表

识别技巧

在交流前：

识别自己的愤怒情绪。

不匆匆下结论。

思考自己的需求和期待。

评估愤怒的风险。

评估压抑愤怒的结果。

和他人交流时：

描述他人的特定行为。

描述对这个行为的情绪和感受。

如果认为对方的行为有含义，说出你认为的含义。

注意力聚焦在任务上。

评估对他人的影响。

考虑能让所有参与者都从这次交流中获益的方式。

认同他人的能力以及你们之间的友谊。

如果你决定不表述自己的想法，考虑可以改变情景的方式。

如果回避看起来似乎是唯一的选择，考虑你要怎么恰当地回避。

想象练习

想象可能出现的问题以及应对的方法

练习技巧

设置行为目标

如果咨询师选择了能够引发来访者愤怒情绪的场景进行练习，就要和来访者一起识别他在这个情景中的负性自动化观念，将这些观念记录在表格中，并用不同颜色的笔标注（扭曲的认知观念用红色笔标注，消极归因用绿色笔标注，自我概念扭曲用蓝色笔标注，对他人的负性观念用橘色笔标注。用不同颜色笔标注出这些负性自动化观念，来访者才能对他们想法中的负性观念一目了然）。识别出这些负性观念后，咨询师可以和来访者选择一些观念进行应对。在选择观念时，一定要确保选择一些针对他人的负性观念。之后，帮助来访者应对这些负性观念，建立适应性的反应方式。在前面举的例子中，来访者适应性的反应方式是"我自己可以"。

建立一个或多个具体的行为目标。例如，在购物情景中，来访者的第一个目标可以是，告诉店员他一会儿再回来或他到底买不买那件夹克衫。第二个目标是询问店员 2 个关于夹克衫的问题，如这件夹克衫到底适不适合他。事实上，这个来访者用不到 3 分钟的时间就完成了这两个目标。因为他表现得不错，所以在治疗中，我提升了情景的难度，让店员的扮演者给他施加更多的压力。在治疗中，来访者也可以对角色扮演的合作者进行反馈，告诉她怎么做能让自己感到更多的不适。有时，针对不同的来访者，目标定为来访者能够鼓起勇气告诉店员他不想买那件夹克衫，或询问店员 2 个问题就足够了。如果来访者自己进行练习，告诉他们每次都作出相同的反应即可。如果来访者愿意接受挑战，提出了更高的要求，咨询师可以提升情景的难度。因为从长远来看，来访者的现实生活情景要比角色扮演的情景复杂得多，在现实情景中他们遇到的挑战也会更多。在治疗过程中，如果来访者遇到问题，咨询师可以和来访者进行头脑风暴，想出具有适应意义的行为。在这里，咨询师可以使用下页的头脑风暴资料，帮助来访者思考可以采用的适用性行为策略。咨询师可以给来访者复印一份，以便来访者在家中进行练习。该资料的电子版可以在 http：//www.newharbinger.com/29163 上下载。

社会适应头脑风暴

分析情景：

想象练习：

想象可能遇到的问题：

头脑风暴可以采用的应对策略：

对这些策略进行排序：

设置行为目标：

当咨询师和来访者商定好适应性行为策略和具体可测的目标后，就可以进行暴露治疗了。咨询师可以在上一环节中就让角色扮演的合作者加入进来，不过在合作者加入之前，咨询师要记住，一定要让合作者签定保密协议。如果是团体治疗，咨询师可以让团体内的另一个成员配合来访者进行角色扮演。

暴露疗法

接下来，咨询师让合作者进入治疗室，打开摄录设备。先让来访者报告自己的 SUDS 水平，并且大声读出之前列出的适应性反应方式。如果咨询师认为有必要花费一些时间练习不同的行为，可以略过 1 分钟报告 1 次 SUDS 水平和适应性行为的步骤，让来访者在没有干扰的情况下进行练习。

暴露疗法结束后，记录来访者 SUDS 水平的变化。询问来访者是否产生了新的负性自动化观念，尤其是那些针对店员或场景中其他任何人的负性观念。检查让来访者 SUDS 水平升高的扭曲自我概念以及针对他人的负性观念。对此，不同的来访者会有不同的表现，咨询师要注意不同个体间的这些细微差别，让来访者也注意这些差别，这能帮助他们识别除恐惧之外的其他负性情绪。询问来访者在产生针对他人的负性观念时，他的情绪状态是怎样的。咨询师可以和来访者共同应对这些观念，也可以让来访者在下次治疗开始之前自己练习应对。

接下来，让助手或团体成员给来访者提供反馈，并借此机会对比来访者的负性观念和助手对来访者的反馈之间的差异，以帮助来访者更清楚地了解自己。如果是咨询师配合来访者完成角色扮演，也要给来访者提供反馈。在临床实践中，如果我察觉到团体成员之间彼此不信任，我通常会询问来访者是否想了解其他成员对他刚才的角色扮演的反馈，这不仅会增加来访者的自主感，即自己能做的选择越多，防御倾向和自我保护倾向就越少，此外，也可以巩固团体成员之间的关系，增强他们之间的信任。在反馈过后，咨询师要和来访者一同观看刚刚进行角色扮演的录像，指出来访者的错误观念，为来访者提供建议。在这个过程中，咨询师也可以和来访者及助手一起进行头脑风暴，并把想出来的适应性行为策略告诉来访者。如果来访者想尝试新的行为，咨询师可以和他们再进行一次简单的角色扮演。在新一轮的角色扮演中，咨询师可以让扮演双方互换角色，这样他们就能更好地了解对方的想法。在这一环节完成后，让来访者向角色扮演的合作者道谢并告别。

小结

咨询师要注意识别来访者在感到愤怒和挫败时的负性观念，将这种负性观念和他在其他情景中的负性观念（如担心不知道要说些什么）区别开来。紧接着，询问来访者在角色扮演中，他们是否出现新的负性自动化观念，如果有，和他们一同应对。咨询师要提醒来访者，当他们反思自己对他人的负性观念时，尤其要关注自己的情绪。当来访者感到自己不能改变情景、不能改变他人对自己的反应时，他们就会觉得自己没有价值，进而产生负性的观念和情绪。这些情绪是多种情绪的混合，常常让来访者感到迷惑、混乱。对此，要告诉来访者这是正常的。任何人在进入让他们感到不安全、不确定的情景中时，都会感到迷惑、混乱。

咨询师要提醒来访者警惕害羞的三个恶性循环，也要让来访者认识到，陷入这三个恶性循环是十分普遍和正常的事情。告诉来访者，随着练习的深入，他们能越来越清楚地意识到自己在此过程中出于这种或那种原因对他人产生的愤怒情绪。更要让来访者确信，咨询师会帮助他们以一种他人能够接受的、建设性的回应方式表达他们的失落和愤怒。同时，也要让来访者意识到，随着他们自由表达自己想法能力的提升，他们和交流对象之间的关系也会不断深化。

来访者的反馈

在来访者反馈环节，咨询师要询问他们在这一步治疗中的感受。尤其注意询问他们感受到的压力，是否注意到自己对他人的普遍性的负性观念，即这种负性观念不仅针对这个情景中的人，还针对其他情景中的人。如果来访者对咨询师也表现出愤怒、怨恨情绪，咨询师可以趁此机会向来访者指出他的这一普遍性的负性观念。在治疗中，咨询师要注意引发来访者怨恨情绪的特定行为，这样就能在和来访者的互动中寻找机会向他指出这一负性观念，并和他一同应对这些观念。咨询师可以对来访者说：

> 在治疗中，你可能也会对我产生愤怒和怨恨的情绪。我的一些无心的行为可能会让你生气。如果真的出现这种情况，我希望你能够告诉我，这对治疗非常有帮助，我们也可以练习你喜欢的反应方式，这样你就可以在其他情景中使用。把对我的愤怒与不满讲出来，也能让你在一个安全的情景中清楚地表达自己的负性情绪，这和你之前的经验是有很大的区别的。对治疗来讲，清楚地表达出你对我的愤怒是十分有益的，这也会让我思考，我的行为到底适不适合你。把愤怒讲出来也有助于提升你的自我肯定的能力。同时，也会加深我对你的了解，这样，我也能更有效地帮助你。

在鼓励来访者表达愤怒和不满时，咨询师也可以向来访者强化人无完人的观念，鼓励他们正视自己的缺点和询问他人的反馈，以便提升自己的人际交往能力。咨询师要告诉来访者，我们每个人都在不断地进行社交训练，这种训练和学习贯穿我们的一生。提醒来访者，在下次治疗之前，他们若出现新的想法和行为，都要用笔记下来。

家庭任务

在这一周内，让来访者继续识别自己的负性观念。让他们对自己的想法在负性观念、负性归因方式和扭曲的自我概念以及对他人的负性观念上进行归类。让来访者在本子上记录下这些观念，这样咨询师就可以在下次治疗时和他一同回顾和浏览这些观念。

如果某一个负性观念对来访者产生了困扰，咨询师可以建议来访者参照应对清单，思考一二个可行的应对方式，在本次治疗结束之前和咨询师一起应对，这样他们就会有一个大致的概念，在离开咨询室的时候，他们也会对自己能够应对负性观念而充满信心。

此外，咨询师还要帮助来访者设定行为任务。行为任务可以是日常的小任务，也可以是需要花费一周时间完成的一二件有挑战性的大任务。参照这一步中角色扮演的情景，在下次治疗开始之前，来访者至少要肯定自己。建议来访者尤其要选择那些让他们感到愤怒、怨恨或不信任他人的情景进行练习。告诉来访者，当他们感到怨恨和压力时，记录下当时产生的负性自动化观念。如果来访者报告没有出现这些负性情绪，就让他们记下对他人产生的任何想法。此外，还要记下让他们感到失意和没有被公平对待的情景，不论他们是否意识到自己的负性观念，都要记下他们的任何负性观念，并将他们的应对过程也记下来，以便下次和咨询师一同浏览和讨论。最后，提醒来访者自己练习应对负性观念并记下他们的适应性反应方式。

咨询师可以对来访者说：

> 在完成家庭任务的过程中，首先，我希望你注意任何让你感到愤怒、怨恨，并因此出现退缩行为的情景，想一想在这个情境中你想和交流对方说些什么。我还希望你能积极应对自己对他人的负性观念，这不仅能帮助你判断你是否足够了解他人，还能帮助你认清对方行为背后的观念。尽量说一些积极的话语，按照我们这周治疗的内容积极进行练习，这样，你就不会对他人的行为匆匆下负面结论，就不会对他人和自己产生不合理的想法和期待。在下一周的治疗中，我们将继续提升练习情景的难度并增加新的行为策略，以帮助你应对在完成家庭任务过程中发现的问题。

第九步　暴露疗法和进展评估

在这一步中，咨询师要再进行一次暴露疗法，并对来访者取得的进步进行评估。

监控来访者当下的心理状态

像之前一样，先让来访者填写害羞问卷（见第二步），然后询问来访者在上次治疗后他们的具体情况及对上一步治疗的理解情况。如果是团体治疗，可以让团体成员共同讨论这些问题，这对治疗很有帮助。在讨论中，团体成员可以互相比较自己对他人的看法和感受，思考他们对他人的负性观念是否有相似之处，同时也可以判断自己对咨询师及其他团体成员行为的理解是否正确，还可以借此机会判断当不信任他人时其行为表现是怎样的。来访者通常意识不到，自己不信任的行为表现常常疏远了他人。

设置治疗环节

在这次暴露疗法中，由谁来配合来访者进行角色扮演及相应的安排与第四步相同。

咨询师要告诉来访者，在此次治疗中，你们首先要一同分析和检查他们的家庭任务完成情况。之后，咨询师会帮助他们识别、分类和应对他们在进入恐惧情景时，记录在社交日志上的负性观念。告诉来访者在这次治疗中，你会继续帮助他们应对其负性观念、负性归因方式以及扭曲的自我概念。在此过程中，咨询师会发现，来访者的这些负性观念常常是交织在一起的、互补的。例如，假设一个来访者认为自己看起来一定很傻，这种观念从另一方面也表明了，他认为别人也会认为他看起来很傻，对他挑剔苛刻。此外，咨询师还要询问来访者是否更能意识到特定情绪和特定观念之间的关联。之后，从之前确定的恐惧层次结构中选择一个情景进行角色扮演。复印来访者的社交日志，并和害羞问卷一并存档。

检查来访者的家庭任务

询问来访者在上次治疗之后，他们是否有新的想法和问题，他们在家庭任务中进行暴露疗法时产生了哪些负性观念，复印来访者记录下来的负性观念。在治疗进行到这一步时，咨询师还是会看到，在来访者记录下来的清单中，仍然有一大串负性观念，涉及我们前面所讲的负性观念的方方面面。接下来，咨询师可以让来访者现场应对一二个负性观念，这样就能对治疗效果有一个整体的把握，就能了解来访者是否能有效应对负性观念，并建立适应性的反应方式。如果来访者能够有效应对自己的负性观念，咨询师要对他们进行肯定。如果他们不能顺利地应对这些负性观念，咨询师要帮助他们克服干扰，建立适应性的反应方式。如果来访者在完成家庭任务时还是存在相当大的困难，可以和他们一起进行头脑风暴，思考他们下次可以使用的有效策略。例如，如果来访者正和一位新朋友聊共同的兴趣，这时，他们共同认识的一个人加入了谈话，并改变了谈话的主题，这可能会让来访者感到焦虑，不知道怎么才能回到之前的话题上来。对此，咨询师可以帮助来访者发掘新的话题，并将新话题和他们的兴趣结合起来。让来访者意识到他们的好奇心和开放性，帮助他们将注意的焦点聚集在适应性行为和练习上。

在这一步的治疗中，咨询师可以和来访者讨论结束暴露疗法的问题。询问来访者对结束暴露疗法治疗和进入社交技能训练环节有什么想法。结束暴露疗法就意味着整个治疗的结束，这对来访者来讲，咨询师要询问他们打算如何继续坚持他们的社交适应训练计划。而对于那些继续接受社交技能训练的来访者，咨询师要询问在治疗环节外，他们打算怎样继续进行恐惧情景练习。咨询师要和来访者讨论他们已经取得的进步。一般来讲，在得知自己只是在长期的治疗过程中前进了一小步，还需要继续进行长期不断的练习和锻炼时，来访者常常会感到很失落。对此，咨询师可以用社会适应模型来安慰来访者，让来访者知道他们的这些低落情绪都是正常的、可以接受的。咨询师可以让来访者思考他们曾经通过努力练习而掌握的新行为，就像在学会打高尔夫之前，一定要先学会挥杆；在学会打网球之前，一定要先学会击球；在学会游泳之前，一定要用游泳圈进行练习一样。社会适应训练和练体操一样，在掌握了基本的技巧和方法之后，才能将这些方法和技巧整合为自己所用。对于社交适应来说，来访者只有继续练习识别和应对负性观念，练习特定的行为任务，才能确保社交适应能力的整体提升，才能达成某种理想的社交适应状态。

早前就有研究探讨过关于调整和改变暴露疗法的问题。在本书中，我主要介绍的是施用暴露疗法的具体例子。在具体到实际应用时，咨询师要根据来访者的实际问题作出相应的调整。具体来讲，就是十二步的暴露疗法并不是一个固定不变的框架，咨询师可以根据来访者的社交孤立程度、动机和现实生活环境对暴露疗法作出相应的调整，多于或少于十二步都行。比如，一些来访者的主要任务可能是练习和他人进行眼神交流、简短对话、邀请同事共进午餐或出去散步。在练习过程中，这些来访者也许只练习了几周就不再坚持继续练习了。这时，咨询师的任务是帮助来访者每周、每天都进行一些练习。咨询师要掌握来访者的投入程度，了解他们是否像积极投入训练的运动员一样，尽自己的全力进行社会适应训练。咨询师要明确来访者的任务不是取得巨大的进步，而是坚持。在此过程中，来访者可能总是试图让咨询师相信他们无法完成任务，进而免除坚持练习的辛苦。对这样的来访者，如果有必要的话，咨询师可以考虑再进行一轮 12 周的暴露疗法。如果确定再进行一轮暴露疗法的话，咨询师可以根据实际情况决定是直接继续治疗，还是让来访者休息几周后再进行。

在治疗中，咨询师必须不断鼓励、推动来访者。面对来访者的抵触和退缩，咨询师必须让他们认识到其付出所带来的回报，对他们不同的行为给予灵活的反应。在治疗过程中，不需要特定的时间表，咨询师就能了解到何时需要回溯以往的练习，何时只需简单地在来访者心里播下自信的种子。在临床实践中，我遇到过这样的情况，在告诉来访者他们需要完成更具有挑战性的家庭任务后，他们常常会产生自我贬抑的观念，而这常常使他们退缩不前。这时，我会让他们回忆在治疗或实际的生活情境中完成某次任务时的情景，向他们指出他们的表现要比他们想象的要好。

在实际治疗中，如果咨询师和来访者建立了良好的咨询关系，但是来访者还是表现出高度的退缩、回避行为，那咨询师就可以直接告诉来访者，他们为实现自己的特定目标所投入的努力还不够。在治疗中，咨询师要关注来访者的行为，而不是他们行为的结果。咨询师要清楚，就算是训练有素、社会适应良好的人，也不可能在任何实践中都表现得如他们预期得那样。告诉来访者失望不可避免，但是长期坚持会让他们收获理想的结果。在剩下的治疗阶段中，咨询师要向来访者指出他们回避的特定行为和情景，帮助来访者制订他们能够采用的应对回避行为的方法。不论来访者是否参加接下来的社交技能训练，他们都可以自己练习这些方法，应对自己的负性观念和行为。

例如，如果来访者回避与曾联系过的人进行交流，或避免和他人讨论不同意见，咨询师应该帮助他们应对伴随这些退缩行为的负性观念。同样，也要提醒来访者，如果他们完成自己设定的行为任务，他们可以给自己奖励，也可以在任务完成之后发信息告诉咨询师。我的临床实践经验告诉我，社交焦虑的来访者能够从咨询师的鼓励中建立信心，进而增加自己对练习的投入。

如果治疗进行得顺利，来访者就能接触更多的人并和他们发展亲密的人际关系。在旧金山接诊的案例中，我发现来访者的进步表现是多种多样的，从和同事友好互动到和异性约会，这对那些曾受害羞和社交焦虑困扰的来访者来说是十分普遍、常见的进步。在我和同事接诊的案例中，我们发现在害羞的人群中，男性比女性更难发展亲密关系、更难和异性约会（害羞的女性遇到的困难常常和工作有关，如她们不敢进行自我肯定、很难和上司沟通互动、畏惧公开发言，而约会困难只是偶尔现象）。在这一步的治疗中，暴露疗法采用的情景是男性和女性约会的情境。其实，稍微调整一下，此暴露疗法的情景也同样适合女性，如女性邀请男性吃晚饭、看电影或参加聚会。咨询师要清楚，尽管负性观念对男女来说大多是相似的，但在一些特定情景，尤其是存在性别偏见的情景中，男女之间的负性观念还是存在很大的差异的。

行为技能训练

在这一步中，咨询师要为接下来的暴露疗法做准备，并进行暴露疗法。

暴露疗法前的准备

在这一步的暴露疗法中，我们假定一个男性来访者和女同事们聊得很开心，他们也许一起出去吃过午饭。在这个情景中，男性来访者需要邀请其中一名女同事出去吃晚饭或看电影。如果是个体治疗，咨询师最好将此次暴露疗法分成两次。第一次要求来访者邀请女同事出来约会；第二次要求来访者和女同事进行深入的沟通，练习恰当的自我表露，发现双方的共同兴趣。在治疗开始前，咨询师要询问来访者欣赏对方的哪一点，帮助来访者练习表达由衷赞美的方式。来访者欣赏对方任何一点都可以，可以欣赏对方的人格特质，如热情、友好、直爽；也可以欣赏对方的能力或对某一领域的兴趣，如业余爱好或体育运动。当然，来访者也可以赞赏对方的外在美。咨询师要告诉来访者，不需要在第一次约会时就称赞对方，等到双方了解加深、他感到相对安全时再夸赞对方。这样，来访者就能为之后自己面对这样的情景时做好充分的准备。

害羞的人常常认为，他们向对方表达兴趣或爱恋会让对方觉得太冒犯，进而担心遭到拒绝。有这样观念的来访者常常很难完成邀约任务。在通常情况下，女性十分善于传达她们更愿意成为朋友而不是恋爱对象的信息。所以，尽管来访者对交往结果感到失望，但是只要咨询师能让来访者意识到并克服自己的负性观念，被约会对象拒绝就不会对来访者造成很大的负面影响。在此，咨询师不妨和来访者进行感同身受的想象练习。这个练习能帮助来访者提升表达自己情绪和行为的能力。如果咨询师是女性，并且和来访者年龄相当，这会方便咨询师帮助来访者进行此次暴露疗法。如果咨询师恰巧也是男性，并且年龄和来访者相差较大，咨询师不妨请助手帮助来访者进行角色扮演。另一个可行方案是，咨询师先和来访者进行角色扮演，之后再增加情景的难度，请助手配合访者进行角色扮演。如果是团体治疗，可以从团体中挑选适合角色扮演的成员。当然，对团体治疗来说，有一个团体外的合作者帮助来访者进行角色扮演也是非常有帮助的。

咨询师要询问来访者，在想到即将要进行的角色扮演的情景时，他的SUDS水平。在通常情况下，对这些情景，来访者报告的SUDS一般在80以上。接下来，询问来访者的负性自动化观念，将这些观念记在本子上，并用彩笔标注不同种类的负性观念，在准备好后，咨询师和来访者共同应对这些观念。在这个情景中，来访者通常会报告担心自己的行为会冒犯对方。例如，来访者可能会说："她肯定会认为我在骚扰她，她一定不想被骚扰。她肯定认为我在打她的主意。如果我并不只是想和她做朋友，这种想法一定会给她带来一种被骚扰、被冒犯的感觉。要是她只想和我做朋友怎么办？"来访者的这些想法十分重要，咨询师可以从两个方面应对来访者的这些观念。其一，咨询师可以从匆匆下结论的方面应对来访者的这些观念，咨询师可以问来访者："你确定她只想和你做朋友吗？""你确定自己即刻想和她发展恋爱关系吗？""你对她到底有多少了解？"其二，咨询师可以应对伴随来访者的这些观念产生的假定，如其中蕴含的负性的归因方式和扭曲的自我概念以及对女性的扭曲观念。咨询师要帮助来访者练习应对他们的负性观念：

> 如果她知道我喜欢她，她会在多大程度上觉得我冒犯了她？
> 如果她沉默，是否意味着她不愿意和我约会？还有没有其他可能的解释？也许她也害羞。如果她真的只是想和我做朋友，是否意味着我不好？这是不是练习了解女性、了解如何成为理想男朋友的好机会？
> 我有哪些具体、特定的行为证据能证明对方真的被我的交友意图冒犯了？

在这个情景中，咨询师要帮助来访者认识到他们可以接受对方的拒绝，能在这样的经历中学到新的社交技能。来访者在青春期时抱有的理想化观念会浮出水面，由于缺少约会和交友经历，这些观念并没有得到检视。在通常情况下，这些理想化的观念会在约会情景或高中、大学阶段的恋爱经历中受到挑战，并发生改变。许多长期备受害羞和社交焦虑困扰的年轻人从来没有参加过约会，也没有关系比较近的异性朋友，所以他们并没有任何经验可循。这也适用于同性恋人群，直到近来，他们才敢公开自己的性取向。因此，对缺少恋爱经验的来访者来说，他们在社会经验的学习上自然要比他们的同伴滞后。在帮助他们应对自己的负性观念时，咨询师可以这么讲：

> 就算你在恋爱经验上被你的同伴落下很远，这是否意味着你不能学到这些经验了呢？你认为你的学习过程与十五六岁的青少年相比会是怎样的？你现在开始学习有哪些优势呢？

通常来说，来访者会逐渐意识到，自己比他人在学习其他事情方面更加熟练。他们意识到自己能把在一个领域学到的原则和策略迁移到其他领域，将自己积累下来的智慧应用到社会和人际交往中。男性和女性都会受到恋爱问题的困扰，他们的想法也是相似的，但会表现出性别差异。具体来说，男性担心自己的行为显得太过唐突或蠢笨，女性担心自己没有吸引力或语速太快。但总体来说，他们都担心被对方拒绝或自己表现不合适。

如果来访者过于执拗，没有意识到这些的话，咨询师可以采取幽默的方式：

> 这是你和同伴的竞争，还是你学习和掌握经验的一次机会呢？你希望对方非常有经验吗？恋爱经历的多少影响你对对方的吸引力吗？换句话说，你认为，如果对方有丰富的恋爱经历，这能够增加你对她的好感吗？你觉得对方会不会觉得不那么完美的你才更有吸引力？表现出来的才是你的真性情？

事实上，太过圆滑、老练的男性对有判断力的女性通常没有吸引力。最有效的交往技巧就是做真实的自己，真诚交流，认真倾听，不对对方妄下判断，自我表露的程度同对方相当。在这里，咨询师最好向来访者介绍一下绅士行为，这是女性非常欣赏的男性行为。咨询师可以和来访者进行头脑风暴，思考如何表现才能像一个绅士一样。例如，了解对方喜欢的食物、电影，给对方提供预备选项以便对方可以从中进行选择。咨询师也可以建议来访者，只要对方觉得方便，来访者可以去家里接她或在餐馆里等她。

如果来访者正在约会，咨询师可以建议他读《5分钟和陌生人成为朋友》

一书的第十五章，并在约会前回顾这一章的内容。咨询师也可以同来访者回顾相关章节，这样可以帮助来访者注意到与他们正在进行的约会息息相关的可行性建议，无关的章节就可以略过。告诉来访者经常回顾这个章节，相关的建议在他们心里常现常新会帮助他们在约会时更好地运用这些观念。

帮助来访者确立适应性的反应方式，并将这些方式记录在本子上。例如，让来访者记下："我在其他方面都可以掌握得很好，在约会方面我也同样可以。我需要表现自己，不管发生什么，我都能以开放平和的心态来对待。我相信花费时间进行学习和练习，我也可以很好、很自在地开始约会。"

帮助来访者确定可测的目标。在这个情景中，来访者的目标可以是邀请某人吃饭（或看电影，或吃饭和看电影），确定具体的见面时间和地点。在通常情况下，害羞的来访者会说："找个时间一起出去吃饭？"但具体的时间和地点没有定，等着对方说出约会的餐馆和可以看的电影，以及具体的时间和地点。这样一来，约会往往就会因为这些不确定性而泡汤。进而，来访者就会认为，和对方缺少接触或自己的尴尬让对方对他们没有兴趣。他们不认为对方的不适是由自己的不作为及对方对他们的期待引起的。对方期待来访者在提出邀约之后能够给出具体可行的方案，但来访者往往在提出邀约之后就不作为了。有时，交往对象能够感到，那些极度害羞和焦虑的来访者，在初次认识时因为太过紧张和认真而显得有些吃力。为了避免交往受挫，来访者可以在交往前就设定好具体的餐馆和电影院以供对方选择。

除了提出具体的邀约目标，咨询师还要让来访者想出一条能够向对方表达爱慕之情的话语（在这个情景中，咨询师可以让来访者在第一次暴露疗法中练习确定约会日期，在第二次暴露疗法中直接进入约会主题，练习赞美对方，以及和对方交流更多的私人话题）之后，帮助来访者选择至少2个可以和对方交流的信息，可以是能够唤起对方兴趣的事情，要是能和对方交流来访者的价值观或人生目标就更好了。当然，交流的内容也可以是个人的兴趣爱好、对未来的期待、短期目标（目标对于来访者来说十分重要）等。帮助来访者思考能让他兴奋或激发他强烈想法的观点。咨询师要注意他们交流的话题，告诉来访者谈话的内容不应该是抱怨，也不应该是消极、负面的观点。有时，有社交回避倾向的人通常只关注事情的负面，把抱怨、吐槽作为和他人交流、聊天的方式。但事实上，这样的交流往往令人感到不快，尤其是在交往早期，如果来访者不断抱怨的话，很难给对方留下一个好印象。

暴露疗法

当咨询师和来访者确定好适应性的反应方式和具体可测的目标后，就可以开始进行暴露疗法了。如果咨询师邀请团体外的助手配合来访者进行角色扮演，首先让来访者像往常一样向助手问好。之后，就可以按照前面治疗的步骤进行暴露疗法了。接下来，咨询师请助手进来，打开摄录设备，对来访者说："请报告你的 SUDS 水平，并大声读出适应性反应方式。"

在来访者开始进行角色扮演时，咨询师开始计时。在角色扮演中，让来访者和助手简单交谈一会儿，之后，向助手提出约会邀请。如果来访者在开始 5 分钟后还没有提出约会邀请，咨询师要提醒来访者。当角色扮演的合作者对来访者的约会邀请及具体的时间和地点作出了回应后，让来访者重复一遍约会的时间和地点，以帮助他们确定具体的时间和地点，一定要保证来访者在第一次暴露疗法结束时确定好具体的时间和地点。第一次暴露疗法完成后，直接进入第二次暴露疗法，将答疑、解释环节放在第二次暴露疗法后。

在确定了具体的时间和地点后，让来访者对约会情景作出具体描述，接下来，让来访者对这个约会情景进行角色扮演。如果可能的话，让来访者和角色扮演的合作者隔着桌子相对而坐，并布置好餐桌、鲜花和蜡烛来增加情景的真实性。咨询师可以告诉他们，在这次的角色扮演中，他们可以进行更加私人的对话。咨询师要告诉合作者：

> 想象你遇到了一个对你了解很少，但对你很感兴趣、很喜欢你并想和你聊私人话题、向你表达爱慕之情的人，面对这样的人，你只需自然反应即可。

在这种关系比较亲密的暴露疗法中，角色扮演的合作者为人亲切、热情、富有同理心十分重要。在早期的交流中，让来访者感受到对方的热情和积极回应很重要。如果需要的话，可以略过让来访者读出适应性反应方式的环节。在这一环节中，最重要的是帮助来访者聚焦在当下、不分心。如果来访者在开始3分钟后还没谈到与自己有关的任何话题，咨询师要提醒来访者，让他们进行自我表露。在5分钟后，提醒来访者进行第二次自我表露。最后，最迟在7分钟后，让来访者称赞对方，表达对对方的爱慕之情。

在这里，需要咨询师注意的是，确保来访者在表达完赞美和爱慕后不要"逃跑"，这是来访者常犯的一个错误。通常来讲，来访者在向交流对象表达完自己的爱慕之情后，常常急于马上结束此次暴露疗法。表达赞美、爱慕之情时的焦虑不安以及等待对方回应时的焦虑，都是来访者需要经历和体会的。在实际操作中，我常常看到，当约会邀请得到对方的积极回应时，来访者也很难感受到快乐。这是因为他们身陷在自己的焦虑与不安中难以自拔。这时，咨询师可以告诉来访者："要活在当下，将注意力集中在你们的交流、你的约会邀请以及你对她的好感上。"

在角色扮演中，来访者许多谨小慎微的安全型行为和回避表现都会对脱敏有干扰。对此，咨询师要告诉来访者，应该避免使用安全型的退缩、回避行为。同样，在这里，多练习几次对来访者而言十分具有挑战性的行为，可以帮助他们把注意力集中在当下。如果可以的话，咨询师可以稍微延长一下治疗时间，让来访者多练习几次如何表达欣赏、爱慕之情。此外，要让来访者和对方保持眼神交流。

当第二次暴露疗法完成后，询问来访者在这两次暴露疗法中是否产生了新的负性自动化观念。如果有，从中挑选一个与责怪自己、责怪他人相关的观念帮助来访者应对。检查来访者的SUDS水平，参照来访者SUDS水平的起伏变化，检查来访者在提出约会要求和设定具体时间、地点时是否出现了负性观念。

在角色扮演结束后，让助手或团体成员给来访者提供反馈，咨询师也要给来访者提供反馈。接下来，咨询师要和来访者一起观看角色扮演的视频，指出来访者表现出色的地方。如果来访者想尝试新的行为，咨询师要和他们进行简单的角色扮演。当角色扮演完成之后，谢谢助手，同时，让来访者感谢助手并和他说再见。

小结

　　在小结环节，咨询师要注意来访者在提出约会邀请前的自动化观念以及角色扮演之后的负性归因方式和扭曲的自我概念，尤其是当他们的表现不如自己的预期时，对这些观念的关注显得尤为重要。要让来访者注意到，邀约之前的担心和邀约之后的沮丧、羞耻情绪之间的差异，自己的哪些特定情绪与哪些特定观念相联系。询问来访者在暴露疗法中是否产生了新的负性自动化观念，如果有，帮助来访者一同应对。如果来访者报告，总是摆脱不掉对他人和自己的负性观念，建议他们关注自己体验到的特定情绪，以及注意当他们转变想法时，他们的情绪也会发生变化这样的事实。例如，如果来访者能将"我没有经验，我做不好"的负性观念，转变为"通过练习，我就可以学会"的积极观念，他感知到的情绪就能从沮丧、羞耻转变为积极、充满希望，他也就能感受到两种情绪状态之间的差别。再如，来访者能将"她一定认为我很蠢、很笨"转变为"也许她也喜欢我，也许她在最后考验我"，他就能从受挫和不信任的情绪中摆脱出来，转而变得积极、热情、对他人充满信任。在这一环节中，咨询师可以和来访者讨论习得性悲观，通过练习让来访者相信他们也能掌握习得性乐观。同样，提醒来访者，他们正朝着期待的方向前进。

　　咨询师还要提醒来访者回顾三个恶性循环，告诉来访者害羞的三个恶性循环在生活中十分常见，人们在三个恶性循环中循环往复，不能自拔。给来访者打预防针，告诉他们在将要练习的环境中，体验到羞耻和沮丧是十分普遍的，是转变过程中必经的环节。就像第一次就进行了很长的长跑一样，人们常常会体力不支、筋疲力尽。但是坚持每周甚至每月都跑几次，长期下来，再进行这样的长跑就不会觉得很累。社会适应训练同样如此。咨询师要告诉来访者，每周都坚持进行几次邀约练习，几周后，他们就能感到自己能力的提升，就像体育练习能够提升身体素质一样，来访者也能感到持之以恒的适应性练习能大大提升他们的社会适应能力，他们的自我效能感和自尊心也会因此得到很大的提升。咨询师也可以和来访者分享自己接触过的类似案例，告诉来访者，通过不断投入和练习，他们的社会适应能力一定会得到提升。

来访者的反馈

在来访者反馈环节，询问来访者在这一步治疗过程中的感受，尤其要注意来访者体验到的气馁和受挫情绪。有时，这样的关注也不是必须的，因为第一次暴露疗法常常会让来访者产生希望，给他们带来积极、乐观的情绪体验。但是，也有可能给他们带来失落和受挫感，尤其是对社交孤立的来访者来说，产生孤独、受挫感的可能性更大。如果第一次暴露治疗能给来访者带来希望、欢乐和成功的喜悦，咨询师就可以进行下一个环节。否则的话，咨询师要对来访者说：

> 在治疗的过程中，你在许多方面都取得了很大的进步。例如，你的适应性行为和观念的数量有了明显的增加；正确的归因方式和积极的自我概念也有显著地增加；在开始对话、自我表达和接受反馈上，你也取得了很大的进步。我相信随着练习的增加，你会获得更多的进步。在应对新的挑战时，你也能逐渐学会独立判断、提醒自己之前取得的进步。社会适应和身体健康一样，都是一种生活方式，从长远来看，失落只是一时的，你所有的坚持和投入最终都会获得回报。我想，读一读那些你所崇拜的人物的自传肯定会让你备受鼓舞，看看他们是怎么克服困难的，你就会发现自己并不孤独。我们所有人都要不断付出，不断磨练自己、塑造自己，以保持良好的社会适应状态和令人满意的人际关系。如果有需要的话，请直接告诉我我还能做些什么才能更好地帮助你达成目标。你也可以想一想他人说些什么，能够更好地帮助你坚定练习的动机和决心。

咨询师可以告诉来访者，社会适应训练是一个人一生都要坚持的活动，不管一个人的脾气、秉性、优缺点如何，社会适应训练是每个人每天都要坚持的任务。随着来访者社交技能的提升，他们会发现这样的练习越来越容易、越来越得心应手。咨询师还要提醒来访者，在下次治疗之前，如果他们出现新的想法或行为方式，都要用笔记下来。

家庭任务

如果条件允许的话，让来访者在下次治疗开始之前，就在真实的情景中完成提出约会邀请的任务。提醒来访者注意时间的安排，如果真实情景的家庭任务能在来访者对暴露疗法记忆最深刻时完成，治疗效果会更好。此外，让来访者注意自己的 SUDS 水平，注意他们除焦虑外的新的情绪状态，以及除负面情绪外他们产生的积极或中性的情绪状态。通常来说，当治疗进入到这个阶段时，来访者能够开始意识到事情的积极方面。在与喜欢的人交往时，除紧张之外，来访者还会感受到一份欢喜和激动。通过练习，来访者能够将积极的情绪状态与消极的情绪状态区分开来，并将注意力集中在积极的情绪状态上。

不管是做团体治疗还是个体治疗，咨询师都要让来访者在这周继续识别自己的负性自动化观念，并练习应对这些观念，让他们对自己的观念在负性认知、负性归因方式和扭曲的自我概念以及对他人的负性观念上进行归类。让他们在本子上记录下这些观念，这样咨询师就可以在下次治疗时和他一同回顾和浏览这些观念。此外，要求来访者在这周至少想出一条适应性的行为方式并进行练习，还要将它记录在本子上。

最后，提醒来访者整个治疗还有三步就结束了。为了圆满地结束治疗，咨询师可以让来访者写下自己的心得，并谈谈感觉自己距离最初设定的目标还有多远；从现在起到治疗结束的这三周时间里，他们认为哪些方面需要重点关注。此外，建议来访者阅读《5 分钟和陌生人成为朋友》一书的第十四章以及第十六章到第十九章。在这些章节中，加博尔为读者提供了有效交流的建议，能够帮助来访者判断自己的交流风格，和老朋友再叙之前的友谊、和不同国家不同文化的朋友自在交流。加博尔的书行文流畅，篇章也短小精悍，便于阅读。在这本书中，加博尔还提供了 60 种改善交流质量的方法。对喜欢在社交网络、微博和网上约会的来访者来说，加博尔这本书的第九章到第十三章的内容非常有帮助，来访者可以根据自己的需要有选择地使用。

第十步　暴露疗法和准备结束治疗

在这一步的治疗中，咨询师需要继续对来访者实施暴露疗法，并告知来访者治疗即将结束，让他们对结束治疗做好准备。

监控来访者当下的心理状态

先让来访者填写害羞问卷（见第二步），然后询问来访者接受上一步治疗后的具体情况以及其对上一步治疗的理解。

设置治疗环节

在这次暴露疗法中，由谁来配合来访者进行角色扮演及相应的安排与第四步相同。

接下来，告诉来访者在此次治疗中，你们首先要共同回顾和审阅他们的家庭任务完成情况。之后，咨询师会帮助他们识别、分类和应对他们记录在社交日志上的负性观念。在这一环节中，咨询师还要注意来访者记录下来的适应性的、自我支持的反应方式。由于整个治疗就要结束了，接下来，咨询师和来访者回顾害羞的三个恶性循环，并确定在这次和下次的治疗中要关注的要点。询问来访者是否能意识到特定情绪和特定自动化观念之间的关联。之后，不管是团体治疗还是个体治疗，咨询师要从来访者的恐惧层次结构中选择 2 个情景（也可以确定新的情景）进行角色扮演。最后，复印来访者的社交日志，并和害羞问卷一并存档。

检查来访者的家庭任务

在检查和审阅来访者的家庭任务时，咨询师会发现他们的负性观念常常与给他们带来新挑战的情景和行为任务有关。在挑战性的情景中，来访者往往会觉得尴尬不适。对此，咨询师可以和来访者进行头脑风暴，思考能帮助他们应对挑战的新行为；也可以思考如何将整体任务分成一个个子任务，以帮助他们更好地完成任务。可以询问来访者，在这次和下次的治疗中，他们认为最应该着手处理的问题有哪些。在通常情况下，如果来访者恐惧层次结构中的问题还没有得到完全解决，咨询师可以继续帮助他们应对最早设定的恐惧层次结构。但如果咨询师认为其他的情景和行为更重要的话，也可以帮助来访者着重处理其他情景，并建立新的恐惧层次结构，这样，通过前后对比，来访者在治疗中取得的进步就显而易见了。接下来，咨询师和来访者一同确定应对新情景的行为目标，以便来访者在治疗结束之后的数周、数月内都能保持一个积极的动机和良好的练习状态。例如，回想在第七步自我肯定环节中我们举的例子，自我怀疑是困扰大多数来访者的一个问题。如果在这个阶段中，来访者已经能够进行自我肯定，但是却没有办法和交流对象进行深入的交谈。对此，咨询师就可以跳过自我肯定训练，而是在同一主题下，帮助来访者练习自我表露和倾听的技巧。在目标制订上，咨询师要和来访者讨论不同的目标，这样才能让来访者确定最重要的目标。如果是在做团体治疗，其他来访者可以通过观察和参与他人的暴露疗法以从中获取经验。讨论对团体治疗十分有帮助，咨询师可以多组织几次团体讨论。对于团体治疗，咨询师还可以先让来访者独立回顾和分析自己的恐惧层次结构，并在最后一次治疗中和咨询师单独进行评估。

咨询师要询问来访者的家庭任务进展情况，在此过程中，他们是否产生了负性观念。如果有，咨询师要把这些观念记录下来，并选择一二个观念进行应对。如果来访者没有提出约会邀请，咨询师要询问他是否向对方表达了欣赏和爱慕之情，他们是否聊得更多、更深入。向来访者确认他是否想过向对方提出约会邀请这个目标。通过这样的询问，能够促发来访者进行思考，让他们注意到常常被他们忽视的行为转变。在临床实践中，我发现，就算来访者没有提出具体的约会邀请，他们还是能积极应对他们对约会对象的负性观念，进而能更自信地展示自己，更深入地和对方进行交流。这些变化对来访者实现目标非常有帮助。

如果在家庭任务中来访者没有向对方提出约会邀请，咨询师要和他们进行头脑风暴，帮助他们找寻机会约请他人，如路过朋友的公司时顺道拜访，同时给他带一杯咖啡。咨询师要和来访者探讨如何邀请对方加入他们的活动，如邀请对方一起远足、打网球、骑车、跳舞等。我在临床实践中发现，舞蹈俱乐部（如摇摆舞）对害羞和社交回避的来访者来说十分有效，因为在舞蹈俱乐部中，来访者可以进行观察、参加课程、加入小组活动、邀请他人跳舞等多种互动活动。如果来访者在实现目标的过程中表现得消极被动、进步迟缓，并且咨询师判断他们不能独立完成任务，那就有必要考虑和来访者再进行一轮暴露疗法。新一轮的暴露疗法既可以安排在这轮治疗结束之前，也可以安排在社交技能训练之前。

如果来访者的表现积极，治疗效果很好，咨询师可以让来访者练习更亲密的信息表露，帮助来访者确定更亲密的身体接触方法。在临床实践中，我发现，一些非常害羞的男性常常使用性替代产品来满足他们的生理需求。如果遇到这样的来访者，我建议咨询师先咨询性心理治疗专家，让这些专家和来访者探讨这些问题，尤其要向这类来访者指出，有许多人通过性替代产品来维持自己回避亲密行为的事实。通常来讲，咨询师可以建议这样的来访者先和自己喜欢的对象发展友谊，之后再考虑发展亲密的恋爱关系。这样的来访者常常对恋爱关系抱有完美的、不切实际的幻想，他们缺少和喜欢对象的交往互动经历和发展友谊的经验，这对他们建立正确、现实的恋爱观毫无助益。在临床实践中，我发现，在正式发展亲密的恋爱关系之前，通过性替代产品减少性焦虑的案例有很多。

行为技能训练

在这一步的治疗中，咨询师要准备对来访者再进行一次暴露疗法。在这一步中，我将以提升来访者自我肯定的技巧为例。在实际操作中，如果有其他更相关的主题，咨询师可以灵活地选取练习。

暴露疗法前的准备

对害羞和社交焦虑的女性来说，最困扰她们的当属那些脾气暴躁、行为冒犯的强势领导。在这次治疗中，我将以这方面的情景为例。首先，如果咨询师一直选择男性来访者作为暴露疗法的体验对象，在这一次的治疗中，咨询师要选择女性。在这个例子中，咨询师可以邀请助手配合来访者进行扮演，如果合作者是男性就更好了。或者，咨询师也可以自己上阵，配合来访者进行角色扮演。如果是团体治疗，咨询师可以让来访者选择能扮演专断领导角色的团体成员。在临床实践中，通过这种团体成员相互配合的方式，我发现来访者根本没有意识到自己娴熟的社交技能。当配合他人进行角色扮演时，他们常常表现得十分出色，他们的这种优秀表现是在其他情境中很难观察到的。对团体治疗来讲，要对这个情景进行角色扮演很难，因为团体成员常常不想伤害对方。所以，在这个情景中，咨询师最好邀请团体外的成员。在实际操作中，在正式进行治疗之前，咨询师可以让来访者先扮演她的领导，咨询师或合作者扮演来访者，这样能确保咨询师和合作者在正式治疗中更好地模仿来访者的领导。

接下来，询问来访者在想到即将要进行的角色扮演的情景时他们的 SUDS 水平。通常来讲，SUDS 水平一般在 50~100。来访者在这个情境中的不适感可能会以压抑的愤怒、怨恨，情绪低落，以及诸如感觉胃部不适、里面有结块等生理症状方式表现出来，而不仅仅是简单的焦虑。有时，来访者会报告想要大哭、感到极度的尴尬和羞耻。对这样的来访者，咨询师要询问她们的负性自动化观念，将这些观念记录在本子上，并帮助她们识别和应对这些扭曲的观念。在这个情景中，咨询师要着重注意帮助来访者练习正确的归因方式，树立正确的自我概念。

通常来讲，即便是一个很小、普通的错误，或她们能力范围外的失误，来访者都会感受到不切实际的强烈羞耻感。所以，在这个情景中，咨询师要帮助来访者关注与自我有关的观念。之后，再帮助她们应对针对他人的负性观念，如过分夸大领导的个人能力或领导不喜欢她们的程度。同时，在这个情景中，来访者也可能忽视了领导面对的压力。咨询师要告诉来访者，在现实工作中，一些情况是在领导和来访者的能力范围之外的，面对这样的情景，她们的领导也同样会感受到压力。在和领导的交流互动中，她们常常认为自己承担了大部分责任。所以，治疗的第一步是关注来访者对自己的观念，接下来，探索来访者对领导行为的理解和解释，如压力水平、应对方式等。在这个情景中，来访者常常出现的观点有：

> 如果我表现出色的话，领导就不会这么生气。
>
> 在学习新项目上，我学习的进度还是有些慢。
>
> 我应该知道如何处理这件事的。
>
> 如果他人无意听到领导批评我，一定认为我是个白痴。
>
> 我舌头打结，不知道该说些什么。
>
> 也许我真的不知道怎样完成这项工作。
>
> 如果我是一个受人尊敬的人，他就不会这么对我。
>
> 我一定做错了什么事。

在识别出扭曲的观念后，咨询师要帮助来访者应对这些观念，帮助来访者建立积极的反应方式。积极的反应方式可以是积极的信念，如"即使我的工作并不完美，我也需要得到应得的尊重"。此外，来访者可能不知道，遇到脾气暴躁、乖戾的领导，她们可以求助公司的人力资源部门。咨询师有必要告诉来访者她们还可以求助的资源。同样，咨询师可以和来访者探讨在公司的组织机构内寻求帮助和解决问题的方法，这样，即便自我肯定方案没能改善来访者和上级领导的关系，她也能找到其他的解决方案。

如果来访者的领导刁难刻薄，对来访者进行人身攻击。对这样的领导，咨询师可以帮助她们确定特定的交流目标。例如，咨询师可以建议来访者对领导说："我认为您用这种语气和我讲话不太合适。我不习惯您用这种语气跟我讲话。""我很荣幸能尽自己最大努力为您工作，但是这并不意味着您可以对我和我的工作极尽讽刺。"有时，如果领导的语气和表述过于责难苛刻，并开始指责来访者时，来访者可以简单地反问一句："请您再讲一遍？"

正如前文所述，在这个情景中，直接询问对来访者来说是非常有用的方法。简单来讲，直接询问就是让来访者询问领导，他希望来访者具体做出什么改变。

例如，咨询师可以建议来访者对领导讲："您说我对他们所需求的信息回复得非常愚蠢，那您希望我怎么做？"或"您说我的市场营销方案荒唐可笑，您希望我怎么完成这个营销方案？"

在临床实践中，我常常使用鲍尔（Bower）的 DESC 系统（describe——描述，express——表达，specify——具体化，consequence——结果）辅助进行治疗。就是先让来访者描述领导的行为，表达自己对领导行为的反应，之后，再具体描述她所期待的领导行为，以及此行为给其带来的积极结果或之前的行为给其带来的负面结果。在实际治疗中，我还使用了《谈判力》（*Getting to Yes*）和《双赢谈判》（*Win-Win Negotiating*）两本书中的方法，帮助来访者确定冲突双方各自的利益关系。这些方法有助于让来访者明白，即便无法商谈，也比在没有做任何尝试之前就放弃好。

有时来访者的目标可以设定得非常简单，可以是曼纽尔·史密斯（Manuel Smith）讲的反复提出自己的要求。例如，在这个情景中，咨询师可以建议来访者，在确定领导的回应后，反复提出自己的要求。例如："我明白您不喜欢我写报告的方式，可是，我觉得自己还是应该获得晋升的机会。"或"我明白您可能忙不过来，但是下周五我还是要去看牙医。"让来访者将这些目标记录在本子上。

暴露疗法

当和来访者确定好适应性反应方式以及具体可测的目标后，咨询师就可以对来访者进行暴露疗法了。同样，这次的暴露疗法要进行两次。如果请团体外的合作者进行角色扮演，咨询师要对来访者说：

> 本周，我将让我的助手配合你进行角色扮演，现在我去叫他过来。在我不在的这段时间里，你可以想一想有什么问题和事情想要告诉我的助手，或者你也可以趁此时间练习适应性的行为方式。

如果角色扮演的合作者不是治疗中心的工作人员，也不是专业的咨询师，咨询师要让他签订保密协议，之后，再向他具体描述角色扮演的过程。

咨询师可以按照之前实施暴露疗法的方式和步骤实施此次暴露疗法。具体来讲就是，先邀请角色扮演的合作者进来，打开摄录设备；之后，对来访者说："请报告你的 SUDS 水平，并大声读出你的适应性反应方式。"

在来访者开始进行角色扮演时，咨询师开始计时。在这次角色扮演中，咨询师要每隔 1 分钟记录 1 次来访者的 SUDS 水平，也要让来访者每隔 1 分钟就大声读出 1 次自己的适应性反应方式。适应性反应方式在练习中尤为重要，咨询师要提醒来访者注重自己的权利。

如果来访者在交往中表现得胆小懦弱，咨询师可以鼓励她提高说话声音的音量，进行更坚定的眼神交流。如果来访者不敢注视对方的眼睛，建议她看着对方的鼻梁，之后再慢慢地进行眼神交流。给来访者时间，让她用自己的方式肯定自己，但是，如果她支吾犹豫、畏缩不前，咨询师要提醒她看记录在本子上的目标，如描述行为、表达自己的反应、表述期待的行为以及表述行为的结果。如果来访者使用反复提出自己要求的方法，咨询师可以建议她继续重复同样的要求，重复肯定自己，也可以建议她尝试提出其他的要求。不管来访者做什么，咨询师都要确保来访者每分钟都有反应。

当暴露疗法完成之后，让来访者报告在这个过程中产生的新的负性自动化观念，尤其要注意与来访者的自我概念和自责有关的负性观念。检查记录在本子上的 SUDS 水平，判断引发 SUDS 水平升高的原因。通常来讲，在角色扮演中产生的负性观念，以及表达自己想法都会造成来访者的 SUDS 水平升高。在这个过程中，咨询师要肯定来访者在角色扮演过程中进行的自我肯定表达。从来访者产生的新的负性自动化观念中选择一二个进行应对，帮助来访者练习自我肯定表达。

接下来，助手、团体成员或咨询师要给来访者提供反馈。记住，肯定的表述及提到具体行为的反馈是最有效的。例如："你说＿＿＿＿＿＿＿＿时，我感觉最好。"或"你问我具体想要什么的时候我感觉最好。在我扮演你的领导时，如果你能在我表演得非常像或反应方式让你满意时对我表示肯定就更好了。"接下来，咨询师和来访者一同观看角色扮演的视频，指出来访者的优点。

第二次暴露疗法的主题应该与第一次的有关。如果咨询师、来访者或治疗团体想到了一些新的想法，或角色扮演的合作者给出了一些切实可行的建议，第二次暴露疗法也可以练习新的情景和主题。咨询师要提醒来访者,练习的越多,效果就越好。咨询师和合作者都可以向来访者示范自我肯定的行为。咨询师可以先扮演领导和管理者,之后再让合作者进行角色扮演。如果是个体治疗,可以先让来访者扮演自己的领导,咨询师扮演来访者,以便咨询师向来访者示范她可以采用的言语和非言语行为。在第二次暴露疗法之前,咨询师要向来访者示范并解释非言语行为在进行自我肯定时产生的力量,如直面对方、直视对方的眼睛、抬起头及讲话时坚定、充满自信等。在这里,咨询师可以使用下面的"自我肯定练习表"(Assertiveness Skills Practice)帮助来访者应对恐惧情景,进行更加结构化的练习(电子版可以在 http://www.harbinger.com/29163 上下载)。

自我肯定练习表

自我肯定：

   例子：
   要求他人帮忙。
   要求他人指导。
   要求他人打扫寝室。
   要求他人把大声播放的音乐调小一些。
   拒绝他人的帮助或借东西的要求。
   要求老板给自己升职。
   对同事和领导说不。

来访者想象的情景：

想象的情景中可能出现的问题以及应对的方式：

练习技巧：

设定行为目标：

咨询师要帮助来访者建立自我支持性的反应行为，如果来访者倾向于使用自己已有的行为方式也可以。之后，帮助来访者建立具体的目标，并按照第一次的模式进行第二次暴露疗法。即打开摄录设备，询问来访者的 SUDS 水平，并让来访者大声读出记在本子上的适应性反应方式。在治疗过程中，让来访者每隔 1 分钟报告 1 次 SUDS 水平，并读出她的适应性反应方式。敦促来访者作出自我肯定的言语和非言语行为。当暴露疗法结束之后，询问来访者是否产生了新的负性观念，如果有，将这些负性观念记录在本子上。检查本子上记录的 SUDS 水平，分析 SUDS 水平的升高与来访者的负性观念以及表露自己想法之间的关系。在治疗过程中，咨询师会发现，来访者的适应性行为和自我肯定的反应会让 SUDS 水平有所下降。

接下来，像之前那样对来访者进行反馈，并和来访者一起观看角色扮演的视频。如果来访者想尝试新的行为，咨询师要和来访者进行简单的角色扮演。当角色扮演完成之后，要让来访者感谢助手并和他说再见。

小结

在小结环节，咨询师要尤为关注来访者在角色扮演之后对自己的负性归因。很难和强势、脾气暴躁、常常对他人进行人身攻击的领导相处，让来访者倾向于对自己作负性归因。他们认为领导的攻击行为是合理的，因此，努力压抑自己的合理愤怒和沮丧情绪，不敢作自我肯定。对此，咨询师要保证来访者记下他们在角色扮演中可以使用的适应性的、自我支持性的反应方式，让来访者意识到勇敢挑战对自己不公平的自责归因是多么重要。咨询师要告诉来访者，如果自己应对这些观念有困难，可以寻求信赖的朋友或家人的帮助；也可以寻找一个值得信赖的、可以给自己提供客观分析和建议的工作伙伴，让他们给自己提供反馈和建议。

咨询师还要提醒来访者回顾害羞的三个恶性循环，告诉来访者这三个恶性循环在生活中十分常见，人们常在这三个恶性循环中循环往复，不能自拔。咨询师要告诉来访者，在这个情景中，由于他们的能力和领导的力量相差悬殊，所以很容易感到挫败、无助。对此，咨询师要告诉来访者不必过分担心，因为许多人都会觉得这样的情景充满压力，甚至是极具破坏性。咨询师要告诉来访者，随着对自我肯定技巧的练习，随着在面对领导的压力时也能积极地进行自我肯定，他们备感压力的情景就会有所改变。咨询师也要向来访者强调，如果这个情景没有发生变化，也不用担心，这意味着他们需要寻找更具支持性、更积极的情景来减少自身感受到的压力。告诉来访者，他们应该主动找寻能够支持自己、给自己带来积极力量的工作环境。

来访者的反馈

在来访者反馈环节，咨询师要询问来访者在这次治疗过程中的感受，在肯定自己时的感受，是否在练习新行为时感受到支持的力量。此外，帮助来访者表达在面对领导压力、坚持自我肯定时，她们感受到的不适和恐惧。咨询师可以对来访者说：

> 我了解这些交流方式让你备感压力，也知道你试图回避这样的行为。我希望你能告诉我，如何帮助你才能让你更好地完成任务。我也希望你能和我练习自我肯定行为。也就是说，如果在某一时刻，我的所言所行让你觉得没有得到应有的尊重，或是与你的需求不符，请直接告诉我。我想这样的互动方式能够为你练习自我肯定提供一个安全的环境。

当这些话说完之后，得到了咨询师的允许和鼓励，来访者就能敞开心扉，向咨询师表述自己的痛苦情绪。在此，咨询师要定时询问来访者的感受，了解来访者是否认为这个交流互动的方式和情景很安全。

家庭任务

如果条件允许的话，让来访者在下次治疗开始之前就在真实的情景中完成角色扮演任务。如果在来访者对暴露疗法仍然记忆深刻时，就在真实的情景中完成家庭任务，那么，治疗效果会更好。那些让来访者感到害怕的情景对其来说依旧很困难。所以，咨询师可以建议来访者寻求公司人力资源部门相关负责人的帮助，了解自己的权益，以便解决这一问题。咨询师要告诉来访者，人力资源部门允许来访者抱怨自己的领导。对于人力资源部门来讲，这样的抱怨也不是什么新闻，他们之前一定收到过其他员工的抱怨和投诉，他们也擅长帮助员工解决这一问题，减少员工的担心和害怕。有时，有的来访者因报告欺压而遭到报复，针对这一情况，来访者和人力资源部门进行探讨就显得尤为必要。

在直面强势的领导以解决问题之前，咨询师要建议来访者应该尽可能多地了解一些信息。在极其严重的情况下，咨询师不防建议来访者先咨询律师以了解相关的法律知识。来访者未必会采用律师的建议，但是这些建议可以让来访者有一种维权意识，能够提升来访者寻求帮助、解决这些问题的自信。此外，也可以建议来访者和有相似经历的同事多进行交流，这样，他们感受到的羞耻也会明显减少。和同事交流也能让来访者收获有意义的反馈和支持，能够帮助来访者制订可行的解决问题的方案。在通常情况下，在下次治疗之前，来访者能够自己解决好这些问题。

在这周内，咨询师还要让来访者继续识别、归类和记录自己的负性自动化观念，并在本子上记录下相应的应对方法和自我支持性的反应方式。此外，要求来访者至少想出一条适应性的行为方式并进行练习。同时，建议来访者阅读大卫·约翰逊的《交往的艺术》一书的第八章——解决人际冲突。这一章能够帮助来访者为下一步的讨论做好准备。

最后，提醒来访者下一步是整个暴露疗法的最后一次治疗了。第十二步治疗是整个疗法的结束环节。在结束环节，咨询师将和来访者一同回顾他们取得的进步，不管来访者以后参加团体治疗、继续个体治疗，还是进入社交技能训练环节，咨询师都要帮助来访者为接下来的练习设定目标，以确保来访者能够继续坚持练习，保持良好的社会适应状态。接下来，给来访者分发下页的"害羞诊所归因风格测试"（Shyness Clinic Attribution Style Quiz.），让来访者完成这一测试并在下周治疗时提交上来。这样，咨询师就能掌握来访者对自己扭曲归因风格的了解和应对情况。该测试的答案见附录 A，测试的电子版可以在 http://www.newharbinger.com/29613 上下载。

害羞诊所归因风格测试

姓名：_____ 日期：_____

对有自我提升倾向的个体来说，在面对失败时，他们常常将失败归于以下哪些因素？（请在每一对并列呈现的因素中圈出一个你认为正确的答案）

内在或外在　　　稳定或不稳定
特定或普遍　　　可控或不可控

研究表明害羞的人常常有自我贬抑倾向。这意味着害羞的人倾向于将失败归于 _____，将成功归于 _____。

判断右侧给出的具体事例属于左侧哪些错误信念（每个具体事例的答案不限于一个）：

a. 揣测他人的观点 _____ 我会败得很惨。
b. 全或无的二分观点 _____ 他们一定认为我不正常。
c. 先知先觉的错误观念 _____ 我看起来太紧张了。
d. 否定积极事件 _____ 他是个彻头彻尾的傻瓜。
e. 贴标签 _____ 我完全不知道该说些什么。
f. 过分概括化 _____ 他们把容易完成的任务交给我。
_____ 这对所有人来说都很容易。

列举出三个自动化观念，指出这些观念的错误之处，并对每一个负性观念给出一个适应性的反应。

	观念	错误之处	适应性反应
1.			
2.			
3.			

对或错　在生活中的某些方面，人们有自我提升的倾向，如学业成绩或工作表现，但是在社会领域，人们常常会自我贬抑。

对或错　很少意识到自己想法和感受的个体，常常会过分夸大自己在社交中的责任。

对或错　紧张的情绪会干扰甚至让人无法进行理性思考。

对或错　我们倾向于注意并记住与自我概念一致的特定信息。

凯文认为自己很害羞。当他和罗宾交往的时候，凯文接受到的积极反馈数量和消极反馈数量相当。请判断凯文更倾向于记住哪种类型的反馈（选出一个正确答案）：

积极反馈多于消极反馈；

消极反馈多于积极反馈；

相同数量的积极和消极反馈；

没有任何反馈，他什么都没记住。

认为自己"一点也不完美"或"就是个失败者"，而不是关注自己想要改变的特定行为和态度。请问这是哪种类型的自我概念？ _____

用完美的标准要求自己以让他人接受自己。这是哪种类型的自我概念扭曲？

_____

下面两种归因方式会带来怎样的情绪体验？

自责_____

责怪他人_____

对你来说，应对负性自动化观念、扭曲的自我概念以及扭曲的归因方式时，最困难的是什么？

第十一步　暴露疗法和结束准备

在这一步中，咨询师还要再进行一次暴露疗法，并继续让来访者为结束的治疗做好准备。如果咨询师判断需要对来访者再进行一轮暴露疗法的话，为一下一轮疗法做好准备。

监控来访者当下的心理状态

先让来访者填写害羞问卷（见第二步），然后询问来访者在上次治疗后他们的具体情况及对上一步治疗的理解情况。和来访者一同浏览他在上一周完成的害羞诊所归因风格测验（见第十步），确保来访者能理解并应用所有的概念。纠正来访者的错误认知，针对来访者的负性自动化观念和情绪，举出相关的例子，以便来访者理解。

设置治疗环节

在这次暴露疗法中，由谁来配合来访者进行角色扮演及相应的安排与第四步相同。

告诉来访者在此次治疗中，咨询师首先会帮助他们识别、分类和应对其在进入恐惧情景时记录在社交日志上的负性观念。之后，还会和他们一同浏览和回顾害羞的三个恶性循环。最后是暴露疗法环节，咨询师会从之前确定好的恐惧层次结构中选择一个情景，让来访者进行角色扮演。在此环节结束之前，咨询师要复印来访者的社交日志，并和害羞问卷一并存档。

检查来访者的家庭任务

在这一环节中，咨询师首先要询问来访者，在上次治疗之后，他们是否有新的想法和问题，在完成家庭任务的过程中产生了哪些负性观念。从来访者记录的负性观念中选择一二个帮助来访者进行应对，帮助他们作自我肯定的表达。接下来，检查来访者的家庭任务，如果来访者不能自信地对领导讲话，咨询师要询问来访者，在想到和强势领导讲话时，他们的内心出现了哪些特定的负性自动化观念。这些观念又与回避行为有怎样的关系。询问来访者在完成家庭任务的过程中，使用了哪些适应性的自我肯定策略。如果来访者没能想到任何策略，咨询师要给他们提供一二条切实可行的建议。

此外，还要询问来访者同人力资源部门的初步沟通情况。询问他们有没有因为害怕被报复而回避这一问题，有没有咨询同事具体的程序问题，是否注意到同事正面的反馈和肯定行为。有时，来访者会注意到，他们想效仿的他人行为。对此，咨询师要对来访者进行肯定，强化他们的这一策略。如果他们没有这么做，咨询师可以建议他们观察和学习他们认可的行为。告诉他们在本子上记下这些行为，以便在头脑风暴中想出更多适合自己的行为。咨询师还要询问来访者，是否注意到自己对领导和同事的行为发生了变化。告诉来访者他们可以经常想象一些能做出改变的事情，要让来访者记住，即便是很小的变化也是很有帮助的。

此外，咨询师可以建议来访者进行头脑风暴，想出更多肯定自己的策略，包括寻求他人的帮助、解决冲突等。《交往的艺术》一书的第八章可以帮助来访者进行头脑风暴。第八章介绍的具体方法有表达合作的意愿、表述自己的要求和行为的原因、倾听他人行为的原因等。其他有效、可行的方法包括让来访者关注交流对方的需求和目标，而不是交流对方的立场；在协商之前，澄清双方不同的利益考量。咨询师可以建议来访者，第一次先和家人或同事进行练习，这样就不会那么害怕。

如果时间允许的话，可以建议来访者对生活中出现的分歧进行角色扮演，这个分歧情景既可以是工作当中的，也可以是发生在家里的。在这个角色扮演中，咨询师要关注来访者的观点采择能力。如果是做个体治疗，在咨询师和来访者分别陈述完各自的观点之后，咨询师要陈述自己对来访者立场和观点的理解。之后，双方互换角色。如果是在做团体治疗，咨询师可以让来访者以两人一组的方式进行角色扮演。正如前文所述，在社交失败时，害羞的来访者倾向于责怪他人。研究表明，责怪他人会严重影响个体的观点采择能力和同理心的发展，而提高观点采择能力可以有效减少来访者压抑的愤怒情绪和不适应的行为，提高来访者的社交能力，帮助他们更好地达成目标。

社交焦虑会影响来访者的倾听行为，因为焦虑困扰使他们很难专心于当下所做的事情上。当来访者关注自己的负性观念、消极情绪和感受时，他们误解信息、消极解释和理解信息的可能性就越大。所以，咨询师有必要告诉来访者，关注自己对对方的倾听，注意自己在社交焦虑和放松状态下倾听表现的差异。

行为技能训练

在这一环节中，让来访者为即将进行的暴露疗法做好准备，并进行暴露疗法。

暴露疗法前的准备

对害羞和社交焦虑症患者来讲，公开讲话是他们难以逾越的障碍。在最后一次的暴露疗法治疗中（如果能进行两次，那就更好了），我们将关注公开讲话这一主题。对于一些来访者来说，如果公开讲话是他们工作需要的话，他们则可能希望进行更多的练习。不管公开讲话是日常工作的要求还是工作外、平日里的行为，这次的暴露疗法都会提升来访者在群体面前（包括小群体、非正式群体）的讲话能力。这样的情景常常位于来访者恐惧层次结构的最顶层，所以，在治疗中，我们把它放到最后。

在此次治疗中，暴露疗法运用的情景可以从来访者的恐惧层次结构中选取，也可以询问来访者有没有相关的情景。在这里，我选用了工作情景，假设来访者向工作小组汇报工作及项目的最新进展。首先，咨询师要将这个情景的具体信息记录在本子上，询问来访者在想到这个情景时，他们是否产生了什么负性观念，如果有，咨询师也需要将这些观念记录下来。在来访者的负性观念中，咨询师要尤为注意他们关于自身表现的负性观念，如："我不知道该如何表述；我一定是笨嘴笨舌的；我会忘了我想说什么；我不敢和他人进行眼神交流；我看起来一定像个傻瓜，我一定让人们感觉不舒服。"来访者对他人也会产生负性观念，如："不管怎么样，约翰都不喜欢我；一旦我犯错，他一定会嘲笑我；没有人在听我讲话，因为我说的话没有任何实质性的内容；我的表现会让所有人都感觉不舒服，感到尴尬；他们不理解我在做什么。"咨询师要提醒来访者，只要他们不断揣测听众的想法，他们就会产生这些负性观念。

对于咨询师来说，在此次暴露疗法中，最重要的任务是应对来访者对自己表现的负性期待。来访者确定自己会结巴、卡住、不知道该如何继续吗？如果来访者在讲话中真的卡住了，这有多糟糕呢？最坏的情况又会是怎样的呢？如果最坏的情况真的发生了，来访者又该怎么做呢？之后又会怎样呢？在临床实践中，我会尽量发散来访者的思维，让他们思考不同的可能性。因为，如果公开报告的进展不如来访者预期的话，他们就会陷入对自己的质疑和否定中。随着来访者自我否定的加深，他们最终会展现出消极的自我概念。他们不仅责怪自己表现的不佳，而且还认为自己一直是他人眼中的社交白痴。

咨询师要帮助来访者认识到，即便是公开的演讲而不是一对一的交流，说和听的双方都对交流结果负有责任。对善于倾听的听众，交流是件很容易的事情。面对这样的听众，讲话者可以通过询问问题帮助自己澄清概念。对任何人来讲，认真倾听和热情配合都能帮助讲话者更清楚地表述自己的观点。肯定、接受、支持的谈话氛围，能够帮助来访者更好地呈现自己的工作，而挑剔、苛责的谈话氛围对大多数人都会产生阻碍作用。所以，咨询师要帮助来访者应对他们不适应的归因方式，促进来访者进行分析和思考，让来访者判断真的只有自己需要对谈话负全责吗？他们的听众没有责任吗？即便他们表现得并不如自己期待的那样优秀，他们就没有学习、进步的空间和机会了吗？随着练习和经验的积累，他们不会进步吗？如果他人在公开讲话时卡住、不知该怎样继续进行时，来访者会苛责不满吗？来访者愿意给他人进步和学习的机会吗？如果来访者没有和听众进行充分的眼神交流，他愿意学习眼神交流的技巧和方法吗？如果听众中有人感到厌烦、不安，来访者的表现是造成他们不安的唯一因素吗？听众厌烦、不安是不是还和其他的因素有关呢？如疲劳或其他一些事情。来访者确定他人对自己的表现一定是苛刻、挑剔的吗？听众的中性反应是否意味着他们对讲话者所讲的内容不满或不感兴趣吗？听众是不是被讲话者外的一些事情所吸引了呢？

接下来，咨询师要应对来访者扭曲的自我概念。在通常情况下，在这个情境中，来访者扭曲的自我概念是"完美的我 vs. 现实中的我"。在一些情况下，来访者这些扭曲的自我概念隐含着深深的羞耻情绪，来访者认为自己不完美，没有能力圆满完成任务。咨询师要询问来访者，对于那些他没有练习过的事情，他不知道该怎么做，是否就意味着他不能学会？

咨询师还要帮助来访者确定适应性的、自我支持性的反应方式，如："我要给自己学习的空间和机会。随着练习的增多，我会表现得更好。其他人要比我想得更具有支持性。我在这个情景中的练习成果和积累下的经验能够迁移到其他情景中。练习能够减少我的不安和焦虑。"接下来，咨询师要帮助来访者确定具体可测的目标，如向同事介绍关于项目的三条信息；在公开讲话中，让来访者确保 60%~70% 的时间都在和交流对象进行眼神交流。

记下来访者适应性的、自我支持性的反应和目标。对于第一次暴露疗法，咨询师最重要的任务是让来访者意识到，尽管感到害怕，自己还是有能力完成任务的。在第二次暴露疗法中，咨询师可以根据角色扮演的合作者和来访者的反馈，提高来访者讲话交流的质量。通常来讲，在这样的情景中，来访者的 SUDS 水平通常在 90 以上，但是随着角色扮演练习的进行，来访者的 SUDS 水平能够降到 50 以下。在治疗时，咨询师要给来访者时间准备角色扮演中要讲的话。

进行第一次暴露疗法

在进行暴露疗法时，咨询师可以遵循之前的模式。如果咨询师邀请团体外合作者配合来访者进行暴露疗法，那么邀请合作者进入治疗室，向他解释此次角色扮演的情景以及需要他做的事情。在第一次暴露疗法中，前 5 分钟，参与角色扮演的合作者（或咨询师和合作者一起）要表现得专注、乐于接受；在接下来的 5 分钟，表现得苛刻不满、不耐烦；在最后两三分钟再回归到最初的专注、乐于接受的状态，还要给来访者积极的反馈。如果是团体治疗，在角色扮演时有真正的听众参加，会大大增加角色扮演情景的真实性，对来访者也会有很大的帮助。另外，对于团体治疗来讲，有团体外的助手配合来访者进行角色扮演也是有帮助的，因为来访者并不熟悉这些合作者。团体内和团体外成员的共同参与，能让来访者意识到听众对演讲效果的影响，让来访者意识到，优秀的听众能够提升讲话者的表现。此外，对团体内外成员进行公开讲话的经历，也能让来访者对听众消极、被动的反应逐渐脱敏。在情景扮演进行到第二个 5 分钟时，咨询师可以对来访者的演讲作出积极的回应，而让合作者对来访者作出消极的回应，甚至表现出不耐烦、苛刻、批评的态度和情绪。之后，咨询师和助手互换表现方式。通过这样的练习，来访者就能意识到自己能同时处理两种不同的反应，意识到听众是由持不同态度的人组成的，意识到听众的反应往往和他们的期待不一样。

在开始暴露疗法时，咨询师要打开摄录设备，询问来访者的 SUDS 水平，并让来访者大声读出适应性的、自我支持性的反应。在这之后，告诉来访者可以开始进行公开讲话了。如果咨询师想让来访者意识到，适应性的反应是如何减少他们的焦虑和不安的，那么每隔 1 分钟让来访者报告 1 次 SUDS 水平，并大声读出自己的适应性反应。当然，咨询师也可以让来访者不受任何干扰地进行暴露疗法。当第一次暴露疗法结束后，检查记录下来的 SUDS 水平。尽管 SUDS 水平在整个治疗过程中来回波动，但通常来讲，在角色扮演结束时，来访者的 SUDS 水平要显著低于暴露疗法开始时的水平。

由于在这个情景中，来访者的负性观念和归因方式常常和自我概念有关，所以，咨询师要询问来访者在治疗过程中，他们是否出现了新的自动化观念，在治疗后有没有产生新的观念。接下来，从中挑出最重要的观念帮助来访者应对，并帮助来访者建立适应性的、自我支持性的行为。在治疗过程中，咨询师还要帮助来访者记下他们在角色扮演过程中产生的负性观念，以便让他们在家庭任务中练习应对。

接下来，咨询师要和来访者一起观看角色扮演的视频，询问来访者是否注意到自己在角色扮演中表现优秀的方面，咨询师也要指出来访者表现优秀的方面。让助手或团体成员给来访者提供反馈。第一次提供的反馈要简单，如对来访者的眼神交流和姿势作出反馈，告诉来访者接下来应该做什么。如果在第一次给来访者提供反馈时，来访者没有集中注意力、没能记住咨询师的建议和反馈的话，咨询师可以多重复几次。此外，咨询师也可以询问来访者的建议，这能够帮助咨询师更好地理解来访者，找到更好地与来访者沟通的具体方式。

进行第二次暴露疗法

咨询师可以按照第一次暴露疗法的步骤和模式进行第二次暴露疗法。第二次暴露疗法要让来访者吸收和整合第一次暴露疗法中的反馈，并加以练习。公开讲话是一项具有挑战性的任务，练习得越多，进步就越大。

在第二次暴露疗法完成后，咨询师可以关闭摄录设备，让来访者把摄录的视频带回家。对来访者来讲，反复观看自己角色扮演的表现和他人的反馈是十分有帮助的。最后，感谢团体外的合作者，让来访者和他们道谢、告别。

小结

在此次治疗中，如果来访者的表现并不如他们期待的那样完美，咨询师要尤为关注来访者在公开讲话时产生的负性自动化观念，以及讲话后的错误归因方式和扭曲的自我概念。咨询师要帮助来访者意识到，特定消极情绪和特定负性观念之间的关联。询问来访者在治疗过程中是否产生了新的负性自动化观念，如果有，帮助他们积极应对这些负性观念。如果是团体治疗，咨询师可以再组织一次角色扮演，让团体成员帮助来访者应对这些观念。提醒来访者注意，当他们改变自己的负性观念时，他们的情绪也会随之发生变化。就像第九步举的约会的例子一样，如果来访者将"我没有公开讲话的经验，我不擅长公开讲话"的观念变为"通过练习和经验积累，我能够掌握公开讲话的技巧"，他们就会从失望和沮丧的情绪中跳脱出来，感受到进步的喜悦。在这一环节中，咨询师可以和来访者继续讨论习得性悲观，再次告诉来访者，随着练习的深入，他们会变得积极乐观。咨询师也可以和来访者分享自己曾经害怕公开讲话的经历，分享自己积极应对消极观念进而克服紧张情绪、掌握交流技巧的例子。

来访者的反馈

在来访者反馈环节，询问来访者在此次治疗中的感受，尤其要注意来访者受挫、失望和低落的情绪。有时，来访者也不一定会产生这些负性情绪，因为对已经有公开讲话经验的来访者来说，公开讲话会让他们感到很开心。但是，尽管是有经验的来访者，不尽如人意的结果依然会对他们的情绪造成负面影响。而对那些没有经验的来访者来说，负面影响可能会更大。如果治疗给来访者带来了希望、乐观的情绪，让他们品尝到了成功的喜悦，说明治疗是非常有效果的。否则，咨询师可以对来访者讲：

> 就像在上次治疗中我们交流的那样，通过在治疗和生活中的不断练习，你已经取得了很大的进步。我相信，继续坚持练习你会取得更大的进步。我相信，当应对新的挑战时，如果你能回忆起之前取得的进步，这会让你更有信心和力量。对公开演讲来说也是如此，你的很多行为都证明了你在公开讲话中已经取得了很大的进步。此外，公开讲话其实有许多方式，如果在公开讲话中遇到了一些困难，你只需换一种方式再次练习就可以了。就像身体健康一样，从长远角度看，你的所有付出和坚持都会获得回报。其实，你可以想一想人们说的哪些话可以帮助你维持动机，如果我做些什么能够帮助你提升信心，激发你坚持下去，请直接告诉我。

不论是个体治疗还是团体治疗，咨询师的这番话都能让来访者主动寻求帮助，维持他们继续练习的动机。此外，这样一番话也可以让来访者清楚表述自己的需求。其实，对害羞和社交焦虑的来访者来说，他们在表达需求方面的经验并不多，而这往往需要咨询师对他们进行更多的鼓励和肯定。最后，提醒来访者记下他们产生的其他任何反应，这样在下次治疗时，就可以和咨询师进行讨论。

家庭任务

如果条件允许的话，让来访者在下次治疗之前就在真实的情景中完成家庭任务。如果条件不允许的话，让来访者在镜子前练习公开讲话。咨询师要告诉来访者，在最后一次治疗之前，这样的练习至少要进行 3 次。咨询师还可以要求来访者在例会上作简要的工作总结，或向一小群人具体介绍一部电影、一本书，这些日常工作、生活中的练习对他们公开讲话都是很有帮助的。随着练习的深入，来访者会逐渐意识到即便他们感到紧张不安，他们的表现也会比自己预期得要好。

在公开讲话之后，让来访者继续识别、分析自己的负性观念，这些观念既可以是讲话前的负性观念，也可以是在镜子前练习时产生的负性观念。事实上，在镜子前进行公开讲话练习产生的负性观念相对较少，咨询师要提醒来访者注意这一点。在识别完负性观念后，让来访者练习应对自己的负性观念，将适应性的反应方式记录在本子上，并在实际生活中进行练习。咨询师要尤为注意让来访者记下自己的适应性反应，因为这能帮助来访者意识到他们正在发生的积极变化，如消极观念减少、积极行为增多。来访者会发现他们越积极应对自己的消极观念，就会产生越多的适应性行为和观念。

最后，提醒来访者，接下来的治疗是整个治疗的最后一步（在最后一步的治疗中，咨询师会回顾来访者在整个治疗中取得的进步，并帮助他们设定继续练习的目标，以促进他们提高社会适应能力并保持理想的社会适应水平）。在进行下一步治疗前，让来访者完成下一页的"目标回顾问卷"（Goal Review）并在下次治疗时交给咨询师（该问卷可以在 http：//www.newharbinger.com/29163 上下载）。

目标回顾问卷

请在 1~10 之间选择一个数字，评定你达成目标的程度 _____

我已经完全达成的目标：

我已经部分达成的目标，我正积极行动，打算把它们全部完成：

需要调整的目标有：

接下来练习的首要目标是什么？在接下来的三个月里，我要如何实现这些目标：

对于即将要实现的目标，我的想法是：

我现在还有哪些负性的认知观念、负性的归因方式、扭曲的自我概念以及对他人的负性观念？

我能采取哪些方法应对这些负性观念？

我应该尝试的适应性反应有哪些？

支持我实现目标的方法有哪些？

第十二步　整体治疗回顾以及结束治疗

在这一步的治疗中,咨询师要带领来访者一同回顾他在整个治疗中的表现,完成整个治疗阶段的暴露疗法。

监控来访者当下的心理状态

在来访者抵达等候室时,先让他们填写害羞问卷(见第二步)。在这一步中,来访者要完成的还有亨德森－津巴多害羞问卷和评估他人量表（这两个问卷的具体内容参见第一步）。这样,咨询师就可以将来访者治疗前后的成绩进行比较。在来访者完成这两个问卷后,咨询师要及时给他们打分,并准备好他们之前的测验成绩以便作比较。咨询师还可以通过害羞问卷了解来访者的负性情绪,肯定他们取得的进步,告诉来访者,他们的负性情绪和回避行为都有所减少。如果来访者表示在上一步的治疗中,他们还有些地方没有理解,咨询师要关注他们的想法和感受,询问他们怎么做才能让其更好地理解上一步治疗的内容。

设置治疗环节

咨询师要告诉来访者,在这一步的治疗中,咨询师将和他一同回顾他在整个治疗过程中取得的进步。通过回顾来访者的测验成绩和目标,咨询师要帮助来访者继续关注保持和提升他们社交适应能力（见附录 B 中的"最终访谈大纲"）的方法。不管咨询师之前是做个体治疗还是团体治疗,在这一步中,咨询师必须和每个来访者单独完成这一步的治疗。

检查来访者的家庭任务

在检查来访者家庭任务环节中，咨询师要询问来访者，在上一步治疗完成之后，他是否产生了新的问题或新的想法。询问来访者是否敢于在公共场合讲话。如果来访者表示还是不敢在公共场合讲话，咨询师要追问在过去的一周他们的练习情况：是否在镜子前进行了 3 次练习，有没有向同事报告工作的进展情况，有没有向朋友或同事介绍他们看过的一部电影或读过的一本书。如果来访者表示做过，咨询师要肯定他们取得的进步，分享自己对来访者取得进步的满意和喜悦之情，并继续追问在完成家庭任务的过程中，他们是否产生了一些负性观念，如果有，帮助来访者应对。如果来访者没有完成家庭任务，咨询师要询问来访者，在想要完成家庭任务时，他们的头脑中产生了哪些特定的负性自动化观念和负性归因方式，这些特定的负性观念和负性归因方式是否是造成他们表现退缩的原因。咨询师还要询问来访者是如何应对自己的负性观念的，他们用了哪些自我支持性、适应性的反应方式取代这些负性观念。如果来访者没有想到任何适应性的反应方式，咨询师要帮助他们建立一二个适应性的反应方式。咨询师要肯定来访者在应对负性观念、发展适应性行为过程中取得的进步。咨询师可以对来访者说：

> 正如我们在上一次治疗中讲到的，你在治疗和现实生活中已经取得了很大的进步。随着练习的深入，我相信，你会取得更大的进步。我注意到，你在应对新的挑战时，能够回忆起之前取得的进步，让自己充满信心，对治疗来说，这是积极的迹象。还记得我们上次讨论的内容吗？坚持和不断练习能提升你的社会适应能力，对公开讲话来说尤为如此。练习公开讲话的方法有很多，如果你觉得还是不敢公开讲话，或认为自己表现得还不够好，你只需从众多方法中选择一个再次练习即可。对于公开讲话，我的建议是，在练习之前，你可以思考一下在何时何处和别人分享你的兴趣比较合适，这对达成理想的效果很有帮助。和身体健康一样，从长远来讲，所有的好习惯和指向目标的一切努力一定会让你得到回报。如果我做一些事情能够

帮助你更好地坚持练习，请直接告诉我。

咨询师要询问来访者有没有注意到自己的变化，让他们思考一下，是否愿意和别人分享自己的信息、兴趣爱好、看过的电影、去过的有意思的地方。对于有意思的地方，咨询师要告诉来访者，既可以是附近能够远足的地方，也可以是知名的历史古迹。分享有意思的地方可以让交谈对象了解来访者喜欢去哪些地方，以及来访者的兴趣、爱好。此外，咨询师可以建议来访者思考一些与众不同的事情来做。最后，咨询师可以建议来访者先和他们的同事、家人以及熟悉的人进行练习。

后测评估

害羞归因问卷（见第二步）中的问题，涉及了来访者恐惧层次结构中最具挑战性的 3 个情景。在这一步中，咨询师要让来访者再次填写害羞归因问卷，并将此次的回答与初步评估环节的回答进行比较。通常来讲，治疗进行到这一步，来访者的害羞水平会调整到正常范围内，他们的归因风格也会发生变化，内部、稳定、普遍性的自责归因会减少，取而代之的是更具有适应意义的归因方式。此外，来访者的羞耻情绪也会减少，在练习过的情景中他们的变化最为明显。有时，咨询师也会发现，尽管来访者对有些情景练习的很少，但却表现得十分积极。在这样的情景中，来访者能够积极应对自己的负性观念，建立更加适应性的、自我支持性的反应方式。

在这一环节中，咨询师要告诉来访者，在练习的情景中他们取得了非常显著的积极变化。在这些情景中，来访者持之以恒地应对负性观念，建立积极的适应性反应方式。

在这一环节中，咨询师还要评定来访者是否还存在社交焦虑症状，判断与治疗之前相比，来访者的焦虑症状是否发生了变化。对此，咨询师还可以选用结构访谈法，如用"焦虑症访谈表"（Anxiety Disorders Interview Schedule for DSM-IV，ADIS-IV）判断来访者的社交焦虑症状。

在评定完来访者的问卷回答情况后，咨询师可以向来访者呈现他在亨德森 –

津巴多害羞问卷和评估他人量表上的前后测成绩的变化，肯定来访者取得的进步。咨询师要告诉来访者，在完成治疗评估访谈之后，会继续对仍然存在的一些问题进行治疗。咨询师可以按照"治疗评估访谈表"（Treatment Evaluation Interview，见下页）上的问题提问来访者。在完成访谈之后，咨询师就可以确定来访者取得的进步，进而帮助他们确定在接下来的6个月里其要完成的目标。（治疗评估访谈表可以在 http：//newharbinger.com/29613 上下载）

治疗评估访谈表

你认为自己在多大程度上实现了自己的目标？请从 1~10 中选择一个数字进行评定 _____

你改变了哪些行为？

你改变或修正了哪些观念？

你改变或修正了哪些扭曲的自我概念？关于他人的负性观念呢？

你认为自己在多大程度上改变了对自己／他人的负性观念？请从 1~10 之间选择一个数字进行评定。

自己 _____（1~10）   他人 _____（1~10）

你改变了哪些负性情绪和感受？

对你曾经感到害怕的情景，你的 SUDS 水平降低了多少？请从 1~100 中选择一个数字进行评定。

你怎样评价十二步治疗？

你认为整体的治疗还有哪些需要提升或改变的地方？

结合来访者在家中完成的目标回顾问卷以及治疗评估访谈的结果，咨询师可以和来访者讨论他们在治疗中取得的进步。之后，和来访者一起练习设定新目标的方法。咨询师要注意，目标回顾问卷和治疗评估访谈都能评估来访者取得的进步。首先，目标回顾问卷很重要，因为是来访者在家里完成的，他们的反应不会受到咨询师在场的影响。通常来讲，由于咨询师同时又是评估者，所以来访者很容易产生讨好咨询师、让咨询师满意的倾向。因此，让来访者在家中完成目标回顾问卷往往能够规避掉这种倾向。但需要咨询师注意的是，来访者的自我评定是不稳定的，他们的评定结果常常会在看到前后测成绩后发生变化。这是因为在对自己进行评定时，来访者常常会低估自己取得的进步，在看到测验成绩后又会提升他们对自己进步的感知和信心。因此，两个问卷互相补充，咨询师才能比较可靠地掌握来访者进步的情况。

为了说明这个问题，我举一个在临床实践中发现的例子。我的这个来访者处于整个治疗的第五步。在治疗之初，他的目标是进入让自己恐惧的社交情景。具体来讲，他希望能认识他人，结交朋友；在工作上，希望自己能在会议上做更多的发言，寻求领导的帮助。我为他确定了 3 个情景，也就是说，他至少需要在 3 个情景中识别、应对自己的负性观念。通过练习，他需要将自己的 SUDS 水平降低 20 分。为了帮助他确定取得的进步，我和他一起回顾了在过去两周中他进入的情景，并记下了他发言的次数。我问他是否主动寻求过帮助，是否向领导汇报过最新情况；上次治疗之后，他应对了多少负性自动化观念；从治疗一开始，他是否在三人的社交情景中应对过自己的负性观念。回顾他在某一具体情景中的表现时，我让他思考在进入这个情景和他人互动后，他的 SUDS 水平发生了怎样的变化。

我建议咨询师询问来访者这些问题，并强调让来访者完成目标回顾问卷的原因是，通过这些询问，可以让来访者意识到他们没有注意到、没有记下的进步。由于来访者不习惯肯定自己，他们常常会忽视甚至忘记自己取得的进步。

咨询师还可以和来访者讨论社区中的社交技能训练和志愿者服务，让来访者写下一二个他们想到的社交活动机会。不管来访者是单独还是以团体形式继续进行接下来的社交技能训练，咨询师都要帮助他们确定在接下来的六个月中要实现的目标。在通常情况下，这些目标是原有目标的深化和延续。咨询师可以建议来访者继续结交朋友、约会、在工作中更加积极投入、肯定自己。例如，来访者的目标可以包括：继续邀请同事共进午餐；继续向人们展示自己；可能的话，对自己的工作常作一些非正式的说明和报告；继续接触并加入感兴趣的俱乐部，等等。此外，来访者的目标也可以是原有目标之外的内容，比如，和领导谈论工作之外的内容，询问爱慕的对象周末过得怎么样，与他人分享有意思的事情或刚看过的书和电影。同上级交流有时候很困难，来访者需要练习如何和上级进行更友好、更有效的沟通。

接下来，咨询师要告诉来访者，在治疗结束后，如果自己在练习的过程中出现了偏轨现象，他们可以采取的应对方法，例如，回顾记下的认知扭曲观念和需要应对的负性自动化观念；回顾恐惧层次结构，确定自己已经取得的进步；记录下完成的家庭任务、改变的负性思维方式以及建立的新的自我支持性反应方式。咨询师可以建议来访者，在每次完成家庭任务后，都可以在本子上打一个对钩，当这些对钩累积到一定数量时，就可以兑换一定数量的金钱对自己进行奖励。来访者也可以通过积攒对钩，到周末给自己一些奖励，如给自己买一张电影票或一个小礼物，用这种外化的奖励来肯定自己。

接下来，让来访者完成"行为评估测验"（见附录D）和"害羞诊所观念清单"（The Shyness Clinic Thought Listing Form，见附录E）。指出来访者做出的改变，如负性观念越来越少，积极观念越来越多。同样，向来访者指出他们在完成"行为评估测验"时的行为变化。

小结

在小结环节，咨询师要简要总结对来访者进步的感受，关注来访者在具体目标上取得的进步。咨询师要肯定来访者的应对和坚持在他们达成目标的过程中所起的作用。咨询师要总结来访者设定的最初目标，以及他们在实现这些目标的过程中所实施的计划和方案。

来访者的反馈

在来访者反馈环节，咨询师要询问他们在此次治疗过程中的感受，对结束治疗和开始自己练习的看法。例如，咨询师可以对来访者说：

> 在此次治疗后，整体治疗环节就结束了。你可以就此结束，然后开始自己练习；也可以继续接受社交技能训练。你的选择没有对错之分，不管你作出怎样的选择，我们都将对此进行讨论，并帮助你分析如何应对在每一种选择中可能遇到的问题。（如果来访者选择结束治疗，咨询师要继续对他们讲下面的话）我会想念你的，我想你也会想念我。当你确定新目标、应对新的负性观念、建立新的行为方式时或在成功应对负性观念后，都可以发邮件告诉我，这样，我就能了解你的进步，并为你感到由衷的高兴。此外，我希望你尤为注意的是，一旦你遇到难以解决的问题，我们可以增设额外环节帮助你克服难关。

咨询师还要询问来访者，他们还有没有什么想法或感受要和咨询师交流，尤其是针对咨询师的想法或想要表达却没有表达出来的观念。

家庭任务

给来访者"致朋友的一封信"（Letter to Friends）的模板（见附录 C），让来访者把这封信寄给一二位了解他们的朋友，询问这些朋友是否注意到了来访者行为的变化。告诉来访者让朋友将回信邮寄给咨询师，如果来访者的朋友愿意公开自己对来访者行为变化的判断和反馈，咨询师才能和来访者分享朋友的信。

咨询师还要提醒来访者继续应对自己的负性观念，继续建立适应性的反应方式。让来访者在本子上记下自己的适应性反应方式，并不断进行练习。咨询师要让来访者意识到记下适应性反应方式的重要性，告诉来访者只有记下这些反应方式，他们才能意识到自己行为的变化。咨询师可以建议来访者，在进入新的情景之前，可以先在镜子前进行练习。告诉来访者坚持每周确立一些小目标，每天都坚持练习，在实现这些小目标后，再去实现一二个大目标。让来访者用下面的"自我监控表"（Self-Monitoring/Attribution/Self-Other Belief Scale）确定自己的情绪和观念之间的联系（此表电子版可以在 http：//www.newharbinger.com/29613 上下载）。

如果治疗就此结束的话，咨询师要询问来访者是否还有什么想法和感受需要交流，如果有，让来访者尽情表达。接下来，咨询师要和来访者道别。咨询师要再次提醒来访者，如果在自己应对的过程中再次出现了相关的问题和症状，再次表现得消极、退缩，他们可以给咨询师打电话，要求增设巩固治疗环节或商讨干预方法。如果咨询师开始了其他治疗，不论是对来访者继续进行治疗还是进行社交技能训练，都要为来访者的再次治疗做好具体的安排。如果来访者继续进行社交技能训练，咨询师可以建议他们阅读《交往的艺术》一书的第二章。《交往的艺术》一书的第一章讲述了社交技能的重要性，第二章则讲述了自我表露的方法，第二章的具体内容将在下周的训练中进行练习。咨询师可以建议来访者练习《交往的艺术》一书中所有适合独自一人练习的内容，在书上或笔记本上记录下自己的练习情况（参与治疗的来访者需要随身携带一个小笔记本，这样就能随时记录下自己的反应）。

咨询师还要完成对来访者的"治疗总结"。下面是害羞诊所使用的模板，可供咨询师参考使用。咨询师也要给来访者分发一个副本，让来访者完成后交给咨询师，以便咨询师复印并进行保存（"治疗总结"电子版可以在 http：//newharbinger.com/29613 上下载）。如果来访者出现了问题，想再次回来接受治疗，这份总结可以帮助咨询师掌握来访者在此次治疗过程中取得的进步。（如果需要的话，咨询师可以在此次治疗结束时，让来访者在咨询室填写此表，以完成治疗总结，这样就能避免来访者不交回此表的情况。）对极度害羞和社交焦虑的来访者来讲，如果不坚持训练，他们的症状很容易反弹。他们需要持久的支持和辅导来鼓励其继续投入努力，继续坚持练习，以不断取得进步，最终达成理想的社会适应状态。

自我监控 / 归因 / 自我 - 他人观念表

日期	情景	观念	归因	观念归属类别	情绪

结束信 / 治疗总结

日期：_____

1. 基本信息

姓名：_____

地址：_____

日期：开始日期：_____ 结束日期：_____

2. 问题：_____

3. 诊断：开始时：_____

结束时：_____

4. 药物：_____ 医师：_____

5. 总结：

达成的目标：_____

没有达成的目标：_____

需要继续努力达成的目标：_____

6. 结束的理由：_____

7. 建议和参考信息：_____

8. 以后的练习计划：_____
_____

咨询师：_____

来访者：_____

第三部分　13 周社交技能训练

在这一部分中，我将介绍长达 13 周的社交技能训练，也称为人际交往技能训练。在 12 周的认知重塑、暴露疗法之后，咨询师可以根据实际情况确定是否对来访者增设社交技能训练环节。咨询师可以根据具体情况灵活运用本书讲述的内容，既可以在整个暴露治疗结束之后根据后测成绩和最后的访谈结果决定是否对来访者进行社交技能训练，也可以在治疗前就判断是否需要增设社交技能训练环节。对确定需要进行社交技能训练，并且需要更多练习的来访者来说，咨询师可以先安排他们进行暴露疗法和社交技能训练，将后测和最后的访谈放在社交技能训练之后。

在害羞诊所中，对害羞与社交焦虑症来访者的治疗一般会持续 26 周，分为两部分，包括 13 周的暴露疗法和以团体形式进行的 13 周的社交技能训练。我们认为，这两个部分对整体的社交适应训练非常重要。首先，从治疗的角度来讲，随着来访者开始和他人交谈、发展人际关系，他们的关注点就会转向发展亲密关系这一层面，而亲密关系是社交适应的核心。其次，从来访者的角度来讲，许多来访者可能一直没有亲密的朋友或恋人，治疗和练习相结合能够帮助他们发展这种亲密关系。再次，对于害羞的来访者来讲，治疗和训练相结合能够帮助他们处理亲密关系中的自我表露、建立信任以及相处过程中不可避免的冲突等问题。最后，对那些善于观察的害羞者来讲，他们对良好的社交技能有着本能的直觉，因此治疗和训练相结合能帮助他们很轻松地掌握适合自己、让自己感到舒服的技能，掌握那些需要更多练习和内化的技能。我热切推荐咨询师对来访者进行社交技能训练的另一个原因是近年来相关学术研究成果的支持。我将从团体治疗的角度具体介绍这一部分的内容，咨询师可以根据需要自行调整，使之适用于个体治疗。

在这一部分中，我们主要参考了大卫·约翰逊的《交往的艺术》一书，这本书介绍了关于人际关系的经典研究，以及近几年来这个领域的最新研究成果，内容丰富、参考性强。由于篇幅有限，在这一部分中，我将具体介绍在害羞诊所及我的亲身实践中最有效的练习方法，咨询师可以根据来访者的具体情况选择适合的疗法。如果是在做个体治疗，咨询师可以和来访者单独进行练习，也可以邀请角色扮演合作者配合来访者进行社交技能训练。

同样，咨询师可以建议来访者阅读《建立社交自信》（*The Compassionate-Mind Guide to Building Social Confidence*）一书。在每一次练习开始，咨询师都可以采用正念疗法和同情聚焦练习（compassion-focused exercises）激活来访者头脑中的相关舒缓脑区，让他们产生一种安全感。《建立社交自信》一书的第四章和第五章介绍了正念疗法和同情聚焦练习的具体步骤。我建议咨询师按照书中介绍的步骤让来访者进行练习，帮助他们放松。

同情聚焦练习包括让来访者想象一个安全的地点，想象自己和他人都充满同情心，想象自己和他人正在友好交流的情景等。《交往的艺术》一书的第四章也介绍了感知聚焦的方法，由于篇幅限制我在此并没有着重介绍，但是我的来访者都表示这一方法很有效，咨询师可以进行尝试。在我的临床实践中，我通常都会让来访者先进行简单的正念和同情聚焦练习，因为在社交焦虑的治疗中，正念疗法能够帮助来访者调节自身的情绪，而同情聚焦练习在应对抑郁和其他情绪问题上十分有效。

在培养社交自信的练习中，咨询师可以建议来访者阅读《建立社交自信》一书的第二章"害羞及其演变"和第三章"培养同理心"，以让来访者更好地理解害羞及其在人类进化过程中的演变。正如同情聚焦疗法的创始人保罗·吉尔伯特（Paul Gilbert）所强调的那样，人们的大脑是进化的结果。在第三章中，我用了一个三循环图来解释威胁系统、驱动系统和舒缓系统是如何在人类的进化过程中发展、变化及相互作用的。这些章节介绍的内容有助于来访者理解激活自身以及与他人互相激活舒缓系统的重要性。在实际的治疗中，咨询师要和来访者一同了解这些章节介绍的基本概念。

这些章节的内容还有助于来访者发展对自己及他人的同理心和同情心。在实践中，咨询师会发现，一些来访者可能不敢对自己表现出同理心。对此，咨询师要和他们进行讨论，告诉他们这些担忧和害怕都是正常的、普遍的，以减少他们的担忧。在深化亲密关系环节，我建议咨询师不要使用摄录设备，因为此环节的目标是让来访者减少对自己行为的意识，在和他人发展亲密关系、提升亲密感和幸福感的时候，能够更加投入到当下的活动和状态中。（想了解同情聚焦疗法及其他疗法，读者可登录害羞诊所网站 http：//www.shyness.com 查询。）

第 1 周　自我表露

同之前一样，让来访者在等候室中完成害羞问卷（见第二部分第二步），并快速浏览来访者的回答，判断来访者是否有不理解的地方，或在练习过程中是否出现了什么问题。如果有，咨询师要和来访者讨论这些问题。

第 1 周社交技能训练的第一个主题是自我表露。在进行最后一次暴露疗法时，咨询师要让来访者阅读《交往的艺术》的第一章和第二章。第一章主要是让来访者明白发展社交技能的原因和重要性，还为他们提供了简要的诊断和理解测验，这样，他们就能大致掌握自己对社交的理解情况以及自己具备哪些社交技能。此外，第一章还为来访者提供了继续学习的建议和指导。

当然，咨询师也可以从《建立社交自信》一书的第四章开始，让来访者进行正念练习。在练习结束后，让来访者分享自己的体验。接下来，询问来访者对《交往的艺术》第一章的反馈，探寻他们对社交技能及自己学习社交技能的能力是否抱有质疑、犹豫和错误的观念，这对他们的进步尤为有益。此外，咨询师对概念的解释，对来访者现实观念的测定和评估、行为的肯定和认同都能帮助他们提升社交技能。和在暴露疗法中所做一样，咨询师可以以自己为例，和来访者分享自己通过不断努力达成社交适应的经历，这样他们就能从中获得信心和经验。咨询师的自我表露会让所有参与治疗的来访者认为，自我表露和自我表达是很正常、很普通的事情。在这一环节中，咨询师可以和来访者讨论不恰当的交流方式是如何让人们在亲密关系、政治协商中互相攻击、伤害的。在简单讨论完第一章后，咨询师可以和来访者进入到第二章的练习。

《交往的艺术》一书的第二章设有友谊调查环节，咨询师可以用此调查帮助来访者思考他们的自我表露及接受他人反馈的意愿。咨询师可以根据具体情况选择进行个体治疗还是团体治疗。第二章主要介绍了自我表露的特点，以及自我表露在加深人际关系中所起的作用。总的来讲，第二章的内容能够让来访者明白花费时间进行自我表露的意义。此外，第二章还指导来访者如何接受和提出结构性反馈。

第二章还具体介绍了自我意识的内容，分析了在人际互动中接受建设性反馈对个体自我意识发展的影响，并从开放性地与他人发展友谊的角度论述了自我意识的优点及其缺点（如没有达成自己设定的目标时会感到失落，或执拗固执、听不进他人的意见等）。咨询师要重视和来访者讨论自我意识的缺点和不足，因为来访者的自我意识通常都很高，他们知道自己的所思所想，但是不明白自己的固执己见是如何让他们漠视他人的需求，以及自己的完美主义观念是如何让他们否定自己的。在实践中，我常常告诉来访者，这些负性行为不是他们所独有的，并建议他们跳出当下的情景思考这些观念，并帮助他们认识到他人也有这样的观念，尽管有这样的观念，但他人依旧能够去追求自己的目标。

完美主义和自我意识结合在一起，让来访者变得自我、苛责，容易产生羞耻情绪，这也正是造成扭曲归因和负性自我概念的根源。对此，咨询师要积极应对，帮助来访者减少羞耻感。一般来讲，在治疗和练习的过程中，来访者的羞耻感会显著减少，但是许多来访者仍然害怕接受他人、理解他人，正如我们在害羞的第二个恶性循环中介绍的那样，这种担忧一直伴随着来访者扭曲的思维方式。这与保罗·吉尔伯特在对抑郁症患者进行同情聚焦治疗中发现的结果相一致，自我支持性观念有时并不能减少来访者抑郁、焦虑的情绪，因为他们常常认为自己不值得支持和肯定。

我反复提到这一问题是因为，随着来访者自我表露的增多，随着他们表述了关于自己的更多信息，这些自我表露常常会让他们陷入深深的低落情绪中。他们意识到，无法忘怀童年的痛苦经历是造成自己害羞的原因。来访者可能是害怕失去而不敢接受他人的同情和关怀，也可能是担心自己被他人利用而不敢表达自己对他人的同情和关怀。《建立社交自信》一书详细地讨论了相关内容，并提供了大量的信息。如果来访者有痛苦的情绪和感受，此时是鼓励他们表达自己易感情绪的最好时机，这会给其接下来的训练定下基调。不管是团体治疗还是个体治疗，咨询师都可以让来访者分享他们此时的孤独感，对于来访者的分享和讲述，咨询师只需简单地、感同身受地接受和肯定即可。如果是在做团体治疗，咨询师可以告诉团体成员，现在不是提出具体建议的最好时机，而是需要大家互相帮助，让团体成员用第一人称"我"表达自己的情绪和感受，而不是评估他人的表现。在训练的时间安排上，咨询师可以自行决定。不论是团体治疗还是个体治疗，咨询师都要让来访者明白，在训练环节中，他们共同营造了一个安全的环境，大家可以自在地表达自己感受到的任何情绪体验。

在《交往的艺术》一书的第二章中，另一个十分有帮助的练习是让来访者分享自己的过去，如让来访者分享自己的家庭故事。具体形式不限，单独或小组形式都可以。例如，两人一组互相询问父母、祖父母的出生地和成长的地方；询问父母、祖父母的早年生活、事业、家庭关系和他们的优秀品质；询问来访者的特质是否源于父母、祖父母。通过这样的分享和讨论，来访者可以理解家庭文化和传统对他们的影响，也会明白自己是如何成长起来的，进而会对这种代际传承产生一种感激之情，乃至为此感到欣喜。

在实际的治疗中，我的治疗小组发现，第二章的纸袋练习也十分有效。具体来讲是，给每一个来访者分发一个 5 千克容量的纸袋、一二本畅销杂志，还有一些美术纸、小玩具、绘画粘贴纸、胶带、胶水等其他物件。在纸袋外面，需要粘上来访者认为能够代表自己，并且可以展示给他人看的事物；而在纸袋里面，需要放入他们不希望他人看到、不想和他人分享的事物。这些事物可以是任何东西，如图片、单词、句子或标语。在粘贴、放置完毕之后，来访者可以讨论他们的纸袋，从袋内选择他们希望和他人分享的事物。

咨询师要对这个练习进行详细的指导。通过这个练习，来访者之间能够互相加深理解，他们能够意识到以后他们可以分享的事情，能够明白即便当下他们没有选择立刻分享但并不意味着他们永远都不会进行分享。在临床实践中，我曾遇到一个非常感人的场景。我的一个来访者从他的口袋中拿出一个迷你吉他玩具和大家一起分享，并用自己的真吉他给我们演奏。团体成员十分欣赏他的演奏，并对此赞叹不已，而这一鼓励使他有勇气给其他人演奏。其实，在过去，这位来访者只在自己一人时才弹他的吉他。如果是在做个体治疗，可以让来访者同咨询师或他们信任的家人或朋友分享纸袋中的内容。在通常情况下，在最后一个环节练习结束之后，咨询师就要安排这个纸袋任务，这样来访者就可以将纸袋带回家来完成相关的任务，在下次治疗时，再将纸袋带回来，向咨询师汇报任务的完成情况。

　　第二章还有一个练习是"形容词核对表"。在这个练习中，咨询师要让来访者从核对表中挑出他们认为能够描述自己的形容词，之后再和咨询师或团体治疗成员分享，并倾听咨询师或团体成员的反馈意见。此外，第二章的练习还有优势建构，即让来访者注意和理清自己的优点，聚合优点成为自己的优势。这两个练习都十分有效，咨询师可以酌情考虑。另一个十分有意思、值得一提的练习是起立鼓掌，如字面意思一样，起立鼓掌练习要求来访者围成一个圈，一位来访者站在中间，而围成圈的团体成员要对他鼓掌表示欢呼。如果是在做个体治疗，咨询师可以邀请助手或其他咨询师帮忙。咨询师要根据来访者的需求，合理地选择相关的练习。接下来，给来访者安排家庭任务，建议来访者阅读《交往的艺术》一书的第三章，并告诉来访者完成可以独自进行的练习和理解测验。如果来访者在此环节中没有完成纸袋练习，让他们带回家完成，并在下次向咨询师汇报任务的完成情况。最后，咨询师要提醒来访者，每天至少用 5 分钟时间进行正念练习。

第 2 周　信任

　　和上次一样，先让来访者在等候室中完成害羞问卷（见第二部分第二步），并快速浏览来访者的作答，判断来访者是否存在没有理解的地方，或在练习过程中是否出现了什么问题。如果有，咨询师要和来访者进行讨论，以免他们存在尚未解决的问题。在这一周的练习中，咨询师可以从走路冥想练习开始。在练习结束后，让来访者分享他们的体验。紧接着，如果上周给来访者安排了纸袋练习的家庭任务，咨询师要检查他们完成的情况。在临床实践中我们看到，许多来访者对纸袋练习十分投入，纸袋练习能够帮助他们互相了解，加深对自己的认识，鼓励他们进行更多的分享。接下来，组织来访者讨论他们对《交往的艺术》一书中"信任"这一章节的看法。

约翰逊在第三章中关注的是建立和维持信任感的这一主题，他聚焦于人际关系中的信任，而不是信任的人格特质。在这一章中，约翰逊着重论述了获得他人的信任、信任他人、对自我表露持开放和接受态度的重要性。这些内容都有助于来访者进行更深的自我表露，帮助害羞的来访者有意识地寻找那些具有支持性、包容性态度的人进行互动。在成长过程中，患有害羞和社交焦虑症的来访者常常受到老师和父母的苛责对待，这常常让他们认为，其必须处理他人提出来的任何问题和要求。

第三章还关注了竞争和合作与信任感之间的关系。具体来讲，竞争会耗损人与人之间的信任，而合作则能修复并加深人们之间的信任。我在临床实践中发现，许多害羞的人常常都是天生的合作者和最佳的倾听者，尤其在他们适应了练习的节奏后，更会认识到寻找合作者的重要性。在工作以及和朋友的讨论中，我发现了人们具有强大的自我调整能力。硅谷的工作环境极具竞争性和残酷性，我有很大一部分来访者在这样的竞争环境中从事着枯燥的技术工作。尽管他们有时会有不适、不安的感觉，但是他们不会舍弃这样一份有地位、有丰厚收入的工作；他们理解自己的这些反应，他们会在自己不安与忧虑时关心、理解、体谅自己的情绪。他们明白，在高度竞争的环境中，绝大多数人都有这样的反应。在这里，密歇根大学罗斯商学院的金·卡梅伦（Kim Cameron）教授通过研究发现了一个有意思的结果：合作、信任、体谅的工作环境和更好的福利条件相关，而员工对工作的投入在这个过程中起着中介作用。

咨询师可以和来访者讨论，随着双方自我表露、相互支持和合作的深入，个体对对方的接受和信任是如何深化和发展的。随着讨论的进行，来访者会明白信任很难建立却十分容易摧毁，这也会让他们明白建立信任对任何人来讲都需要付出很大的努力。《交往的艺术》一书的第三章提供了重塑信任的指导和建议。由于长期的孤立，来访者会认为建立信任对他人来说很容易，但事实并非如此。对来访者来讲，认识到每个人都要为获得信任而付出努力会减少他们的焦虑，让他们感到心安。此时，咨询师也可以从行为和人格改变的角度，和来访者讨论固定思维模式和成长型思维模式之间的差别。

在这里，咨询师可以向来访者介绍加利福尼亚大学伯克利分校的学者詹妮弗·比尔（Jennifer Beer）在 2002 年进行的一项有趣研究。詹妮弗的研究以斯坦福的卡罗尔·德韦克（Carol Dweck）的研究为基础，他发现，在那些备受害羞困扰的大学生中，与认为害羞是一种固定的人格特质的大学生相比，那些认为害羞是后天形成的、可塑的、可以改变的而并非一种固定的人格特质的大学生坚持学习社交技能的时间更长（进而更多地减少了害羞感）。卡罗尔·德韦克的研究发现，那些持成长型思维模式的来访者倾向于选择能够提升自己能力的目标，他们的行为并非为了回避自身的缺点或获得他人的赞赏，他们的成长型思维模式也可以很好地预测他们的学业成就。他们会反复思考这些信息并给予积极反应，相信害羞仅是一时的情绪状态，相信这种情绪状态和常常与之伴随的回避行为都是可以改变的。如果来访者对成长型思维模式感兴趣，并想了解更多这方面的知识，咨询师可以建议来访者购买德韦克的书《看见成长的自己》（*Mindset：The New Psychology of Success*）。

在练习过程中，来访者也会明白，他们对他人的信任和接受对发展人际关系至关重要。由于来访者内心自卑，他们通常意识不到自己是多么期待他人的肯定和接受，也不会直接表达对对方的肯定和接受。因为他们认为自己不完美，不会做太多自我表露，也意识不到自己十分渴望被他人接受。所以，这就是为什么那些害羞的人——尤其是那些十分有魅力的人——常常看起来显得桀骜不驯、孤芳自赏、行为冷漠孤僻。来访者的内心体验和感受让他们无法想象和理解这一事实。但是通过练习，他们就能够理解这一事实，了解自己对他人的期望引导着他们对他人的信任行为和表现。在练习的过程中，来访者也能够了解到选择值得信任的交流对象的重要性，他们会在交往中不去信任那些充满敌意、胜负心过强的人。

《交往的艺术》一书的第三章有很多效果显著的练习，如"我是一个值得信任的人吗"的练习。在这个练习中，来访者不仅要评估自己建立信任的行为，而且还要进行互评。这样的练习会让来访者看到他们忽视的闪光点，以及自己还可以在哪些方面加强。还有许多可以提升建立彼此信任的人际关系能力的练习，如公开信任水平练习，这个练习要求来访者从治疗团体中挑选他们最不信任的人，和团体成员分享他不信任这个人的原因，并和大家一起讨论如何才能提升对这个人的信任。之后，再从治疗团体中挑选最信任的人，并和大家分享信任这个人的原因。在练习的过程中，咨询师要肯定来访者的勇气，鼓励他们互相支持与肯定。如果是个体治疗，咨询师可以邀请助手或来访者的家人帮助他进行这些练习。

第三章提到的另一个非常有意思的练习是"信任一起走"。团体成员两两一组，一人扮演向导，另一个人扮演盲人。盲人闭上眼睛，由站在其身后或旁边的向导指引。在引导盲人的过程中，向导要动用所有的感官让盲人扮演者充分感知周围的环境。他们要帮助盲人感受墙体，触摸家具，感受风的气息。15分钟后，两人互换角色再次进行练习。第三章还详细介绍了其他一些练习，咨询师可以根据来访者的具体情况进行选择。如果是在做个体治疗，咨询师可以邀请助手帮助访者完成这个练习。

在这周练习结束时，咨询师要给来访者安排家庭任务。让他们阅读《交往的艺术》一书的第四章"提升自己的交流技巧"，并在家中完成可以独自完成的练习。下周，咨询师可以带领治疗团体，或配合单独参与练习环节的来访者完成第四章介绍的其他练习。此外，咨询师还要让来访者每天至少用5~10分钟的时间进行走路冥想练习或正念呼吸练习。

第3周　提升自己的交流技巧

同样，先让来访者在等候室中完成害羞问卷（见第二部分第二步），并快速浏览来访者的作答，判断来访者是否存在没有理解的地方，或在练习过程中是否出现了什么问题，并就这些问题和来访者进行讨论，以免来访者存在尚未解决的问题。接下来，从"保持平和与愉悦的身心"练习（《建立社交自信》一书的第五章）开始这一周的训练，在练习过后，让来访者分享在练习中的体验和感受。

接下来，让来访者分享他们对《交往的艺术》一书第四章的看法和反馈。询问来访者在阅读完第四章之后，他们学到了什么，是否学会了第四章介绍的传递信息的有效方式，是否能够有效地监控和管理自己的想法、观念和感受。咨询师要确保来访者明白，他们的人际交流包括双方明确表露并让对方感知到的信息，以及双方没有明确表露但传达出来的任何言语和非言语信息。此外，第四章的内容还包括对交流素材的精彩讨论，对此部分内容，咨询师可以和来访者一同阅读、讨论。

此外，咨询师还要确保，在和来访者的讨论的过程中存在一定量的干扰"噪音"，如信息传达者的信息参照框架、态度、偏见，以及信息接收者解码这些信息过程中所持的态度、背景信息和个体经历。咨询师要和来访者讨论如何进行有效的交流，在这样的交流中，信息接收者如何准确无误地理解信息传达者的意思。还要和来访者讨论缺乏信任对交流造成的干扰，因为在有限的信息下，双方分享的信息越少，彼此间的怀疑就越多。咨询师要促发来访者思考，害羞是如何影响他人的交流质量的，又是如何影响自身的交流质量的，并询问来访者希望提升哪些交流技巧。

咨询师还要让来访者练习自我表述或描述对方行为；还可以练习描述双方之间的人际关系，思考他们对特定人际关系的看法，以及他们在特定人际关系中的交流方式；还可以思考看待人际关系积极有益的方式，思考如何发展人际关系、如何不乱揣测他人的观点及如何对自己与他人之间的人际关系作出正确的判断。

《交往的艺术》一书的第四章介绍了一个非常值得推荐的练习，叫作"对方的鞋子"，这个练习主要锻炼的是来访者的观点采择能力。此外，第四章还介绍了提升来访者倾听他人、用自己的语言表述他人观点和感受的能力。这些能力对于来访者来说十分重要，因为对备受害羞困扰的来访者来说，他们的负性观念和 SUDS 水平常常会影响他们的倾听。对这些来访者来讲，即便还是感到紧张、有压力，但意识到自己能够掌握这些技巧就能使他们恢复信心，更加自信地练习这些技巧，逐渐改善自己的社交适应状况。

在这一周结束之前，给来访者安排家庭任务，让他们阅读《交往的艺术》一书的第五章"用言语表达自己的情绪和感受"，并完成这一章介绍的他们能够独自完成的练习。让来访者至少每天都进行一次"保持平和与愉悦的身心"练习，帮助他们建立社交自信。

第 4 周　用言语表达自己的情绪和感受

首先，让来访者在等候室中完成害羞问卷（见第二部分第二步），并快速浏览他们的作答，判断他们是否存在没有理解的地方，或在练习过程中是否出现了什么问题，如果有，咨询师要和他们进行讨论，以免他们存在尚未解决的问题。本周从"记忆回想"练习开始，也就是《建立社交自信》一书的第五章介绍的让来访者回忆某人对他热情、友好、关心的时刻。在练习结束后，让来访者分享自己在练习中的体验和感受。如果此练习对来访者来说难度太大，他们很难回忆起某一具体情景，咨询师可以先和来访者进行友好交往练习。之后，再让来访者进行回想。

接下来，让来访者分享他们阅读《交往的艺术》一书第五章的感受。之后，从表达情绪和感受的角度，让来访者分享他们希望提升哪方面的技巧。第五章可以帮助来访者认识到表达情绪和感受的重要性，能够让他们更加善于表达自己的情绪。第五章的内容和观点来自相关的心理学研究：进行情绪表达，才能产生开心愉悦之情。情绪表达是获得幸福感的必要条件。情绪是对外表露内在的状态，不过，有时这种表达会让个体感受到一种威胁和不安，有时个体也很难控制自己的情绪表达。

人们通过五种感官来搜集并解释信息，又根据自己的解释产生相关的感受，之后，确定表达情绪和感受的方式，并把情绪和感受表达出来。在个体解释信息的过程中，他通常会假定自己处于相关的情景中，并对这些情景作出解释。

在公交车上，如果有人踩了你的脚，根据对他是有意还是无意的判断，你的反应也会不一样。情绪和感受是由解释造成的，而不是他人的反应。情绪和感受催促个体采取行动，对个体来讲，隐藏情绪是需要花费精力的。我们越能意识到自己的情绪和感受，就越能接受自己的情绪和感受，进而就越能表达自己的情绪和感受，也就越能积极地投入到人际交往当中。压抑情绪对身体有负面影响，而且这种压抑也是不奏效的。一般来讲，我们每个人都有表达情绪和感受的诉求，这种诉求也会进一步影响、控制我们的行为。而接受和表达自己的情绪和感受会帮助我们控制这些情绪和感受，让它们自然地产生、表露。我们不需要为自己的这些情绪和感受寻找合理的理由，更无须感到歉意。

《交往的艺术》一书的第五章还介绍了压抑情绪和感受的负面影响。在第五章中，通过介绍用言语和非言语表达自己情绪和感受的相关信息，约翰逊论述了意识到并表达自己情绪的重要性。第五章还介绍了在日常生活中，人们扭曲、间接表达情绪和感受的方式，如标签化、命令、谴责、讽刺、评论、辱骂他人等。伴随这些间接方式而来的是一些负性结果。因此，在这一章中，约翰逊继续介绍了行之有效的情绪表达方式，例如，用第一人称"我"来表述，给自己的情绪和感受命名，用感知觉来描述，用修辞手法，敦促自己采取行动，等等。咨询师要确保来访者理解第五章所讲的内容，以帮助来访者清楚表达相关概念和想法。

不论是做个体治疗还是团体治疗，咨询师都要让来访者互相表达自己的情绪和感受，不论这些感受是负性的愤怒、恐惧、悲伤、厌恶、内疚，还是正性的高兴、惊喜、包容、喜欢、爱及同理心。告诉来访者，感受到自己的负性情绪也十分重要，因为负性情绪意味着来访者的人际关系出现了问题，而负性情绪的表达也给双方提供了机会来澄清在交往中彼此误会的情况，有助于推动双方改变不适应行为。这些练习有助于加深来访者的人际关系，推动他们的成长。通过这些练习来访者也会明白，那些防范心强、对他人有敌意、不愿意改变恶意行为的人是不值得交往的。总体来讲，只要来访者学会表达自己的情感，他们也就获得了改善自己人际关系的机会。

对很少向他人表达自己情绪和感受的来访者来说，这一章的内容也同样有用，这些备受害羞和社交焦虑困扰的来访者，几乎从来没有公开表达过自己的情绪和感受。对此，咨询师可以组织2~3个来访者进行理解测验和练习，比较他们的答案，分析他们有效情绪和无效情绪表达的语句，帮助他们认识到语句模糊不清是造成他们情绪表达失败的原因。

我想这一章最重要的练习，也是最重要的社交技能是，让来访者反思自己对他人感受的感知练习。简单来讲，这个练习要求来访者描述他们对他人感受的看法，思考这样的看法是否正确，避免对他人的情绪作出好坏、正误的判断。此外，这一章还有一个测验，针对测验中每个问题的表述，读者可以判断自己是否对他人的情绪作了简单粗暴的好坏评判。

在团体治疗中，我常常让其中一个成员表达某一感受，让其他成员猜这一感受是什么。如果是在做个体治疗，咨询师可以自己或邀请助手配合来访者进行这个练习。接下来，咨询师不妨涉及一点《交往的艺术》一书的第六章"非言语的情绪表达"的内容。在这一章中，约翰逊介绍了更加全面的练习方法。随着来访者能够意识到并更顺畅地用言语表达自己的情绪和感受，以及练习的深入，他们会渐渐掌握言语和非言语表达自己情绪和感受这两种技能。

在本周练习结束时，咨询师要安排家庭任务，让来访者在这一周内阅读《交往的艺术》一书的第六章"非言语情绪表达"，并完成能够独立完成的练习，其余的练习可以在下周练习中和咨询师一起完成。让来访者每天都进行《建立社交自信》一书介绍的记忆回想练习和保持平和愉悦身心练习。

第5周 非言语情绪表达

首先，让来访者在等候室中完成害羞问卷（见第二部分第二步），之后，快速浏览来访者的作答，判断来访者是否存在没有理解的地方，或在练习过程中是否出现了什么问题。如果有，咨询师需要和来访者进行讨论，以免来访者存在尚未解决的问题。之后，带领来访者练习《建立社交自信》一书中（第五章）提到的为他人考虑的练习，并依次让来访者完成正念和同情聚焦练习，激励其分享自己的感受和体验。接下来，询问来访者对《交往的艺术》一书第六章"非言语的情绪表达"的看法。

通常来讲，不论是否有意，通过我们的感知系统，非言语行为都能够传达我们的情绪和感受。一般来说，非言语传达的信息占我们所传达的社会信息的65%~93%。并且由于非言语信息的传达大多是无意识的，所以人们更加相信非言语传达的信息。在不同的文化背景下，同一种非言语信息往往传达着不同的意思。非言语信息的主要内容与人际关系有关，揭示人们的态度、喜好和感受。非言语信息也有许多不同的功能，如强调或调整言语传达的信息。

通常来讲，非言语传达的信息一般是模糊的、不明确的。例如，在发脾气时，有的人暴跳如雷，上蹿下跳；有的人则静默如钟，让人惮畏。对于后者，我想我们每个人都经历过风暴前的平静。此外，非言语信息还可以通过多种感官渠道同时传达。

对于言语和非言语两种信息传达方式，约翰逊强调信息的一致、整合的重要性，强调言语和非言语信息之间的匹配。言语和非言语信息的冲突可能会引发来访者的焦虑和疑虑。研究发现，在交往过程中，害羞的人离交谈对象的距离要比不害羞的人远30厘米，这一研究结果表明，非言语信息传达出的心理距离和孤傲冷漠比人们想象得要多。在这个研究中，害羞的人向交流对象传达出来的非言语信息是，他们并不是真的想交往。关于这一点，咨询师有必要告诉来访者。而一旦来访者明白了非言语信息的重要性和力量，他们就能试着在交流过程中离对方近一些。这在一开始也许会让来访者的 SUDS 水平稍微有些提高，但是随着他们进行练习，SUDS 最终会恢复到正常水平。约翰逊在第六章中对非言语信息的具体内容和重要性作了简要介绍，咨询师不妨让来访者自己练习第六章介绍的内容，以便让他们明白这些信息对自身以及对方的影响。如果在做个体治疗，咨询师可以配合来访者进行练习。如果是团体治疗，咨询师可以让团体成员两人一组进行练习。

在害羞诊所的实践中，我们发现了一种非常有效的非言语表达练习，叫作"情绪侦探"。咨询师可以用这个练习继续帮助来访者用非言语的方式表达自己的情绪。具体来说就是，每个人手中都有六张情绪牌，桌子上也放着同样的六张情绪词牌，进行扮演的来访者需要从桌子上的牌中抽取一张，看完后将牌扣放到桌子上，然后这名来访者需要按照牌上的词语做相应的情绪反应。注意，来访者不能用言语表达，只能用非言语信息，包括面部表情、眼神交流、姿势、动作和肢体接触等。而团体内的其他成员要猜测来访者表达的是哪种情绪，并把自己手中相应的情绪牌放到桌子上。如果某一成员实在猜不出来，也可以弃权，由下一个人猜。咨询师要提醒来访者，如果猜错的话是要受到惩罚的；全部猜对才算获胜。这个练习很有意思，在此过程中，来访者之间的揶揄取笑也是友善、亲和、没有攻击性的。

在这次练习结束时，给来访者安排家庭任务，让他们回家阅读《交往的艺术》一书的第七章"有益的倾听和回复"，并完成可以独自完成的练习。要求来访者记下他们的反应，尤其是对治疗及团体成员接受水平的反应。如果是在做个体治疗，咨询师可以让来访者评判他们对治疗、对咨询师的接受和认可程度。在下一周的练习中，咨询师需要和来访者一同完成第七章中提到的练习。此外，让来访者每天至少用10分时间来完成为他人考虑的练习。

第6周　有益的倾听和回复

让来访者在等候室中完成害羞问卷（见第二部分第二步），之后，快速浏览来访者的作答，判断来访者是否存在没有理解的地方，或在练习过程中是否出现了什么问题。如果有，咨询师和来访者进行讨论，以免来访者存在尚未解决的问题。之后，从《建立社交自信》一书（第五章）开始，让来访者完成"安全地带"练习，并让他们分享自己的体验和感受。接下来，向来访者依次介绍这一次需要进行的练习。

之后，咨询师要组织来访者分享和讨论他们阅读《交往的艺术》一书第七章的感受和体会，分享他们想要提高哪一部分的倾听技巧。第七章能够帮助来访者了解积极聆听的重要性，也能让他们意识到自己并不能帮助他人解决所有问题。第七章关注的是，交流意愿以及反应表达形式决定了交流是否有效，而在这两项交流的基本要素中，交流意愿的作用更大，倾听是影响交流意愿的重要因素。具体来讲，倾听的要素包括听、注意、理解、反应和记忆。而对于反应表达形式，咨询师要告诉来访者，当帮助他人分析问题、理清情绪、弄清楚形势并作出最终决定时，个体的反应及表达形式都在其中起着不可或缺的作用。

在第七章中介绍的一个练习叫作"倾听和反应选择"，这个练习可以帮助来访者了解自己的反应风格，并且从众多反应风格中选择一个最适合自己的、在人际交往中最有效的反应风格。在这次练习之前，来访者应该自己进行这一练习。如果他们之前没有在家完成此练习的话，咨询师可以组织他们在咨询室中完成这一练习。在这里，需要咨询师注意的是，最佳反应风格并不是固定的，根据情景、时间、任务的不同，最佳反应风格也应该不同。所以，不论是评估、建议、分析、解释、肯定、支持，还是质疑、调查，都是来访者可以参考和运用的反应方式。第七章详细介绍了这些反应方式，也着重分析了这些反应方式在发展人际关系中的缺点和不足，并论述了言语措辞对反应方式的重要性。第七章介绍的关于言语措辞的练习叫作"表达理解与支持"的练习。

治疗害羞和社交焦虑患者的经验告诉我，只要来访者没有承受巨大的压力或过分地关注自我焦虑，他们都会表现出良好的倾听能力。此外，咨询师也要让来访者认识到，上述的建议、评估、解释、肯定、支持，以及质疑和调查这些方式的优缺点，理解这些方式并不是发展人际关系的万能方式。如果交流双方信任这些方式，并且相信双方能够消除误会，这些反应就能够有效地帮助来访者发展人际关系。但是对那些急切想发展人际关系的社交焦虑症患者来讲，这些反应方式只是一个开始。

《交往的艺术》一书的第七章还介绍了许多来访者可以进行的练习，如练习理解和接受反应的表达方式，通过言语信息向交流对象表达自己的接受等。对我来说，在团体治疗中，最适合、最有效的练习是团体接受度游戏。具体来讲，就是要求每一名团体成员匿名评估自己感受到的这个团体的接受度。在收集到这些信息后，团体成员就可以讨论团体的接纳水平以及提升团体接纳水平的方法。对团体接纳性的评估主要从真实性、理解、价值和接受度四个维度进行。如果咨询师是在做个体治疗，来访者可以对咨询师的接纳性、咨询关系作出评估。在来访者评估结束后，咨询师也要对来访者作出反馈。

在这一次的练习中，咨询师最好带领来访者回顾他们的练习目标，以及他们在生活中自己练习时取得的进步。具体来说，咨询师可以让来访者报告最近的积极行为体验，或是做过的让他们引以为傲的事情，例如，结识新朋友，邀请朋友和他们一同完成一件事情，和同事或新朋友继续交流、发展友谊，最近一次顺利作报告的经历，参加面试的经历，等等。如果有来访者要求进行暴露疗法，咨询师可以为他们安排时间。此外，咨询师需要注意的是，在此次暴露疗法中要给来访者提供新的练习情景，锻炼他们新掌握的技能。

有时，来访者可能对他们的进步水平并不满意，或意识到社会适应是一个持续的过程，而在此过程中，没有结束更没有治愈可言。此时，咨询师要观察来访者是否对自己、对治疗和练习产生了消极情绪，是否再次产生了扭曲的自我概念和羞耻感。如果出现这样的情况，咨询师不要着急，借此机会告诉来访者这样的情绪是正常的，在练习过程中出现回避行为也是正常的。咨询师可以让来访者回想，在以往感到灰心、沮丧、进步迟缓、不想坚持下去时，他们是如何渡过难关的。可以让来访者回想之前分析的理想的我与现实中的我之间的差异。告诉来访者接受现实中的我及与之相应的痛苦情绪能够帮助他们减少回避行为。而对团体治疗的成员来讲，咨询师可以让他们进行讨论，这也是团体成员彼此练习倾听、回应、解释等反应方式的好机会。

在这一次练习即将结束时，咨询师告诉来访者，在这一周他们要阅读《交往的艺术》一书的第八章"解决人际冲突"，并完成这一章中可以独自完成的练习。告诉来访者写下在练习过程中出现的反应，在下周开始时，咨询师会先检查他们的练习情况，并讨论他们记下来的反应。之后，咨询师将会带领他们完成这一章介绍的其他练习。最后，告诉来访者每天至少用 5 分钟时间进行安全地带练习，并且每周 3 次每次至少花 5 分钟完成为他人考虑的练习。

第 7 周　解决人际冲突

同样，先让来访者在等候室中完成害羞问卷（见第二部分第二步），之后，快速浏览来访者的作答，判断来访者是否存在没有理解的地方，或在练习过程中是否出现了什么问题。如果有，咨询师要和来访者进行讨论，以免来访者存在尚未解决的问题。在这一周的练习中，咨询师可以从《建立社交自信》一书（第五章）的"富有同情心的完美养育者"（也可以称作"富有同情心的他人"）练习开始，锻炼来访者智慧、坚忍、温和、友善和不妄加判断的态度和品质。在预热练习之后，让来访者分享他们在练习中的体验和感受。

在此次练习中，咨询师要对一些来访者的抵触、焦躁情绪做好心理准备。同样，如前文所述，这些抵触和不安与来访者对整个治疗和练习的认知观念有关。咨询师要让来访者认识到，他们的这些情绪都是正常的、合理的，而且会随着练习的深入逐渐减少，直至消失。

让来访者讨论他们对《交往的艺术》一书第八章的感受和想法，并分享他们希望从哪些方面提升自己处理冲突的能力。这一章主要介绍了一种双趋冲突、五种处理冲突的方法、两种协商的类型，以及六步协商解决问题法。

双趋冲突主要体现在实现个人目标与维持人际关系之间的冲突。五种处理冲突的方法是：退缩，强迫他人去做他们不想做的事情，为了维持两个人之间的关系愿意做任何事情，妥协以及协商。两种类型的协商是竞争的零和式协商以及共赢的解决问题式协商，前者注重为自己谋取最大的利益，而后者则强调协商的结果要惠及所有人，这对发展人际关系至关重要。六步协商解决问题方案包括表达自己的需求和感受，表述自己需求的原因，从对方的角度思考问题、考虑对方的需求和感受，寻找一些双方一致认可的方案和最终达成双赢的建设性方案。

第八章对冲突的解决作了详细的介绍。此外，咨询师也可以推荐《谈判的技巧和策略》（*Getting to Yes：Negotiation Skills and Strategies*）《关键对话：谈判的决胜之道》（*Crucial Conversations：Tools for Talking When the Stakes are Hig*）这两本书作为来访者的补充读物。虽然这两本书关注的是商业谈判，但对于来访者转换视角，掌握交流协商及冲突的解决方法都有很大的帮助。如果是做个体治疗，咨询师可以带领来访者完成《交往的艺术》一书第八章中的"解决冲突的策略"练习。具体来讲就是，来访者要写下自己解决冲突的策略，咨询师就他们的策略进行评估和反馈，进而帮助他们完善解决冲突的策略。如果是在做团体治疗，在来访者写完自己解决冲突的策略后，其他来访者要就这些策略给出反馈。之后，团体成员之间还要互相询问相关策略的具体事例。这样的练习很有趣，在这个练习过程中，来访者会发现，他们的表现要比自己想象的自信得多。

第八章用到了很多动物形象地向读者传达信息。如温顺的泰迪熊，害羞、退缩的乌龟，妥协、让步的狐狸，咄咄逼人的鲨鱼，关注解决问题的老鹰。每当介绍到这一章的时候，我都会想起那次愉快的治疗经历。我记得在一次团体治疗中，我认为我是温顺的泰迪熊，而团体成员则认为我的行为有时更像是关注解决问题的老鹰，有时则像妥协、让步的狐狸，甚至有的时候像咄咄逼人的鲨鱼。我还记得当时对自己被描述为咄咄逼人的鲨鱼而懊恼不已，但我却从大家的这种反馈中更清楚地了解了自己。总之，这样的练习很有趣，很适合团体治疗。如果咨询师是在做个体治疗，我也建议咨询师和来访者互相进行评估。

在处理冲突时，咨询师要告诉来访者，向对方讲清楚自己的关注和需求，对发展双方的人际关系有很大的帮助。来访者可以对自己喜欢的处理冲突的策略进行角色扮演，这样的练习有助于帮助来访者放松，增强他们行为的灵活性。此外，咨询师也要让来访者意识到，在涉及不道德或违法行为的问题时是不能协商的。

第八章提到的另一个十分有效的练习叫作"要带走的书"。这个练习要求来访者讨论，如果地球即将毁灭，人类要搬到新的星球上去，来访者会带走哪些书。来访者首先要选择自己想带的书，向他人解释带这些书的理由，并运用协商策略说服他人同意自己带这些书。如果是在做个体治疗，咨询师要配合来访者完成这一练习。如果是在做团体治疗，咨询师可以让团体成员互相配合完成这一练习。这个练习的早期版本没有设置个体决定和说服环节，而是让所有团体成员一同协商需要带的书。在害羞诊所的实践中，我摄录了早期版本的练习过程，并把这些视频播放给来访者看。来访者惊奇地发现，他们解决问题和协商的能力比自己想象的要好。此外，在得到团体成员的允许下，我把他们协商的视频播放给应对害羞和社交焦虑症工作坊的同事看，并让工作坊的同事评估他们是否表现得害羞和焦虑。结果发现，工作坊的同事给出的答案是否定的。咨询师可以根据来访者的实际情况挑选适合来访者的练习。

在此次练习结束时，咨询师要告诉来访者阅读《交往的艺术》一书的第九章"愤怒、压力和情绪管理"，并让来访者完成能够独自完成的练习，写下在练习过程中的反应。在下周练习时，咨询师可以和来访者讨论并共同完成第九章中的其他练习。最后，告诉来访者每天至少用 10 分钟时间进行"富有同情心的完美养育者"的练习，并且每周进行 2~3 次"保持平和与愉悦的身心"和"为他人考虑"的练习。

第 8 周　愤怒、压力和情绪管理

在第 8 周的练习中，先让来访者在等候室中完成害羞问卷（见第二部分第二步），之后，快速浏览来访者的作答，判断来访者是否存在没有理解的地方，或在练习过程中是否出现了什么问题。如果有，咨询师要和来访者进行讨论，以免来访者存在尚未解决的问题。之后，从《建立社交自信》一书（第五章）中的"富有同情心的完美养育者"开始练习，在练习结束后，让来访者分享他们的体验和感受。同以往一样，允许和鼓励来访者分享他们的恐惧和担心。告诉来访者他们练习得越多，他们的积极情绪体验就越多，收获到的治疗效果就越积极。之后，让来访者讨论并分享他们阅读《建立社交自信》一书第九章的体验，询问他们最想从哪些方面提升自己管理愤怒的能力。

这一章对害羞和社交焦虑症患者来说尤为重要。愤怒情绪体现的是怨恨，是一种不知道该如何合理表达的极度不适的感受。之前，我们介绍了愤怒是害羞恶性三循环第三个循环中的负性自动化情绪。对饱受害羞和社交焦虑困扰的来访者来讲，他们更要了解愤怒是所有人都有的正常情绪，这些情绪也是可以得到积极处理和表达的，而不应该片面地否定或试图进行压抑。咨询师要让他们明白，接受这些情绪，积极地看待、处理这些情绪很重要。关于愤怒情绪的管理，咨询师可以让来访者记住 AADA：允许、接受、决定和应对（allow、accept、decide、act，AADA）。

第九章的另一个主要内容是，告诉人们压力是不可避免的。冲突是压力的一个来源，而愤怒则是人们面对压力的一个反应。为了有效地管理自己的愤怒情绪，我们首先要有识别自己愤怒情绪的能力，之后再决定如何以一种安全的、社会能够接受的方式表达出这些愤怒情绪。当直接表达的方式不合适或不被允许的情况下，人们可以间接地、以一种社会能够接受的方式表达自己的愤怒。而对于直接表达愤怒的方式，书中给出的建议是描述他人的行为，用言语表达愤怒，让非言语传达的信息与言语信息相一致。

第九章还介绍了与长期愤怒有关的两个不合理的信念：我就该我行我素和他人就该受到惩罚。此外，还介绍了为了避免出现长期愤怒情绪，人们应该改变自己，而不是他人，应该改变自己感知信息、理解信息的方式，改变头脑中无用的信息假定。对此，咨询师要告诉来访者，在人际交往的冲突中，不仅要调节自己对他人的愤怒的反应，也要调节自己对他人的愤怒的情绪。在人际交往中，来访者需要认识到，他人有权利愤怒、发脾气，对于他人的这种愤怒和发脾气，来访者不能睚眦必报，以愤怒和敌意回复他人。在整个过程中，来访者要认识到眼下的任务才是最重要的。因此，面对人际交往中的冲突，来访者要思考整个情景，告诉自己要镇定，对他人的愤怒报以谅解之心，这也能帮助来访者从愤怒的情绪中解脱出来。在此，咨询师要提醒来访者，不仅谅解他人，还要谅解自己，对自己的苛责与怨恨同样十分有害。根据自己的认识和当下的发展水平，他们应该尽力表现得最好。总的来说，本章可以帮助来访者有效地掌握积极应对愤怒的基本技能。

第九章介绍的第一个练习是"愤怒对你来说是一个问题吗"，这个练习能够帮助来访者判断愤怒是否是困扰他们的一个问题。第二个练习叫作"理解我的愤怒"，这是一个句子完成任务，能够帮助来访者了解当他们感到愤怒时，自己是如何对他人做出反应的。在此次练习开始之前，来访者可能在家完成了这两个练习。如果没有完成，咨询师可以带领他们共同完成。还有一个练习叫作"拆弹练习"，这个练习提供了触发愤怒的情景，咨询师要根据这个情景询问来访者的感受、他们可能会表现出来的行为，以及他们可以有哪些新的表现来平息剑拔弩张的紧张形势，让事件的积极结果最大化。这个练习既可以通过咨询师和来访者讨论完成，也可以通过来访者的角色扮演完成。

第九章还有一个练习能够帮助来访者识别和愤怒情绪相关的非理性观念和

假定，并且能够让来访者判断自己是否有这些非理性观念。这个练习叫作"假定，假定，我的假定是什么"。同样，来访者可能在家里完成了此项练习。不过，我还是建议咨询师在现场带领来访者再做一遍。另一个练习叫作"解释"，这个练习提供了 10 个场景，来访者需要判断这 10 个场景中的角色拥有的不合理的观念，以及这些观念是如何对角色的情绪造成负面影响的，并讨论如何调整这些观念才能让他们的情绪得到改善。在来访者作出初步解释之后，咨询师可以和他们讨论到底是哪些不合理的观念和假定造成了他们焦虑、抑郁、愤怒、沮丧和担忧。

这一章还介绍了"谅解"练习。具体来讲就是，让来访者原谅那些对他们苛刻、不公平的人，以德报怨，用自己的友善和理解回应对方的敌意和怨恨。这一练习在实际应用中非常有效。不过，值得注意的是，有必要向来访者交代清楚，谅解不是妥协、让步，不是让来访者去信任那些曾伤害他们的人，不是让他们忍受痛苦。对给予他人谅解的人来说，谅解对自己其实也是一种解脱。"怨恨就像是自己喝着毒药，却期盼另一个人去死"，虽然记不清这句话的出处，但是我经常在治疗中把这句话讲给来访者听。针对谅解的研究表明，谅解他人的行为越多，幸福感就会越强。对来访者来说，谅解非常重要。

第九章介绍的其他练习还有"处理他人攻击的方法"，这一方法建议来访者通过想象与自我对话的方法来减少愤怒。另一个练习非常适合在夫妻和家庭成员之间进行，即在表达愤怒的同时对家人表达感谢。句式是"你的 ＿＿＿＿＿＿＿＿＿＿ 让我感到十分愤怒，而你的 ＿＿＿＿＿＿＿＿＿＿ 又很好，让我很感激"。在练习过程中，来访者会发现，爱人（或家人）惹恼他们的行为也是让他们备感温暖和感激的行为。在治疗中，我的一位来访者告诉他的妻子，他讨厌她的洁癖，但同时也非常欣赏她有序和有组织的行为。这样的练习常常要求来访者有幽默感，在练习中也需要一些身体接触。咨询师可以根据来访者的实际情况，选择最适合来访者的练习。

在本次练习结束时，咨询师要告诉来访者下周将换一本书进行练习，即莎伦（Sharon）和戈登·鲍尔（Gordon Bower）的《肯定自己》（*Asserting Yourself*）。对那些不能肯定自己的来访者，咨询师也可以推荐他们购买这本书。

在下次练习开始之前，让来访者进行 2~3 次"富有同情心的完美养育者""保持平和与愉悦的身心"以及"为他人考虑"的练习。

第 9 周　肯定自己

先让来访者在等候室中完成害羞问卷（见第二部分第二步），之后，快速浏览来访者的回答，判断他们是否存在没有理解的地方，或在练习过程中是否出现了什么问题。如果有，咨询师要和来访者进行讨论，以免他们存在尚未解决的问题。接下来，由《建立社交自信》一书（第五章）的"想象"练习以及"富有同情心的理想我"练习开始。同样，在练习结束后，让来访者分享他们的体验和感受。一般来讲，在完成这些练习后，来访者通常对自己更加肯定和接受，也就有了更高的自我接受水平。同样，咨询师要告诉来访者，随着练习的深入，他们自我肯定、自我理解的水平也会大大提升。如果他们不能进行自我肯定，告诉他们可以想象自己能够发展出富有同情心的理想我。

在这次练习中，咨询师可以使用摄录设备，这样来访者就可以看到在肯定自己时，自己对他人行为的反应。通常来讲，来访者的表现比自己想象的要好。有时，来访者也会表现得比自己想象的更加激进。在看回放录像的过程中，来访者就能清楚地看到自己需要提升、改进的地方，还需要练习哪些特定的技能。

咨询师要和来访者讨论他们没有肯定自己的情景。对于团体治疗，咨询师可以让团体成员两人一组进行讨论；如果是个体治疗，咨询师要配合来访者进行讨论。如果团体治疗的成员很少，咨询师不妨让来访者和所有团体成员分享当他们没有肯定自己时其头脑中的想法及事后的感受等。咨询师需要给来访者思考的时间，以便他们能够分享自己的经验。咨询师还要帮助来访者意识到他们的低落及沮丧情绪，询问来访者随着信心的增加，他们的行为会有哪些改变。

接下来，让来访者回想他们肯定自己的情景，并询问他们在这个情景中的交流结束后其想法和感受。咨询师可以给来访者思考的时间，不过要提醒来访者，回忆的情景不必太戏剧化，简单的情景即可，如寻求帮助、索要事物的情景；对他人说不，拒绝他人的情景；支持他人的情景，等等。不论来访者回想起来的是怎样的情景，咨询师都要帮助来访者感受到他们在这个情境中收获到的满足感。此外，也可以帮助来访者将这些情景与他们的价值观联系起来。告诉来访者，他们的坚持和对自己的肯定不仅对他们有益，对整个团体和工作环境也有益。害羞的来访者常常为他人或集体考虑。我经常看到他们虽然自己处在困难中，却依然互相帮助。

之后，让来访者思考一个情景，在这个情景中，他们想肯定自己却没有足够的勇气。给来访者几分钟的时间，让他们把这个情景记录下来，思考并报告是哪些因素让他们没有肯定自己。一般来讲，来访者报告的想法是很容易应对的。例如，咨询师可以问来访者："从价值观的角度看，这件事值得吗？如果你的朋友遇到这样的事情，你会支持他肯定自己吗？"

当来访者确定好情景之后，咨询师可以和他们练习《肯定自己》一书中的"DESC"方法。如前所述，DESC 是描述、表达、具体化以及结果的简写。具体来讲就是，让来访者描述对方的某一具体行为，表达对这一行为的情绪和感受（在这里要告诉来访者，不要认为是对方的行为影响了自己的情绪，而是让他们为自己的情绪负责），具体叙述希望对方表现的行为以及不希望对方继续表现的行为，总结交往结果对双方人际关系的影响。在总结影响方面，可以让来访者从积极结果开始，假定对方做出了改变，他们得到了所希望的积极结果。之后，还要让来访者描述，如果对方没有做出改变的话对他们人际关系的消极影响。咨询师可以将 DESC 写在本子上，让来访者在每个对应字母后写下自己的反应。例如：

> D：你告诉了我的同事玛丽（Mary），我对在截止日期前向她作报告的事情毫不在意。
>
> E：我觉得这会让玛丽对我产生不好的印象，让我觉得很尴尬。
>
> S：我希望你告诉玛丽，在我在这里工作的三年时间里，只有一次没有在截止日期前完成任务。我不希望你告诉她，我对交付工作的截止日期毫不在意。
>
> C：如果你愿意按照我说的做，我想我们的人际关系会得到改善。我

会更愿意和你一起工作，更愿意支持你。如果你不愿意，我想我会认为整个社会的道德水平都下降了。我会告诉玛丽，你说的不仅对工作无益，而且未必可信，你说的那些话可能是你杜撰出来的。

接下来，咨询师或助手配合来访者进行角色扮演。如果是团体治疗，咨询师可以让团队成员互相配合进行角色扮演。将来访者角色扮演的过程摄录下来，并且如果时间允许的话，可以让他们多进行几次练习。因为每次进行角色扮演时，他们都会产生新的想法，并且行为的灵活性也会得到极大的提升。在角色扮演完成之后，咨询师要和来访者一起看录像，回顾他们的角色扮演过程。在这个过程中，咨询师要指出来访者表现优异的方面，也要让他们判断自己表现优异的地方，自己希望增加或改变的行为。此外，也可以向来访者建议其他行之有效的行为方式，让他们根据自己的情况选择合适的行为方式。在这个过程中，要关注来访者可以尝试的积极、具体的行为。

如果是在做个体治疗，并且时间充裕，可以让来访者多进行几次角色扮演。对团体治疗来讲，可能没有那么多充足的时间，咨询师不妨让来访者练习鼓励自己，这对他们来说也是练习自我肯定的一个好机会。在下次练习开始之前，让来访者至少在一个情景中肯定自己，并且在下次练习时，将这个情景中的练习讲给团体成员听。

在这一次练习结束时告诉来访者，下周练习的主题是"处理他人的批评"。在实践中，关于处理他人批评的练习，我参考的是曼纽尔·史密斯（Manuel Smith）所著的《强势：如何在工作、恋爱和人际交往中快速取得主导权》（*When I Say No，I Feel Guilty*）一书。这本书能够有效地帮助害羞和社交焦虑的来访者处理他人的批评。由于害羞和社交焦虑症患者的易感性，这本书能够帮助他们有效地应对他人的无意义批评，从他人建设性的批评中吸取经验和教训。如果咨询师有这本书，可以参考这本书的内容让来访者进行"处理他人的批评"的练习。如果有些来访者处理他人批评的能力特别弱，可以建议他们购买这本书。还有一本较新的、值得推荐的书是兰迪·加纳（Randy Garner）的《如何有效地批评》（*Constructing Effective Criticism*），这本书关注的是如何有效地批评他人、给他人提供反馈。最后，让来访者每天至少用 10 分钟的时间进行"富有同情心的理想我"的练习。在下次练习之前，让来访者进行 2~3 次"保持平和与愉悦的身心"以及"为他人考虑"的练习。

第 10 周 处理他人的批评

先让来访者在等候室中完成害羞问卷（见第二部分第二步），之后，快速浏览来访者的作答，判断来访者是否存在不理解的地方，或在练习过程中是否出现了什么问题。如果有，咨询师要和来访者进行讨论，以免来访者存在尚未解决的问题。接下来，由《建立社交自信》一书（第五章）的"想象"以及"富有同情心的理想我"练习开始这一周的练习，同样，在这两个练习之后，让来访者分享他们的体验和感受。

之后，让来访者讨论和分享他们对待生活中的批评的反应，不管是批评他人时遇到的困难还是被他人批评后产生的不快，他们都可以敞开心扉地进行分享。接下来，帮助来访者识别他们想要练习的情景，选择他们想妥善处理批评的情景进行练习。

曼纽尔·史密斯提出了一个很有效的回应批评的方法，他建议人们部分、基本上或可能接受他人的批评，即可以接受批评这个事实，但保留对这些批评判断的权利。这对不擅长提出批评的来访者来讲十分有效，也能避免他人将来访者不擅长处理批评的行为归因于其人格特质的问题。所以，如果有人对来访者说："我觉得你没有准时参加会议是失职的表现。"来访者行之有效的回复应该是："我知道没有准时参加会议可能是失职的表现。在开会时，我正在完成另一个项目，这个项目的时间要求很紧，必须在今天完成。在提交任务之前，我需要时间以确保所有内容都万无一失。会议和项目让我精疲力竭，不得不作出权衡。我知道你说得有道理，我保证以后一定准时参加会议。"

如果和来访者打交道的是那些为人一直都很苛刻、挑剔，操纵欲强的人，可以建议他们使用反操纵策略，通过同意对方的批评进而推翻对方的批评。假设某人明知道来访者正在为赶在截止日期前完成任务而努力工作，但是还是安排了一场时间有冲突的会议，造成来访者没能准时参加，于是，这个人说："你迟到了，你不知道迟到是不负责任的表现吗？"对此，可以建议来访者这样回复："你觉得这很糟糕吗？上周你也看见了，手头的任务已经让我疲于应付，我差点没赶上会议的最后15分钟，你能参加会议是多么幸运啊！"

接下来，让来访者和助手进行角色扮演。若是进行团体治疗，让团体成员两人一组进行角色扮演。在这里，要确保来访者应对两种类型的批评：一种是操作性、指示性的批评；一种是建设性的批评。前者是需要来访者在日常生活中重点应对的批评，这种批评对来访者来说没有任何积极意义。因此，应该作为角色扮演的重点。而后者是能够给来访者提供积极建议的批评，这对来访者来说有十分重要的意义。此外，在角色扮演过程中，咨询师也可以看到，自己对来访者特定行为的反馈有助于他们能力的提升。

在工作和人际交往中，来访者会发现向他人提供反馈很难，而这是《如何有效地批评》一书着重要解决的问题。加纳将有效批评界定为提供有益的信息、帮助对方提升和成长的行为。在这本书中，加纳提供了许多以缩写词命名的练习，实践表明这些练习十分有效。在书中，加纳强调用积极肯定的语气及眼神交流，强调词语选择和积极聆听的重要性。此外，加纳还为来访者提供了做出批评前应该采取的行为建议，以帮助他们更有效地提出批评。这些行为包括：考虑批评的目标，关注事实，考虑提出批评的时间和地点，考虑批评对象的情绪状态，想象如何表述批评，传达清楚的信息，考虑如何双赢，等等。加纳在书中提供了许多建议，在这里我只简要说明一下。当要提出批评时，告诉来访者不要犹豫拖延（犹豫往往是害羞和社交焦虑症患者的通病），要坚持事实，表达的内容要详细具体，确保双方在对话，以保证交流的有效性。在完成这些之后，让来访者关注未来，而不是过去，对未来的期待要表述得详细、具体，承认批评是主观性的。在一个人批评完某人后，加纳认为，如果这个人的批评是积极的、可以接受的、具有建设性的，那个人就会接受这些批评。

对懂得如何对待批评的人，加纳是这样描述的：他们将批评看作是提升自己的机会，知道批评中有许多有道理的地方，所以会认真评估批评。他们有能力将批评和无端指责分开，将批评看作是一种信息，并能认识到批评对促进个体发展进步的作用。他们不会过度地解释批评，如果他人批评得对，他们就接受。加纳认为懂得如何处理批评的人是擅长倾听的，他们能够积极、认真地倾听他人的观点，仔细评估他人的批评，并对他人的批评以积极的回应。加纳称，对那些懂得如何处理他人批评的人来说，当他人批评得正确时，他们会欣然接受；如果对方批评得不明确，他们会弄清楚对方批评的内容；而如果他们认为对方批评得不对，他们就不予理会。

咨询师要帮助来访者应用加纳提供的建议应对他人的批评（在《如何有效地批评》一书中，加纳提供了完整、有效的建议）。也可以使用我提出的"自由表达"对来访者进行训练。自由表达是我在害羞诊所常用的一个练习。在实践中我发现，当学习新行为、新观念、新的反应方式时，能够自由表达真的很重要。在自由表达时，我们发现不必要求来访者表现得多么娴熟、多么有技巧，而是要承认其行为中的积极方面，这对促进来访者进步也非常重要。此外，可以建议来访者互提建设性的批评，这能让他们共同进步。

在这一次练习即将结束时，告诉来访者下周练习的主题是"处理未完成的工作"，也就是对需要巩固和加强的行为技能再次进行练习和角色扮演，并表达在前面几次治疗和练习中没有表露的感受和观点。这些感受和观点对来访者来说很重要，如果压抑在心里没有表达出来的话，会让来访者有一种怅然若失的感觉。如果是在做团体治疗，让团体成员为来访者的情绪表达提供反馈。此外，让来访者每天至少用 10 分钟时间进行"富有同情心的理想我"的练习。同样，在这一周内，让来访者进行 2~3 次"保持平和与愉悦的身心"以及"为他人考虑"的练习。

《交往的艺术》一书最后两章介绍的内容是"有效人际交往的障碍"和"结语"。在这里需要提一下，约翰逊对害羞的治疗显得有些过时了。在对害羞的来访者进行治疗时，约翰逊关注的是自尊而非自我接受。其实，治疗害羞的一个重要目标应该是自我接受，而非自尊。因为自尊很容易受环境的影响，个体的自尊会随着环境的变化而上下波动。然而，值得肯定的是，约翰逊让来访者明白，在追求自我价值的道路上，他们的情绪会随着个人的得失起伏变化，而这些情绪都是需要他们接受的。正如我们在害羞诊所所强调的那样，应对害羞和社交焦虑的主要问题是"你想成为谁，你想怎样成为这样的人？"

第 11 周　未完成的工作

先让来访者在等候室中完成害羞问卷（见第二部分第二步），之后，快速浏览来访者的回答，判断他们是否存在没有理解的地方，或在练习过程中是否出现了什么问题。如果有，咨询师要和来访者进行讨论，以免他们存在尚未解决的问题。之后，让来访者进行《建立社交自信》一书中（第五章）的"想象"练习和"以同理心回应压力和威胁"的练习，在练习结束后，让来访者分享他们的体验和感受。

接下来，询问来访者在整个治疗和练习的过程中，是否有因为害羞没有完成的任务，这些没有完成的任务包括：暴露疗法；两人一组的练习；来访者一直想却没有来得及表述的事情；也可以是早前说过的事情，但经过反思之后，他们的看法发生了变化；想要分享的情绪的感受（如一些温暖或脆弱的感情，但因为害羞，一直没有表述出来）；没有完成的对自己的肯定；没有来得及询问的批评和反馈。总之，他们可以提出任何没有完成的事情。如果来访者表现得过于谨慎，咨询师不要着急，要耐心、温和地敦促他们，给他们一些时间，让他们思考、整理自己的想法。"未完成的工作"这个话题会贯穿此次整个练习的全程。咨询师要注意，此次练习可能会让来访者产生即将分别的痛苦情绪，所以，要提醒来访者，这是他们在练习结束之前表达自己的好机会。这个过程要求每个人都要认真、积极地倾听，做出积极的回应，从他人的角度看待问题，反思自己的观念。

在这次练习结束时，告诉来访者，在下次练习中，他们要完成一些问卷，讨论他们在练习过程中取得的变化以及商定继续练习的计划。告诉来访者在自己练习的过程中，要不断地接受他人的反馈。在下次练习中，如果是团体治疗，来访者需要和团体成员告别，获得成功完成练习的证书及享用告别晚餐。咨询师可以让来访者分享自己做的食物。在害羞诊所中，我们提供了主食和酒水，而来访者也带来了自己做的辅食和甜品。如果是在做个体治疗，咨询师可以安排午餐，和来访者共同准备茶点、咖啡等。可以将最后一次练习安排在真实的情景中进行暴露疗法。最后，让来访者每天至少用 10 分钟时间练习应对威胁和压力的方法。

第 12 周　后测和评估

先让来访者在等候室中完成害羞问卷（见第二部分第二步），之后，快速浏览来访者的作答，判断来访者是否存在没有理解的地方，或在练习过程中是否出现了什么问题。如果有，咨询师要和来访者进行讨论，以免他们存在尚未解决的问题。之后，让来访者进行《建立社交自信》一书中（第六章）介绍的"关注和监控自己的情绪"的练习。这个练习需要来访者回想令他们难过、失落的社交情景，让他们写下与愤怒、焦虑和悲伤有关的想法。通过这样的练习，来访者会明白他们的负性自动化观念和情绪状态之间的特定联系。之后，激发来访者的同理心，让他们进行这样的表述："我理解我之所以这么想，是因为……"咨询师要让来访者尽可能多地为负性观念和情绪作接纳性的解释，并记下这些解释，分享他们的体验和感受。在这个过程中，咨询师要给他们充分的时间来组织自己的观念和情绪。此外，要接纳和肯定来访者的感受，让来访者认为他们的负性感受是正常的、合理的。

在此次练习结束之前，让来访者完成亨德森－津巴多害羞问卷和评估他人量表（见第二部分第一步）。此外，给来访者发放目标回顾表（见第二部分第十二步），让他们完成目标回顾。在目标回顾环节，询问来访者观察到哪些积极的变化，他们的社会适应是否得到改善。在来访者分享完自己的变化后，还要询问他们的社交技能练习情况及对日后长期继续练习的安排。

在来访者安排好自己的日后练习后，咨询师还要和他们一同完成下面的句子："我会想念你的 ＿＿＿＿＿＿＿＿＿＿＿＿＿＿＿。你 ＿＿＿＿＿＿＿＿＿＿＿＿＿＿＿＿＿＿总让我开怀大笑。我看到你最大的变化是 ＿＿＿＿＿＿＿＿＿＿＿＿＿＿＿＿＿＿。我会记住你的 ＿＿＿＿＿＿＿＿＿＿＿＿＿＿。我给你准备的礼物是 ＿＿＿＿＿＿＿＿＿＿＿＿＿＿＿。"

在通常情况下，我准备的礼物是尊敬和佩服。例如，我会对来访者说："我给你的礼物是我的尊敬和佩服，它们会时时在你身边，在你遇到困难的时候，想一想我对你坚持付出的尊敬和佩服，你就会更有勇气。"如果是在做团体练习，咨询师需要和每一个来访者单独完成这个填句子练习。我记得一位团体成员对我说的最感动的话是："治疗小组就是我想象中的家，给我带来了家的温暖。"

接下来，给来访者颁发顺利完成练习证书，如果办公空间允许的话，和来访者共进告别晚餐。正如之前介绍的那样，咨询师可以和来访者分享他们带来的食物，也可以把就餐地点选在外面。如果是在做个体治疗，咨询师可以和来访者准备午餐和下午茶。此外，让来访者每天至少进行一次想象自己具有接纳、关怀他人品质的练习，每天至少进行3~4次的冥想练习。为了鼓励来访者继续进行社会适应练习，可以向来访者推荐苏珊•凯恩（Susan Cain）的书《安静：内向性格的竞争力》（*Quiet：The Power of Introverts in a World That Can't Stop Talking*）。

第 13 周　最后的个体访谈

最后的访谈大纲参见附录 B。不管是治疗的结束还是社交技能训练的结束，咨询师都要对来访者进行访谈，访谈的具体内容和体例是一样的。进行访谈有助于咨询师了解来访者在每一个具体模块上的收获。在练习结束时，咨询师也可用上一周提供的材料，包括结束信、最后总结等。如果来访者完成了治疗和练习两个模块，咨询师要让来访者思考他们在两个模块中的收获，这对来访者增强信心，继续坚持练习非常有效。

如果来访者愿意，准备两封致朋友的信（见附录 C）给来访者，让来访者将其中一封给家人，另一封给朋友，并告诉家人和朋友将回信寄到咨询师的办公室。告诉来访者，如果得到了家人和朋友的同意，咨询师会和他们分享家人和朋友反馈的内容。告诉来访者，这封信能够帮助咨询师判断来访者在治疗和练习过程中的进步和收获。当然，让来访者转递信件的前提是来访者愿意这么做。如果来访者不愿意，告诉来访者，他们的选择是可以理解的，咨询师会尊重他们的隐私。

附录 A　归因风格测试答案

本书所有的附录内容都可以在 http：//www.newharbinger.com/29613 上下载。

外在、特定、不稳定、不可控。

认为失败是自己的责任，将成功归功于他人。

揣测他人观点：他们一定认为我不正常，他们很容易就能看出这一点。

全或无的二分观点：我会败得很惨；他是个彻头彻尾的傻瓜；我完全不知道要说些什么。

先知先觉的错误观念：我会败得很惨；我完全不知道要说些什么；我看起来太紧张了；他们一定会认为我不正常。

否定积极事件：他们把很容易完成的任务交给我。

贴标签：他是个彻头彻尾的傻瓜；他们一定认为我不正常。

过分概括化：我完全不知道要说些什么。

正确

错误

正确

正确

凯文记住的消极反馈多于积极反馈。

"我不完美"是伴有羞耻情绪的负性自我概念。

用完美的标准要求自己，并且认为这样自己就会被他人接受，这是"完美的我 vs. 现实中的我"的例子。

自责带来羞耻的情绪。

责怪他人产生怨恨的情绪。

附录 B　最终访谈大纲

咨询师治疗指南：

1. 在本次治疗开始之初，咨询师要让来访者完成亨德森－津巴多害羞问卷、评估他人量表（见第二部分第一步）和害羞问卷（见第二部分第二步）。这样咨询师就可以对比前后测成绩，进而判断来访者取得的进步。

2. 咨询师要判断来访者是否还符合社交焦虑症的标准，评估来访者在面对面交流、小组谈话以及和权威人士谈话情景中的焦虑和回避行为水平。

3. 让来访者完成害羞归因问卷（见第二部分第二步）。将此次的成绩与第一次的成绩进行比较。和来访者讨论他们的不适应归因方式是如何改变的。帮助来访者意识到他们的变化与他们的努力有关，鼓励他们继续改变他们的负性观念，继续练习新的行为。如果来访者没有改变某一特定情景中的归因方式，咨询师要和他们讨论应该如何应对，以及可以采取的适应性反应方式。

4. 咨询师要和来访者讨论以后练习计划的具体目标，以及实现这些目标的方法。为接下来的 6 个月制订三个具体的目标。

5. 帮助来访者思考，如果出现退行行为他们可以采取的应对办法（例如，回顾负性的认知观念和扭曲的归因风格，应对负性的归因方式，记下应对方法和适应性的反应方式，寻求他人的帮助，制订行为策略，回顾自己的恐惧层次结构，制订特定的目标，写下需要练习的情景，要求咨询师增设巩固环节，等等）。

6. 和来访者讨论社交技能训练的机会，如参加社交技能、公共演讲或国际祝酒礼仪的社区课堂。提醒来访者参加志愿活动，告诉来访者志愿活动是帮助他们减少害羞的有效方式。对于未婚的来访者，可以建议他们参加当地的单身俱乐部以结识更多的人。此外，列出来访者需要带回家阅读的材料。

7. 让来访者完成 BAT 测验（见附录 D）和观念清单（见附录 E）。指出来访者在治疗和练习中做出的改变。如负性观念减少、能积极应对自己的负性观念、有更多积极乐观的想法。咨询师要向来访者指出他们在行为上做出的改变。

附录 C　致朋友的一封信

亲爱的 _____，

感谢你在百忙之中阅读我的信件。我们想评估在这段时间里你的朋友在治疗中的表现，想了解哪些方法对他／她的害羞症状有帮助，哪些没有帮助。我们非常感谢你对这次评估的支持，这会进一步加深我们对治疗害羞工作的理解。

你和 _____ 互动的频次是_____?

你怎样评价你和他／她的朋友关系_____
_____
_____
_____?

在过去的_____月内，您是否注意到他／她的行为有所改变？（请圈出）
是　　否

如果没有的话，请从社会交往、智力、情绪或其他任何你能想到的方面，对你的朋友作出描述和评价：_____
_____
_____
_____

如果有的话，请具体阐述你的朋友在哪些方面发生了改变：_____
_____
_____
_____

他／她现在表现出来的行为有哪些是他／她之前不会做的？_____
_____
_____
_____

他 / 她的哪些行为是之前经常有的，但现在已经没有了？ _____

_____

_____

他 / 她有哪些不一样的行为？ _____

_____

_____

总体来讲，你认为在过去的 6 个月内，你认为他 / 她的变化有多少？请就变化的程度在 10 点量表上作出评定。

1	2	4	5	6	7	8	9	10
一点也不								非常

请在 9 点量表上，对变化的方向做出评定。

-4	-3	-2	-1	0	+1	+2	+3	+4
更糟				没有变化				更好

我们可以将你填写的信息分享给你的朋友_____看吗？（请圈选）
是　　否

如果你不愿意，我们会尊重你的决定，对你填写的信息进行保密。

谢谢你的合作！

_____

_____

_____

附录 D　咨询师 BAT 施测指导

给来访者安排行为任务（如进行 5 分钟谈话、和角色扮演的合作者谈话、约会角色扮演的合作者等）。告诉来访者他们有 3 分钟的准备时间，询问并记下他们的 SUDS 水平（0~100），将他们的名字、日期以及 BAT 前测 / 后测等这些信息写在录制的光盘上。打开摄录设备。3 分钟后，告诉来访者开始，并记录来访者的 SUDS 水平。在练习结束后，再次询问并记录来访者的 SUDS 水平。给来访者发放观念清单（见附录 E），并告诉来访者填写的方法。之后，要求来访者记下在练习前、练习过程中和练习后出现在他们头脑中的观念。关闭摄录设备。

准备时的 SUDS 水平_____

开始时的 SUDS 水平_____

结束时的 SUDS 水平_____

附录 E 观念清单

姓名：_____

来访者 ID：_____

日期：_____

在下面的横线上，请尽可能多地写下你在完成练习前后的观念。这些观念的例子如下：

我不会给对方留下好印象。

他们可能不喜欢我。

我知道我会紧张。

我感到孤独。

我没有理由这么失落、难过。

我认为他们喜欢我。

我感觉_____。

记住，这些只是例子。请尽可能多地写下在你头脑中出现的任何想法，对每一个想法都不要进行太长时间的思考。请如实作答，我们会对你的回答保密。

_____

_____

_____

_____

译后记

美国导演大卫·林奇（David Lynch）曾说，所谓心理学无非是毁掉人类的神秘性。他的原意是批评，但我更愿意把这句话当作是对心理学的一种鼓励和期许。对自己与他人的了解本来就是我们每个人存在与发展的根本，而这也应该是以人及其心理为研究对象的心理学的关注所在。

所以，抛去附着其上的诸多光环和看似高深的心理学术语，《害羞与社交焦虑症》这本书简单得就像是亨德森的日记一样。在这本"日记"中，亨德森真实地记录下自己的诊疗过程，在这里，她写他人，写自己，写具体详尽的治疗方法，写她几十年来在害羞与社交焦虑症的实践与研究中所获得的感悟与心得。而从她的字里行间，我也读到了"来访者"这个身份背后的每个独特个体，读到了他们的困苦、彷徨和纠结，读到了他们为摆脱这些困苦所做的努力以及其间的徘徊往复。阅读这本书，不禁让人心生感慨"原来你也这样，原来大家都这样！"

"原来你也这样"是这本书的核心观点之一，也是亨德森一直想要向读者传达的信息。大家都一样！害羞、焦虑、脆弱、易感、不安，你所经历的困苦我也必会遭遇，而我当下的困境也往往是他人不堪回忆的过去。这不是简单的、为达到治疗目的的共情技术，而是心与心的碰撞和体悟。不论是咨询师还是来访者，不论是正常人还是社交焦虑症患者，大家都是人，也只是人，害羞才成为你与我共同负荷着的现实，我能了解，也能因此被了解。

在本书中，亨德森一直强调的另一个核心观点是：社会适应是一个持续积累、不断抵达的过程，是一个人要践行一生的事业。没有人天生擅长社交，也没有人能够一劳永逸地战胜害羞。要达成社会适应，每个人都必须身体力行地投入到训练中，并且坚持终生。这听起来有点残酷，但却是最大的事实。生活是一块粗糙的顽石，磨得人生痛，但也正是因为这痛和忍得住痛的磨砺，才能焕发出石的圆润和光芒。

本书的翻译得到了我的导师侯玉波先生的指导，是先生的鼓励和支持为我打开了心理学的大门，让我发现了心理学的魅力与价值。对本书文字翻译工作帮助最大的是我远在美国的朋友柯蒂斯·艾勒斯（Curtis Eilers），柯蒂斯细心的解释总会让我对一些关键句子有更为准确的理解和把握，也谢谢柯蒂斯坦诚地将他的害羞和困惑告诉我，分享彼此的成长是我在翻译本书之外最大的收获。在文字工作上，我要感谢吴鉴和朱小米同学的帮助。我还要感谢慧中师姐，和师姐不着边际、天马行空的讨论加深了我对心理学的理解，讨论中闪现的火花也化解了翻译过程中的枯燥与倦意。最后，谢谢本书的策划郭光森老师，谢谢郭老师对我的信任，将这本书的翻译任务交付于我，也衷心感谢郭老师在破解心理学神秘性以及让人们了解更多的科学心理学知识上所做的努力。当然，由于译者水平有限，书中难免存在疏漏与不当之处，敬请读者指正。

姜佟琳
2014 年冬于燕园

好 书 推 荐

基本信息

书名：《觉醒与超越：住院病人的团体心理治疗》

作者：【美】欧文·亚隆

定价：59.00 元

书号：978-7-115-40045-1

出版社：人民邮电出版社

出版日期：2015 年 9 月

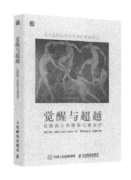

推荐理由

★ 世界顶级心理学家、美国团体心理治疗权威欧文·亚隆代表作中文简体版首次问世。

★ 美国高校心理学专业经典教科书、当代团体心理治疗领域的最佳著作。

★ 启发全球数百万心理治疗师、治愈无数精神疾病患者的临床实战指南。

★ 苏州广济医院前院长李鸣教授担纲翻译，苏州市心理学会临床与咨询心理学专业委员会主任委员刘稚颖教授审校。

媒体评论

　　亚隆博士的著作为行之有效的团体疗法提供了明确而实用的操作指南，他开创的方法强调人际互动，特别是对患者数量众多、环境喧嚣杂乱的治疗环境而言，可谓是量身定做的治疗方案。　　　　　　　　——马克·赫兹曼，乔治·华盛顿大学医学中心住院部主任

　　这本书注定会成为住院病人团体治疗方法的标准教科书。它提供了合理中肯、密切相关、与时俱进且丝丝入扣的治疗指南。对所有直接治疗住院病人或工作与住院病人相关的从业人员而言，本书都是必备读物。对那些考虑参加或正在参加康复项目的人来说，这是一本激动人心、实用且极富洞见的书。　　　——艾拉·格里克，康奈尔大学医学院精神病学教授

更多"治愈系心理学"好书

请见同名豆瓣小组：http://www.douban.com/group/ggs790815/。

编辑电话：010-81055679　　　读者热线：010-81055656 010-81055657